Hans Christ

Die Pfoten hoch

V. F. SAMMLER

Hans Christ

Die Pfoten hoch

Weitere Episoden aus dem Leben eines Landtierarztes

V. F. SAMMLER

Abbildungsnachweis:
Umschlaggestaltung: Thomas Hofer, Werbeagentur / Digitalstudio Rypka GmbH, 8020 Graz
Umschlagfotos: www.masterfile.at – Die Strichzeichnungen im Text wurden dem Verlag vom Autor freundlicherweise zur Verfügung gestellt.

Bibliografische Information Der Deutschen Bibliothek
Die Deutsche Bibliothek verzeichnet diese Publikation in der Deutschen Nationalbibliografie; detaillierte bibliografische Daten sind im Internet über http://dnb.ddb.de abrufbar.

Hinweis:
Dieses Buch wurde auf chlorfrei gebleichtem Papier gedruckt.
Die zum Schutz vor Verschmutzung verwendete Einschweißfolie ist aus Polyethylen chlor- und schwefelfrei hergestellt. Diese umweltfreundliche Folie verhält sich grundwasserneutral, ist voll recyclingfähig und verbrennt in Müllverbrennungsanlagen völlig ungiftig.

ISBN 3-85365-220-4
ISBN 978-3-85365-220-6

Printed in Austria
Layout: Klaudia Aschbacher, A-8111 Judendorf-Straßengel
Gesamtherstellung: Druckerei Theiss GmbH, A-9431 St. Stefan

Inhalt

Wotan, wo bist du?

„Der nächste, bitte!" Mit diesem uralten Schlachtruf der Mediziner, der, wie alle historischen Schlachtrufe, im Laufe der Zeit einige Leben gekostet hat, riß ich die Ordinationstür zum Warteraum auf ... und hatte direkt vor meiner Nase eine braune Welpenhundeschnauze, aus deren Nasenlöchern strohhalmdicker grünlich-gelber Eiter floß. Darüber blinzelten mühsam zwei ebenfalls eitrig verklebte Hundeaugen matt, aber freundlich. Diese Accessoirs gehörten zu einem mageren Golden-Retriever-Baby, welches unsere Nachbarin, Frau Weber, mir in den Armen entgegenhielt. Daher die gleiche Augenhöhe. Ich ließ beide herein, und Frau Weber setzte das Häufchen Elend auf den Untersuchungstisch. Es wedelte schwach mit dem Stummelschwänzchen, als ein heftiger Hustenanfall den kleinen Körper durchschüttelte. Selbst mit freiem Ohr war ein rasselndes Keuchen vernehmbar.

„Guten Tag, Herr Doktor! Das ist unser Wotan!"

„Grüß Gott! Seit wann haben Sie denn diesen Unglückswurm, wenn ich fragen darf?" Ich streichelte dem Kerlchen sanft den Kopf, was dieses mit einem Zungenschlecken über meine Hand bei gleichzeitiger Rotzapplikation quittierte.

„Seit gestern! Unsere Tochter hat ihn über eine Zeitungsannonce aus Salzburg geholt. Der Arme hat ihr so leid getan, weil er einen so kranken Eindruck gemacht hat. Mein Mann hat eh schon geschimpft, daß sie gleich einen kranken Hund mit nach Hause gebracht hat, aber sie hatte befürchtet, daß er vielleicht sterben könnte! Es geht ihm wirklich nicht gut!"

„Das seh' ich!" Ich schob das Thermometer in den winzigen After, was Wotan nach kurzem Strampeln über sich ergehen ließ. 40,6 Grad! Die Lunge klang wie eine mit Kieselsteinen gefüllte Dampfmaschine. Ich nahm das Stethoskop aus den Ohren und fragte: „Hat er Durchfall?"

„Nein! Übrigens, hier ist der Impfpaß!" Frau Weber hielt mir ein weißes Heftchen entgegen, welches in Ungarisch beschriftet war.

Ich verzog das Gesicht: „Ojeh! Aus Ungarn! Wie alt soll denn der Hund sein?"

„Acht Wochen laut Angabe vom Geschäft!"

Ich blätterte den Impfpaß durch und gab ihn mit einer resignierenden Handbewegung retour: „Es sieht ganz danach aus, als hätte

Wotan Staupe! Den Paß können Sie vergessen, denn nach der Eintragung wäre er vor vier Wochen dagegen aktiv geimpft worden. Das hieße also in einem Alter, wo eine solche Impfung völlig sinnlos ist. Wahrscheinlich aber stimmt das Ganze gar nicht, viele Welpen werden ungeimpft aus den Ostländern einfach herübergeschmuggelt! Aber das ist jetzt egal, jedenfalls hat er diese Krankheit. Tja, schauen wir einmal, was wir für unseren kleinen Patienten tun können!"

Ich verabreichte ihm Antibiotika und Vitamine, ein schleimlösendes Pulver, reinigte die Nasenöffnungen und die Augen und verpaßte ihnen eine kräftige Portion Augensalbe.

„So", wandte ich mich an Frau Weber, die besorgt, aber energisch den zappelnden Wotan festgehalten hatte, „das wär's im Augenblick! Gott sei Dank hat er keine nervalen Symptome. Wenn im Lauf der nächsten Woche keine Veränderungen an der Nase und den Sohlen, die so genannte gefürchtete Hartballenform, welche eine hohe Sterblichkeitsrate aufweist, hinzukommen, hat er ganz gute Chancen. Die Lungenstaupe ist bei konsequenter Behandlung heilbar!" Ich füllte Tabletten in ein Papiersäckchen und gab die Augensalbe dazu. Außerdem verordnete ich Salzwasserinhalationen. „Also, in ein paar Tagen sehen wir uns wieder!" Wotan, der auf den Weber'schen Arm genommen wurde, blinzelte aus seinen salbenbedeckten Sehschlitzen, als wollte er sagen: „Das soll wohl ein Witz sein! Was heißt hier wieder? Ich seh' überhaupt nichts!" Er hustete mir etwas zum Abschied, dann war er draußen.

Nach sechs Tagen hielt Frau Weber, im Wartezimmer sitzend, einen kleinen Hund auf dem Schoß, der schon etwas mehr nach jungem Retriever aussah. Die Augen blickten klarer, die Nase war sauber, und das Schwänzchen rotierte wedelnd.

Frau Weber machte ebenfalls einen sehr zufriedenen Eindruck: „Es geht ihm schon viel besser, seit gestern hat er kein Fieber mehr, und das Atmen ist viel ruhiger geworden. Ab und zu hustet er noch kräftig!"

Ich hatte inzwischen den Brustkorb abgehört und nickte bestätigend: „Stimmt, aber die Lunge klingt noch nicht ganz sauber. Wir werden die Behandlung noch ein bißchen länger durchführen!"

Wotan machte weiter gute Fortschritte und wurde vollkommen gesund. Einzig die Zähne behielten ein bleibendes Andenken an die Staupe. Das Virus verursacht nämlich eine Störung der Zahnschmelzbildung, und nachdem die Milchzähne ausgefallen und größtenteils von Wotan verschluckt worden waren, zeigte das bleibende Gebiß häßliche Braunverfärbungen. Dagegen konnte man nichts machen, außerdem war es den Webers Wurst, Hauptsache, ihr Hund tollte vor lauter Lebensfreude, deren wichtigster Bestandteil ein Riesenappetit war, fröhlich herum.

Wotan machte es sich zur Gewohnheit, jeden Tag einige Male zu uns herüberzukommen. Entweder bellte er frühmorgens vor der Haustüre: „Halloooo! Wie wär's mit einem zweiten Frühstück?", wobei er natürlich seines meinte, oder er überfiel uns begeistert, wenn wir ins Auto steigen wollten. Schließlich beschloß er, Karin und vor allem mich zu adoptieren.

Das kam daher, daß die Weber's ein Taxiunternehmen als Familienbetrieb führten, wodurch Wotan ziemlich oft alleine war. Weil aber meine Frau und ich ebenfalls einer kleinen Nebenbeschäftigung nachgingen, gewöhnte es sich Wotan an, seine Tagesplanung selbst in die Hand zu nehmen. Auf meinen Fahrten begegnete ich ihm alle Augenblicke irgendwo in der Umgebung, wohin er, von Haus aus eine kommunikative Natur, von diversen Spaziergängern, denen er sich vergnügt angeschlossen hatte, verschleppt worden war. Wenn ich ihn ziemlich weit weg von daheim antraf oder eine gefährliche Straße in der Nähe war, hielt ich an, machte ihm in meinem Wagen einen Platz frei, was bei dem vielen Zeug, das man als Landtierarzt mit sich schleppt, gar nicht so einfach war, und führte ihn entweder auf direktem Wege heim, wenn es meine Zeit erlaubte, oder Wotan kam in den Genuß, mich auf die restlichen Visiten begleiten zu dürfen.

Das führte dazu, daß die meisten Leute glaubten, Wotan wäre mein Hund.

So läutete auch an diesem Tag das Telephon: „Hallo, Herr Doktor? Sie müssen bitte dringend wegen Ihres Hundes zum Bahnhof kommen! Bitte dringend!" Bevor ich noch etwas sagen konnte, wurde aufgelegt.

Voller Sorgen warf ich mich ins Auto, da bei den Nachbarn wieder keiner da war, und raste zum Bahnhof. Unterwegs malte ich mir sämtliche Unglücksszenarien aus und erschrak über mein Ausmaß an Phantasie. Vor der Schalterhalle erwartete mich bereits ein Bundesbahnbediensteter mit einer Miene, die darauf schließen ließ, Wotan hätte soeben den Orientexpreß entgleisen lassen und den Speisewagen geplündert.

„Na, höchste Eisenbahn, daß Sie kommen, Herr Doktor!" empfing mich der uniformierte Vorwurf. Während wir dahinhasteten, setzte mich der Beamte ins Bild: Wotan war mit einigen Urlaubern in die Schalterhalle gelangt und, nachdem seine Begleitung im Zug verschwunden war, allein zurückgeblieben. In der großen Halle mit den Automatiktüren war ihm unheimlich geworden, und er hatte intensiv zu bellen begonnen, was aufgrund der dort herrschenden Akustik ziemlich unerträglich gewesen war. Irgendwer hatte gesagt, dies wäre der Hund vom Tierarzt, und so hatte man Wotan derweilen in die Fahrdienstleitung genommen. Dort hatte er leider als erstes die rote Dienstkappe des Fahrdienstleiters erwischt und seither nicht mehr hergegeben.

Ich mußte mir ein Grinsen versagen, denn *das* konnte ich mir lebhaft vorstellen.

Der leicht echauffierte Uniformierte fuhr in empörtem Ton fort, es hätte sich in der Folge im Dienstraum ein schweißtreibendes Fangerlspiel zwischen ihm, dem Fahrdienstleiter, dem Schalterbeamten und Wotan entwickelt, wobei der unpragmatisierte Wotan Sieger geblieben war. Außerdem, gestand der brave Bedienstete, hätte sich sowieso keiner getraut, dem Hund, im Falle des Erwischens, die Kopfbedeckung aus dem Fang zu nehmen! Ja, und jetzt wäre Eile geboten, denn in Kürze würde ein Zug erwartet, und zum Behufe der Abfertigung müsse der Fahrdienstleiter *unbedingt* seine Dienstmütze aufhaben, Vorschrift sei schließlich Vorschrift!

Ich konnte gerade noch richtigstellen, daß es sich bei dem Übeltäter nicht um meinen Hund handelte, als wir den Raum erreichten. Zwei ziemlich verschwitzte Herren saßen darin und in einigem Abstand davon Wotan, während ihm ein knallrotes, ziemlich eingespeicheltes Stoffstück beidseitig aus dem Maul hing.

Als er mich erblickte, sprang er, wie von der Tarantel gestochen, auf (die Herren erhoben sich ebenfalls, aber mühsam) und rannte mir entgegen. Seine dunklen Augen blitzten vor Vergnügen, als wollte er sagen: „Na endlich geht die Hetz' weiter. Die Burschen da haben ja überhaupt keine Kondition. Komm, schnapp dir da oben vom Kasten die schwarze Kappe, dann wird's für die andern noch schwieriger!"

Mir stand aber der Sinn nicht nach fremden Kappen, und Wotan merkte das auch bald, als ich ihn mit einem blitzschnellen Griff am Halsband packte und befahl: „Wotan, pfui! Laß aus!" Sein Blick verriet abgrundtiefe Enttäuschung, aber so schnell gab er sich nicht geschlagen. Er sah mich vorwurfsvoll an, wie man eben einen Verräter ansah, aber hielt die Kiefer eisern geschlossen, während ich an dem glitschnassen Kappentuch zerrte.

So ging es nicht, wollte ich die ärarische Kopfbedeckung in einem Stück an mich bringen. Unter dem bewundernden Blick der versammelten ÖBB-Mannschaft preßte ich die Faust in die Kieferspalte des vierbeinigen Straßenräubers und zwängte ihm die Mundhöhle auf. Das war zwar völlig gefahrlos, Wotan würde niemanden beißen, auch Fremde nicht, aber wer die Kaukraft eines Labradors kennt, weiß, daß es ein hartes Stück Arbeit war.

Schließlich resignierte Wotan, und ich zog den feuchten Lappen heraus, wrang ihn kurz aus und gab ihn mit einem kurz gemurmelten Ausdruck des Bedauerns an denjenigen weiter, der der Fahrdienstleiter zu sein schien, da er während der altägyptischen Mundöffnungszeremonie ungeduldig hin- und hergetrappelt war wie ein Kleinkind, das auf sein Weihnachtsgeschenk wartete.

Der sah uns beide giftig an, stülpte sich mit einem leisen Anflug von Ekel die rote Palatschinke auf den Kopf und stürmte hinaus, da der Lautsprecher am Bahnsteig soeben den einfahrenden Zug ankündigte.

Ich persönlich hätte an seiner Stelle aus ästhetischen und hygienischen Gründen in diesem Fall eine Ausnahme gemacht und den Dienst barhäuptig versehen, aber wie man mir beim Eintreffen mitgeteilt hatte: Vorschrift ist Vorschrift!

Während ich Wotan am Halsband hinausschleifte, schielte er noch einmal hoffnungsvoll auf die schwarze Kappe auf dem Schrank, aber nichts da. Der Zug war für heute abgefahren!

Im Auto plazierte ich Wotan auf dem Beifahrersitz, und während wir heimfuhren, schimpfte ich: „Du Lauskerl, glaubst du, ich hab' den ganzen Tag Zeit, dich herumzukutschieren? Dein Herrl ist der Taxler, nicht ich ...!“

Wotan war eines nicht. Nachtragend. Unbeeindruckt von meiner Keppelei funkelten mich seine Augen vergnügt an, und mit fast zum Grinsen hochgezogenen Mundwinkeln hechelte er: Nett, daß Du mich heimbringst, aber sei ehrlich: das war doch den Ausflug wert ... Dabei klopfte sein Schwanz kräftig gegen die Autotür.

Einige Wochen später war ich auf dem Weg zur Schlosseralm, um bei einer Kuh eine hängengebliebene Nachgeburt zu entfernen. Beim Wegfahren hatte mich Frau Weber erwischt und mich händeringend gebeten, unterwegs Ausschau nach Wotan zu halten. Seit zwei Tagen wäre er wie vom Erdboden verschluckt. Ich versprach, die Augen offen zu halten, könnte aber nichts versprechen, da ich heute hauptsächlich Almvisiten hatte.

Auf der Schlosseralm herrschte aufgrund des schönen Wetters trotz der relativ frühen Stunde bereits einiger Tourismusbetrieb auf der hölzernen Terrasse, von wo aus man einen atemberaubenden Blick über das gesamte Tal hatte.

Ich hielt vor der schiefen Tür des alten wettergraugebleichten Kuhstalls. Die jausenden Wandersleute schauten neugierig zu mir herüber, und einige Kinder liefen her und fragten, ob ein Kälbchen zur Welt käme.

Der alte Melker scheuchte sie weg und schlurfte davon, um einen Eimer warmes Wasser zu holen.

Ich zwängte mich gerade in den Gummimantel, als mich ein wilder Stoß in den Rücken traf und mich vorwärts gegen den riesigen ausgehöhlten Baumstamm schleuderte, der als Wassertrog für die abends von der Weide zum Melken heimkehrenden Kühe diente. Da ich halb in dem verflixten Gummizeug steckte, hatte ich keine Hand frei, um mich abzustützen, und so tauchte ich mit Kopf und Oberkörper in das eiskalte Wasser ein. Vielstimmiges Lachen tönte von der Terrasse her. Wütend rappelte ich mich auf und wollte mich eben umdrehen, als ich einen zweiten Stoß von der Seite bekam. Diesmals setzte es mich neben den Trog auf den Hosenboden, aber ich hatte kurz irgendetwas Semmelfarbenes erkannt. Ich blieb sicherheitshalber sitzen und beeilte mich, aus der Zwangsjacke zu schlüpfen. Als ich den Kopf frei hatte, fuhr mir ein warmes, nasses Etwas über das Gesicht. Ich riß die Augen auf … Wotan! Energisch unterbrach ich seine Schleckorgie (immerhin hatten wir uns zwei Tage nicht mehr gesehen) und schrie: „Sitz!“ Sofort ließ er sich auf den Hintern fallen und strahlte mich an: Hechel, hechel, na, ist das eine Überraschung? Aber was hast denn Du hier heroben zu tun?

Dabei klopfte sein Schwanz heftig auf den Boden, und der aufgewirbelte Staub legte sich wie eine weiße Panier auf mein nasses Exterieur. Auf der Terrasse kicherten sie noch immer.

Der Melker, der mit dem Wasser kam, schaute erschrocken drein, als er mich sah, denn er glaubte noch an Gespenster.

„Seit wann ist denn der da?“ Ich deutete mit dem Daumen auf Wotan.

„Ah, der! Der is vor zwa Tog mit a poar Waundaran auffakumman. Und weul eam olle Leid fuattern, is a glei doblieb'n. Mir hamm ja net g'wißt, wem a g'keaht!“

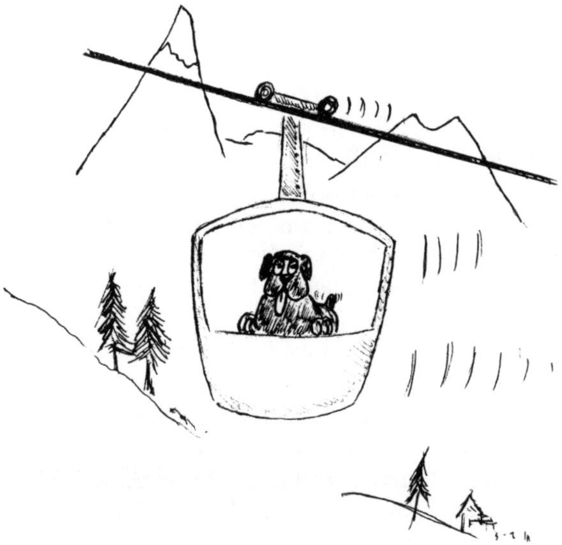

Ich schlüpfte wieder in den Gummimantel, zog die armlangen Plastikhandschuhe über, ermahnte Wotan mit erhobenem Zeigefinger da zu bleiben, und ging mit dem Melker in den Stall, wo die Kuh mit der Retentio schon muhend darauf wartete, endlich zu den anderen auf die Wiese gelassen zu werden. Fliegenschwärme umsurrten uns, und ich war froh, daß die Ablösung der Eihäute in diesem Fall leicht vonstatten ging. Die Kuh zeigte sich auch zufrieden. Während sie den Hang hinauf der Herde entgegengaloppierte, säuberte ich mich; und weil Wotan brav gewartet hatte und die Terrassengesellschaft noch immer blöd grinste, setzte ich mich mit dem Hund justament an die Hausbank und bestellte für uns beide Würstel und Weißbier. Wir teilten brüderlich, daß heißt, Wotan bekam zusätzlich ein Würstel von mir, dafür trank ich auch sein Seitel.

Einige Wochen später war ich gerade damit beschäftigt, ein halbwüchsiges, aber wie erwachsen kreischendes Schwein mit der gezückten Rotlaufspritze zwecks Impfung zu verfolgen – der Bauer, der es halten sollte, war kurz vor meinem Eintreffen auf einen Sprung ins Lagerhaus gefahren –, als das Telefon klingelte. Da ich sowieso keine Puste mehr hatte, konnte ich ebensogut stehenbleiben und mich keuchend melden.

Aha! Die Gendarmerie! „Herr Doktor!“ dröhnte eine höchst vorwurfsvolle Stimme in mein linkes Ohr, das rechte war noch vom Schweinequieken taub, „Ihna Hund (bitte nicht schon wieder) is am Seilbahnparkplatz in ein Urlauberauto eing'stiegn und wüll nimmer außakumman, verharrt also in Widersätzlichkeit!“ (Hier hat der protokollgeübte Jargon ein Ventil gesucht.) „Die Leut' hab'n uns alarmiert, aber die Kollegen traun sich a kan fremden Hund angreifen, der kann Beißkorb net hat!“ Der Vorwurf nahm vor meinem geistigen Auge die Achterform gediegener Handschellen an; die Frage war nur, für wen von uns beiden. „Also kummans schnööh, sunst wird's no teurer!“

Verbittert starrte ich auf mein ebenfalls in Widersätzlichkeit verharrendes Ferkel, das mit pumpenden Flanken aus der anderen Boxenseite zu mir herüberglotzte, und knurrte: „Also gut, 1:0 für dich, aber“, dabei schüttelte ich drohend die Spritze, „ich komme wieder!“

Während ich die beträchtliche Strecke zur Seilbahnstation in Angriff nahm, faßte ich den Vorsatz, mit der Familie Weber ein ernstes Wörtchen zu reden. Ich hatte schließlich anderes zu tun, als ständig Wotan hinterherzulaufen und ihn dazu gratis heimzufahren.

Der weitläufige, mit fleckigem Asphalt belegte Parkplatz war aufgrund des seit in der Früh anhaltenden Nieselregens nicht übermäßig freqentiert, so daß ich das Gendarmerieauto schon von weitem neben einem cremefarbigen Volvo mit holländischem Kennzeichen und offenen Türen sah. Ich hielt schwungvoll an, sprang aus dem Wagen, ignorierte die schwachen Ansätze von Lynchjustiz seitens der Urlauberfamilie und wandte mich dem Volvoinneren zu. Ein semmelgelber Schädel mit rosa Schlabberzunge und vergnügtem Augenpaar strahlte mich von der Rückbank her an. Leider war das das einzig Strahlende im Fond, denn die gatschigen Pfotenabdrücke hatten dem caramelgetönten Lederbezug optisch einiges an Wirkung genommen. Bei meinem Anblick erhob sich Wotan von seinem nassen Hintern und setzte unter fröhlichem Bellen sofort den Schweif in heftige Bewegung, so daß er wie mit einem überdimensionierten Weihwedel den übrigen Fahrgastraum unter Wasser setzte. Die Holzmaserung des Armaturenbrettes bekam einige interessante neue Akzente, und Scheibenwischer innen an der Windschutzscheibe hätten sich kurzfristig als nützliche Sonderaustattung erwiesen.

Ich beschloß, die Katastrophe abzukürzen, und zerrte Wotan mit kräftigem Zupacken ruckartig von der Hinterbank ins Freie, was beträchtlich leichter gefallen wäre, hätte die verständlicherweise erregte holländische Dame den Würgegriff um meinen Hals etwas gelockert.

Nachdem ich die beleidigte Fangopackung auf vier Pfoten in meinem Praxisbus, wo Wotans Kruste wenig von Belang war, verstaut hatte, machte ich mich an die mühselige Arbeit, den Sachverhalt aufzuklären. Erstaunlicherweise kam ich bereits nach fünf Minuten zu Wort, und als ich Wotans Besitzername und -adresse preisgegeben hatte, erkannten die erbosten Urlauber endlich ihren Retter in mir, und Frau van der Heyde entschuldigte sich tausendmal und versuchte verschämt, ihre Kratzspuren in meinem Genick mit einem Eau de Cologne-Tüchlein zu lindern, was aber noch mehr brannte.

Die Gesellschaft löste sich auf, und ich stieg zu Wotan ins Auto, der bereits wieder in alter Freundschaft vor sich hin sabberte. Ich aber drohte: „So, mein Lieber! Heute hast du es zu weit getrieben! Wenn dein Herrchen heute abend nach Hause kommt, werde ich einmal Klartext mit ihm reden …!“

Als Antwort vollführte Wotan auf dem Beifahrersitz eine rasante Wendung um 90 Grad, weil wir soeben an einer rassigen Dalmatinerhündin vorbeigefahren waren, und klatschte mir seinen nassen Schwanzwedel ins Gesicht.

Die Reaktion von Herrn Weber, nachdem er bei einbrechender Dämmerung von seiner Tagesfahrt aus Venedig zurückgekehrt war und den inzwischen von Karin gesäuberten, aber noch immer nach feuchtem Hund riechenden Wotan in Empfang genommen hatte, fiel zwar nicht so direkt aus, aber mein Vorschlag, eine Kastration vorzunehmen, um Wotans Streunertrieb ein bißchen zu dämpfen, wurde nach kurzem Dank für meine Mühen eher kühl aufgenommen.

Sogar mein Anbieten, die Operation zum Selbskostenpreis durchzuführen, da ich Wotan, dem Kilometergeld nach gerechnet, sowieso schon als meinen Hund betrachten könnte, was ich aber nicht laut sagte, fiel ebenso wenig auf fruchtbaren Boden wie meine Warnung, es könnte ja auch einmal zu einem Unfall kommen, oder es wäre mir einmal nicht möglich, rechtzeitig den Babysitter zu spielen. Er murmelte nur, er müsse das erst mit seiner Frau besprechen, die aber erst übermorgen von der Ostsee zurückkäme, und wahrscheinlich wäre sie eher dagegen.

Etwas verärgert kehrte ich in unser Haus zurück und machte für Karin, die noch immer mit den Hundehaaren auf dem Fliesenboden kämpfte, und mich eine Flasche Rotwein auf.

In den nächsten vierzehn Tagen, in denen ich Wotan noch dreimal unterwegs aufgelesen hatte, gelang es mir, Frau Weber habhaft zu werden.

„Frau Weber! Haben Sie sich das mit der Kastration überlegt? Ich halte das wirklich für das Beste, bevor noch etwas Ernsthaftes geschieht!"

Frau Weber, die in Eile den VW-Bus besteigen wollte, um eine Reisegruppe nach Hallstadt zu befördern, hielt nochmals kurz inne und sagte: „Sie haben sicher recht, aber mein Mann ist eher dagegen. Er hat Angst, daß Wotan dann zu dick und träge wird!"

„Aber das ist doch kein Argument!" rief ich verzweifelt, „erstens, wenn man einen kastrierten Hund vernünftig füttert, kann der prima sein Gewicht halten, und zweitens: besser ein weniger lebhafter Hund als ein unbeaufsichtigter toter!"

Frau Weber preßte die Lippen zusammen: „Ich werde das mit meinem Mann nochmals besprechen, aber der kommt erst morgen wieder aus Wien! Derweil einmal vielen Dank, Herr Doktor, für Ihr Engagement! Ich muß jetzt leider fahren, auf Wiedersehen!"

Aber noch vor Herrn Weber kam mit der Post eine Rechnung aus Ütrecht über eine komplette Autoinnenreinigung plus neuem Sitzlederbezug einer Rückbank. Mit der Höhe des Betrages war das Schicksal von Wotans Hoden praktisch besiegelt. Herr Weber persönlich brachte zwei Tage später einen hungrigen, weil nüchternen, und ziemlich kleinlauten, weil Hosenschiß habenden, Wotan zu mir in die Ordination, wo schon das Instrumentarium steril bereitlag.

Ich hatte von einem hervorragenden routinierten Kleintierpraktiker gehört, der nach zwanzigjähriger Praxis einmal eine kleine Katze namens Paula entwurmt und zweimal geimpft hatte, und als er sie dann mit acht Monaten kastrieren sollte, weil sie laut Besitzerin bereits rollig wurde (jawohl, weibliche Katzen werden nicht sterilisiert, was lediglich eine Unterbindung der Eileiter bedeuten würde, sondern kastriert, wobei beide Eierstöcke samt Gebärmutter entfernt werden), kam er nach halbstündiger verzweifelter Suche in der Bauchhöhle nach den Ovarien auf den Gedanken, der narkotisierten Paula unter den Schwanz zu greifen, und siehe da, Paula entpuppte sich als Paul! Die Rolligkeit war purer Übermut gewesen!

Glücklicherweise erinnerte ich mich an diese alte Geschichte, und kontrollierte sicherheitshalber die Hoden, bevor ich die Narkosespritze aufzog.

Nicht, daß ich etwa an Wotans Geschlechtszugehörigkeit gezweifelt hätte, ich könnte ihn auswendig im Schlaf malen, wie er mit gehobenem Hinterbein schön langsam seinem Lieblingszierstrauch durch Urinvergiftung den Garaus machte, aber wie gesagt, die alte Geschichte! Und da war sie wieder!

Niemand hatte bisher gewußt, daß unser guter Wotan an einseitigem Kryptorchismus litt, das heißt, leiden ist in dem Fall zu viel gesagt, der linke Hoden war einfach weder im Hodensack noch im Leistenspalt tastbar, er war aufgrund einer hormonellen Störung einfach in der Bauchhöhle verblieben.

Im Moment war diese Fehlentwicklung völlig symptomlos, aber solche Binnenhoden neigen nach ein paar Jahren aufgrund der für sie zu hohen Temperatur im Körperinneren zur Tumorentwicklung und gehören auf jeden Fall entfernt.

Ich sagte das Herrn Weber, der offensichtlich an die verwüsteten Lederbezüge in Holland dachte und ungeduldig nickte, ich möge doch endlich anfangen.

„Das ist in diesem Fall nicht so einfach! Solche Hoden sind, bevor sie zum Tumor werden, gewöhnlich unterentwickelt und verflucht klein. Manchmal ist es äußerst schwierig, sie in der Bauchhöhle überhaupt zu finden!“ Ich wußte aus Erzählungen zahlreicher Kollegen, daß ausgerechnet bei Tieren aus dem Familien- oder Bekanntenkreis oft die einfachsten Dinge ein bißchen schiefgingen, so daß manche Tierärzte ihre Lieblinge überhaupt nicht selbst behandelten. Medizin ist bekanntlich keine reine Wissenschaft, sondern auch zu einem Gutteil Kunst, und in der Kunst wird Aberglaube wohl noch erlaubt sein.

Instinktiv scheute ich diesen Eingriff und schlug vor, Wotan in der nahen Bezirksstadt von Dr. Fürst operieren zu lassen. Ich kannte Harry noch von der Uni her, wo er, nur wenig älter als ich, längere Zeit auf der Gynäkologie als Assistent verbracht und sich einen hervorragenden Ruf erworben hatte.

Vor ungefähr einem Jahr war er, dem Ruf der Liebe folgend, nach Salzburg gekommen und betrieb seither eine aufstrebende Kleintierpraxis mit 1A-Ausstattung. Zum großen Glück, denn meine schwierigen Fälle konnte ich seit der Episode auf Gut Waldenfels (Band 1: „Mit der Kuh auf Du“) nicht mehr an Kollegen Meinhof überweisen.

Also bekam Wotan noch eine Gnadenfrist, denn ich mußte das erst mit Harry arrangieren, aber drei Tage später saß der Hund auf meinem Beifahrersitz, da die Webers wieder einmal beruflich in mehrere Himmelsrichtungen zerstreut waren. Zuerst natürlich quietschvergnügt in der Annahme, es gehe auf Gaudi („warte nur, heute zum letzten Mal, das Herumkutschieren wird beendet“, dachte ich grimmig), beim Aussteigen vor Harrys Praxis allerdings merkte er gleich, woher der Wind wehte, der ihm den Angstgeruch seiner Leidensgenossen in die Nase trug.

„Servus Hans! Du bist ja überpünktlich! Das bin ich von einem Tierarzt gar nicht gewohnt!“ Claudia, Harrys hübsche Mitarbeiterin und nach Dienstschluß Ehefrau, öffnete mir strahlend die Tür.

„Naja, ich hab' relativ viel zu tun, und bevor der da“, ich deutete auf den zitternden Wotan, „mir noch im letzten Moment auf Lepschi geht und ich ihn suchen muß, war ich der Meinung, es wäre besser, ihn gleich in Eure Verantwortung zu übergeben. Ihr habt ja Platz in Eurem Käfigraum?“

„Aber klar! Du kannst ihn auch bis morgen dalassen und ihn abholen, wenn es dir paßt!“ Sie nahm mir Wotans Leine aus der Hand und zog ihn mit sanfter Gewalt mit sich. „Na komm, du kleiner Feigling! Irgendwie kann ich dich ja verstehen, aber glaub' mir, es muß sein!“

Vor der Tür drehte sie sich nochmals um und rief: „Schau noch zu Harry rein, er ist im Labor!“

„Danke“, ich winkte ab, „aber ich hab's ziemlich eilig. Morgen plaudern wir ein bißchen!“

In Wirklichkeit konnte ich Wotans verzweifelten Blick, den er mir beim Verschwinden zuwarf und der mir auch durch die geschlossenen Türen im Rücken gebrannt hätte, nicht länger ertragen. Ich hatte mich nicht einmal von ihm verabschiedet. „Sei nicht kindisch“, ermahnte ich mich, „schließlich handelt es sich nicht um irgendeine Multiorgantransplantation, und Harry hat das schon dutzendmal gut hingekriegt. In 24 Stunden holst du ihn wieder ab, und in zehn Tagen zupfst du die Nähte.“

Mit dieser tröstlichen Versicherung nahm ich das Tagesprogramm in Angriff. Trotzdem ertappte ich mich dauernd bei dem abstrusen Gedanken an einen verängstigten Retriever in einem Käfig, der ununterbrochen auf die Wanduhr schielte, denn um eins hatte Harry die Operation angesetzt.

Um eins ließ ich das Mittagessen stehen und ging im Kreis, was selbst meine verständnisvolle Karin nervte:

„Mach dich doch um Himmels Willen nicht krampfhaft fertig, ich weiß nicht, was du heute hast! Es ist zwar schön, daß du dich so um einen Hund sorgst, der nicht einmal dir gehört, aber Harry ist ein exzellenter Operateur, darum hast du ihm ja Wotan anvertraut!“

„Wotan ist nur auf dem Papier nicht mein Hund!“ schnappte ich. „Gut, in der Nacht schläft er drüben, aber die übrige Zeit? Wo kriegt er denn sein frisches Wasser und seine Leckereien, wen beißt er denn zärtlich zur Begrüßung in den Unterarm, zu wem verkriecht er sich denn, wenn es donnert, wer bringt ihn denn von den unmöglichsten Punkten der Geographie wieder in die Zivilisation zurück, ha?"

Karin, weil klug, erwiderte nichts, und ich war froh, um zwei wieder auf Visiten fahren zu können.

„Der Trottel könnte auch anrufen, wie es gelaufen ist!" knurrte ich wenig freundschaftlich um drei.

Um vier rief *ich* an. Claudia war etwas atemlos: „Entschuldige bitte, aber wir haben gleich nach Wotan einen Unfallhund mit einigen Knochenbrüchen bekommen, Harry operiert schon zwei Stunden lang daran. Bei Wotan ist alles glattgegangen, Harry hat gesagt, das wäre seine leichteste und kürzeste Operation dieser Art gewesen, der Hoden ist ihm direkt entgegengesprungen. Wotan ist im Aufwachraum und wedelt schon leicht, wenn man reinkommt. Mach dir keine Sorgen! Ich muß wieder zu Harry, servus, bis morgen!"

Erleichtert ließ ich mich in die Rückenlehne des Fahrersitzes fallen und hätte beinahe übersehen, daß das Tor zur Hofauffahrt vom Grundbauern ausnahmsweise geschlossen war. Mein Gott, eine kleine Beule mehr in der Stoßstange. Hauptsache, Wotan geht's gut.

Auf dem Heimweg wollte ich Karin als Entschuldigung für das Anschnauzen Blumen mitbringen, aber beim Sonnbergbauern konnte sich eine Kalbin nicht dazu durchringen, ihre kreuz und quer liegenden Zwillinge allein auf die Welt zu bringen, und bis ich die sortiert hatte, war das Blumengeschäft natürlich längst zu.

Trotzdem genehmigte ich mir abends einen schönen großen Cognac, und als ich später überlegte, ob noch einer drin wäre oder ob die Gefahr bestünde, noch zu einer Nachtvisite gerufen zu werden, klingelte das verdammte Telephon. Es war zwölf Minuten nach zehn!

„Hans, entschuldige bitte die späte Störung, aber ich wollte es dir gleich sagen: *Wotan ist tot!*"

Harrys Stimme klang fast panisch!

„Was?" schrie ich, „wie ist denn das möglich! Um vier hat mir Claudia gesagt, daß er schon schweifwedelt!?"

„Ich weiß", preßte Harry hervor, und ich sah ihn vor mir, wie er verzweifelt den Kopf schüttelte. „Es ist mir selbst ein Rätsel! Um acht Uhr bei der Kontrolle war Wotan bereits vollständig munter, und vor fünf Minuten bei der Abschlußvisite lag er in Seitenlage tot im Käfig und war schon kühl. Ich hab' ihn natürlich sofort aufgemacht und geschaut, ob irgendeine Nachblutung aufgetreten is … nix, alles in schönster Ordnung! Claudia hat dir ja gesagt, daß das von allen meinen

Kryptorchismusoperationen die einfachste gewesen war. Ich kann mir nur ein akutes Kreislaufversagen als Narkosespätfolge vorstellen, obwohl ich Wotan selbstverständlich intubiert hatte. Aber du weißt ja, solche Narkoseunverträglichkeiten, so selten sie Gott sei Dank sind, bleiben unser Restrisiko. Es tut mir wahnsinnig leid, mehr kann ich … ich … weiß nicht …!" Harrys Stottern brach ab.

„Ja, schon gut, ich weiß, daß dagegen kein Kraut gewachsen ist", beschwichtigte ich, obwohl ich selbst heulte.

„Du hast dein Bestes getan, danke für den Anruf!"

„Was soll mit Wotan passieren? Tierkörperverwertung, oder soll ich ihn zu Euch bringen, falls Ihr oder die Nachbarn ihn im Garten begraben wollt. Schließlich hatte er ja nichts Infektiöses."

Mein Gott, die Webers! In meinem ersten Schock hatte ich gar nicht daran gedacht, daß Wotan ja wirklich nicht mein Hund war und daß die Kastration auf meinen Vorschlag unternommen wurde! Mir wurde schlecht!

„Nein, nein Harry! Laß' ihn von der TKV abholen. Das mit den Besitzern regle ich schon. Trotzdem vielen Dank, und mach dir keine Vorwürfe! Gute Nacht!" Eine paradoxe Floskel.

Am nächsten Morgen kein Wotan, der um sein Frühstückswürstel bellte, beim Wegfahren kein Wotan, der ums Auto herumsprang in der meist vergeblichen Hoffnung, mitgenommen zu werden, am Abend der Platz vor dem Weber'schen Haus völlig leer, kein schwanzklopfender, hinaufspringender, winselnder, unterarmbeißender, vierpfotiger Begrüßungszirkus mehr.

Die Webers nahmen nach der Rückkehr die Hiobsbotschaft zu meiner teilweisen Erleichterung relativ gelassen hin, andererseits störte mich dieser Umstand wieder. Aber es wird schon so sein, wie Karin mich tröstete.

Durch ihre ständige Absenz war die Bindung zum Hund und umgekehrt offensichtlich nicht so ausgeprägt, daher könnte man eigentlich mit Fug und Recht doch von *meinem* Wotan sprechen.

Mein Wotan!

Jetzt ist er dorthin ausgebüxt, von wo ihn keiner mehr zurückholen kann!

Und dabei hätt' ich das so gern noch einmal getan …!

Die Kuh und die sieben Geißlein

Über den Erfolg vieler medizinischer Behandlungen entscheidet leider nicht nur, wie vielleicht der ahnungslose Laie meint und der vor Idealismus strotzende Jungmediziner glaubt, das Können des Arztes, sondern auch Glück und besonders die Robustheit unserer Patienten. In der Traditionellen Chinesischen Medizin, kurz TCM genannt, kennt man den Begriff des *Jin*, der Essenz, vereinfacht als Lebenskraft zu bezeichnen, die jedes Individuum bei seiner Zeugung mitbekommt und, da die Essenz nicht erneuer- oder ergänzbar ist, damit so lange lebt, bis der Vorrat aufgebraucht ist. Man kann höchstens versuchen, durch eine bestimmte Lebensweise mit der Essenz hauszuhalten, so daß sie länger reicht oder mehr Reserven zur Bewältigung größerer Krisen zur Verfügung stehen. Das ist in der Humanmedizin nicht anders als in der Veterinärmedizin.

Und das ist die Erklärung dafür, warum der eine Patient das gleiche, was den anderen unter die Erde bringt, locker übersteht und wieso ein Dritter nicht einmal Patient wird, weil er entweder sofort stirbt oder gar nicht erkrankt. Da das Leben bekanntlich ungerecht ist, kriegt der eine mehr Essenz von Mutter Natur verabreicht und kann sich einen Lebenswandel leisten, der jeder Erkenntnis seit Hippokrates Hohn spricht, und andere sind so stiefmütterlich ausgestattet, daß ihnen auch eine mönchische Existenz keine Chance auf Gesundheit oder hohes Alter läßt. So nach dem alten Witz. „Nix g'raucht, nix g'soffen, keine Weiberg'schichten und trotzdem nur drei Monate alt g'worden!“

Aber dieser zugegebenermaßen etwas derbe Kalauer trifft den Nagel auf den Kopf.

Einziger Unterschied zur Humanmedizin besteht darin, daß Tiere allgemein ihren Lebensstil nicht frei wählen können und somit keine Verantwortung für ihren Zustand tragen.

Das ist das von mir angesprochene Glück, als Arzt auf einen Patienten zu treffen, der unter medizinischer Hilfe auch bereit ist, die Krankheit zu überstehen.

Auf einem Fortbildungsseminar über Sterilitäten vor ca. einem Jahr hatte ich Jürgen, Nachnamen weiß ich keinen mehr, wiedergetroffen, den ich noch vom Studium her flüchtig kannte. Er betrieb in Oberösterreich mit einem älteren Kollegen zusammen eine Gemeinschaftspraxis. Verbittert erzählte er mir in einer Gott sei Dank doch stattgefundenen Pause (die Zuhörer hatten schon fürchten müssen, der Referent würde die Inhaltslosigkeit seines Vortrags durch dessen Länge kompensieren, um sein Honorar zu rechtfertigen), während er kräftig in ein bedauernswert aussehendes Wurstsemmerl vom Buffet biß, sein Mißgeschick mit Braunau, der Milchleistungssiegerin unter den Kühen des gesamten Bundeslandes. Sie war in einem Betrieb gestanden, dessen Besitzer nur wenige, aber dafür durchwegs Spitzentiere besaß. Als Braunau, die Perle, nun von einem sündteuren Stier, mit dessen Sperma sie besamt worden war, ein Kuhkalb geboren hatte, war der Gipfel der Glückseligkeit erreicht. Aber wie schon Schiller im Ring des Polykrates warnt: „Der Götter ungemischte Freude wird keinem Sterblichen zuteil ...“

Die erste Katastrophe war der Gebärmuttervorfall, den sie eine Stunde nach der Geburt erlitten hatte.

Na ja, so etwas kommt bei Kühen gar nicht so selten vor, besonders nach eher leichten Abkalbungen, wenn die Wehenkraft noch nicht erschöpft ist und durch starke Nachwehen die nunmehr leere Gebärmutter umgestülpt und nach außen gepreßt wird.

Im Fall drohender Nachwehen lasse ich den Kühen vom Bauern Schnaps eingeben, je nach Körpergewicht (der Kuh natürlich) einen bis eineinhalb Liter, mit gleich viel Wasser verdünnt. Wenn man nicht unbedingt den Vogelbeerbrand hernimmt, ist das eine preiswerte und sehr wirkungsvolle Methode, die reflektorisch gesteuerten Nachwehen zu unterbinden, denn Besoffene haben bekanntlich schwache Reflexe.

Nach ungefähr drei Stunden läßt die Alkoholwirkung nach (gemeinerweise besitzen Rinder eine wesentlich größere Leber als ein kleiner Autofahrer), dann spendiert man bei Bedarf noch etwas Schnaps bis zum Wirkungseintritt. Wenn sich jetzt jemand fragen sollte, ob die Kühe am nächsten Tag verkatert seien, ich habe noch nichts davon bemerkt.

Ein Alkotest wurde leider noch nie durchgeführt!

Jürgen allerdings kam zu Braunau erst post festum, also als eine Prophylaxe nicht mehr möglich war.

Die Kuh liegt oder steht dann im Stall und hat die Gebärmutter im Ausmaß eines großen blutigen Rucksackes, an dem gestielte Knollen sitzen, aus der Scheide heraushängen. Nun beginnt meistens eine mühevolle und für den Tierarzt ziemlich anstrengende Arbeit.

Jürgen löste vorschriftsmäßig die, wie zumeist, noch hängende Nachgeburt, überprüfte die geschwollene Gebärmutterschleimhaut gewissenhaft auf Verletzungen, reinigte das Organ gründlich mit Desinfektionsmittel und schob unter dauernder Massage die gestauten Gewebsmasen in das Körperinnere retour. Das kann oft bis zu einer halben Stunde dauern.

Als dann endlich alles schön an seinem Platz war und der schweißnasse Jürgen glaubte, seine Arme wären in Australien, weil er sie nicht mehr spürte, legte er antibiotische Stäbe gegen Infektionen ein und verschloß die Scheide bis auf eine kleine Öffnung für 24 Stunden mit einer Spezialnaht. Alles schon tausendmal gemacht.

Nach ein paar Tagen rief der Bauer wieder an und teilte besorgt mit, daß Braunau eher nicht gut ‚beisammen' sei, sie fräße wenig, gäbe keine Milch, wäre allgemein starr und hätte kaum Kot. Das Fieberthermometer aber zeigte nichts an. Jürgen fand, als er Braunau untersuchte, sämtliche Symptome bestätigt. Ein schlimmer Verdacht drängte sich ihm auf, aber er sagte noch nichts und startete einen Behandlungsversuch, den er am nächsten Tag wiederholte. Als er zum dritten Mal den Stall betrat, kam schon der Bauer mit der Hiobsbotschaft daher. „Der Braunau geht's ganz miserablig!" Jürgen nickte. Der Kuhschwanz ließ sich nicht mehr bewegen und stand bretthart vom Körper weg, und der After ließ sich bei aller Kraftanstrengung mit den Fingern nicht mehr auseinanderziehen. Tetanus! Wundstarrkrampf! Das war Pech! Im Unterschied zu Pferden und Schafen, die äußerst tetanusgefährdet sind und, vor allem Pferde, eine Starrkrampfprophylaxe in Form einer Impfung oder eines Akutserums erhalten, sind Rinder kaum empfindlich gegen das Toxin des Bakteriums Clostridium tetani, Hunde praktisch überhaupt nicht.

Allerdings hatten Braunau und ihre Kolleginnen keine Einstreu aus Sroh gehabt, sondern aus Laub, und hier ist die Verschmutzung mit Erde größer. Trotzdem, kein Rinderpraktiker der Welt hätte in so einem Fall Tetanusserum gespritzt. Es war, wie gesagt, reines Pech.

Das sah auch Jürgen so, der die letzten Semmelbrösel von den Fingern lutschte: „Stell' dir vor, da bekommst du die wahrscheinlich wertvollste Kuh deines Tierärztelebens zu Gesicht, und dann stirbt ausgerechnet die an Tetanus!"

An diese Geschichte erinnerte ich mich, als ich mich an einem Samstag mit dem Brennhoflehen aus dem Nachbartal konfrontiert sah.

Aus irgendeinem Anlaß, bisher kannte ich den Betrieb gar nicht, rief von dort wer an und bat um mein Kommen, eine Kälberkuh hätte *„die Puscht aus'taucht!“*, also einen Gebärmuttervorfall.

Trotz Wegbeschreibung fand ich mich plötzlich nicht mehr zurecht und hielt beim Stockbauer, um zu fragen, wie es zum Brennhoflehen weitergehe. Der Stockbauer, der mich regelmäßig konsultierte, grinste plötzlich wie ein Hutschpferd und deutete die Straße lang: „Immer da weiter und nach an klan Bruckerl links der Hof, wo's größte Graffel davorliegt! Was hat's denn dort?“ Ich zuckte die Schultern: „Darf ich leider nicht sagen, tierärztliche Schweigepflicht! Aber in so einem Dorf weiß das am nächsten Tag sowieso jeder, vor allem, wenn's ein Mißerfolg war!“

„Alles klar, Herr Doktor! Also viel Glück! Pfüat Ihnen!“ Dabei grinste er noch immer so heftig, daß mir unheimlich wurde: „Ist was mit dem Brennhoflehen, weil Sie dauernd grinsen?“

Der Stockbauer, ein netter Kerl, aber manchmal boshaft, legte den Zeigefinger an den Mund und schmunzelte: „Bäuerliche Schweigepflicht, aber in spätestens einer Stund' wissen Sie's eh!“

Was immer das auch bedeuten mochte, die Hofbeschreibung war exzellent. Zuerst sah man fast nichts vom Haus, weil ein Riesenhaufen halb verfaulter Holzscheite und rostiger Blechteile, der von Plastikplanen bedeckt sein sollte, die aber völlig zerrissen im Wind flatterten, wie eine abstrakte Installation moderner Kunst davorlag.

Als ich das Ding vorsichtig umkurvt hatte, der Weg war etwas morastig, kam ich auf einen größeren Hofplatz, auf dem sich in allen Ecken massenhaft Gerümpel staute.

Rechter Hand unter einem schiefen Vordach dämmerte ein kleiner alter Traktor vor sich hin, der in jedem technischen Museum als Sensation bereitwillige Aufnahme gefunden, aber mangels Bereifung es bis dorthin nicht geschafft hätte. Stall konnte ich keinen entdecken, nur auf der gegenüberliegenden Hofseite stand ein niederes, schuppenartiges Holzgebäude, das sich entgegen aller statischen Gesetze mühsam aufrecht hielt. Da sich an die Rückwand ein beträchtlicher, aber schon halb mit Brennesseln überwachsener Misthaufen lehnte, schloß ich daraus, daß sich die Tiere in dieser Keusche befinden müßten. Das Wohnhaus, ebenfalls aus Holz, sah nur geringfügig besser aus, so daß ich es vorzog, mein Eintreffen mit lauten „Hallo“-Rufen, Türklingel gab es logischerweise keine, zu bekunden, denn Klopfen traute ich mich, um der offensichtlichen Einsturzgefahr willen, nicht.

Nachdem mich die gesamte Familie, inklusive sieben mehr oder minder identifizierbaren Kindern und zwei kläffenden Hunden Marke Drahthaarwaschl, einige Minuten lautstark in Augenschein genommen hatte, setzte sich die Karawane über den grünlich-sumpfigen Hof Richtung Schuppen in Bewegung, wobei ich bei jedem Schritt aufpassen mußte, daß es mir nicht die Stiefel im Schlamm auszog. Da eine Stalltüre, zumindest in den wärmeren Jahreszeiten, nicht existierte, bot sich mir sofort folgendes haarsträubendes Bild:

Eine ältere, aber erstaunlich gut genährte Pinzgauerkuh lag, von Dutzenden Hühnern umschwärmt, mit dem imponierenden Uterusprolaps hinter sich auf einer dünnen Strohauflage, unter der der hühnerkotübersäte Erdboden hervorschaute, und wurde ständig von mehreren Kitzlein in einer ununterbrochenen Reihe lustig beklettert, die dann ebenso fröhlich vom Kuhrücken hinunter auf die ausgebreitete Gebärmutter sprangen, diese fallweise mit den scharfen Klauen perforierten, durch den Hendlmist nach vorne spazierten und munter wieder hinaufsprangen.

Das Ganze schien für sie ein willkommenes Spiel, und wären nicht die Blutlacken aus der verletzten Gebärmutter gewesen, hätte ich den Eindruck einer frequentierten Wasserrutsche im Kinderfreibad gehabt. Mich schauderte.

„Sie steht uns nimmer auf“, murmelte der Brennhofer dumpf. „Das glaub ich“, nickte ich grimmig, „wieso haben Sie denn nicht verhindert, daß die Ziegen und die Hühner inzwischen da reinkommen?“ „Ja mei!“ jammerte der Brennhofer, „Sie seh'n jo, daß unser Tür im Augenblick ausg'hängt is!“

Das war zwar keine logische Antwort, aber im Augenblick sowieso nicht mehr von Belang. Ich ging zum Kopf der Kuh und prüfte die Schleimhautfarbe der Augen und den Kreislaufzustand an der Unterkiefervene.

Nicht gerade überwältigend! Ich wandte mich wieder dem Brennhofer zu: „Hören Sie“, begann ich vorsichtig, „die Kuh ist durch den Blutverlust bereits geschwächt, und die Löcher in der Gebärmutter müßten vorher genäht werden, sind aber höchst gefährdet, beim Hineinstopfen wieder aufzureißen. Dazu kommt eine hohe Infektionsgefahr. Jetzt haben wir noch keine Medikamente drinnen, jetzt könnten Sie das Tier noch notschlachten lassen, um einen Totalverlust zu vermeiden!“

„Na, Herr Doktor“, greinte die Brennhoferin, „die Waldin is unser letzte Kuah, die könnan mir net so leicht aufgeb'n!“

Ich zuckte die Schultern. „Wie Sie wollen! Dann fangen wir an! Ich brauch' warmes Wasser, Gartenschlauch mit kaltem Wasser, ein Brett, maximal 40 cm breit, ein altes sauberes Leintuch, da die Kuh nicht mehr aufsteht und ich im Liegen arbeiten muß, zwei Maurerklampfen und zwei Stricke. Und vor allem", bellte ich, „kann vielleicht irgend jemand endlich dieses verdammte Ringelspiel abstellen und alle unnötigen Viecher rauswerfen?"

Der gesamte Brennhofnachwuchs stürzte sich in das Getümmel und fing und scheuchte daraufhin das kreischende Hühner- und meckernde Ziegenvolk, eine Prozedur, die gut zwanzig Minuten dauern, aber sich noch als die einfachste im Vergleich zu den nachfolgenden entpuppen sollte. Inzwischen reinigte ich in knieender Stellung umgeben vom Tohuwabohu die Verletzungen und nähte sie zusammen. Fünf größere und acht kleinere Risse!

Als ich mich erhob, hatte ich Kreuzweh. Wenn eine Gebärmutter an einer liegenden Kuh zu reponieren ist, dann muß man beide Hinterbeine robbenartig nach hinten fixieren, so daß das Tier gerade auf dem Bauch liegt und die Injektion des Lokalanästhetikums in den Rückenmarkskanal, der sogenannte „Kreuzstich", zwecks Ausschaltung störender Preßwehen gelingt.

Die Seile und die Klampfen, die der Brennhofer herbeischleppte, hielten stand, als die Kuh ruckartig mit den Füßen zuckte, nicht jedoch der Türpfosten, an denen sie befestigt waren. Mit hellem Krachen brach er aus und hing windschief in der Öffnung, so daß ich befürchtete, der ganze Stall könnte nachfolgen. Auch wenn man nicht an Wunder glaubt …, daß das nicht geschah, war eines.

Jetzt hatten wir allerdings das Problem, woran wir die Hinterbeine festmachen konnten. Der Brennhofer kam auf die Idee, die Stricke an die Achsen des Traktors zu binden. Leichter gesagt als getan. Der Motor war schon seit einem Jahr nicht mehr gelaufen, deshalb schoben wir, nachdem der Bauer mit Mühe und einigen Hammerschlägen die verrostete Handbremse gelockert hatte, unter Ächzen und Schnaufen die schwere Maschine auf den Felgen über den weichen Boden bis vor den Stalleingang, wobei wir höllisch aufpassen mußten, nicht die zwei jüngsten Brennhofkinder, die ständig um unsere Beine herum waren, zu überfahren. Ich war schon fertig, bevor ich noch mit der Reposition angefangen hatte.

Die nächste Komplikation war das Brett, auf das das Leintuch gebreitet und dann die Gebärmutter gelegt werden sollte, was dann links und rechts von je einer Person so gestützt werden mußte, daß es sich genau auf Höhe des Scheideneingangs befand, damit der dahinter arbeitende Tierarzt den schweren Uterus nur mehr geradeaus hineinmassieren und nicht auch noch anheben mußte.

Ein Brett im benötigten Ausmaß war nicht aufzutreiben, alle viel zu schmal oder zu dünn. Da schleppte der älteste Brennhofsohn aus der Traktorremise ein altes Wirtshausschild herbei, gut drei Meter lang und zwei hoch. Der teilweise abgeblätterte Anstrich ließ noch erkennen, daß der Name einmal *Goldene Kugel oder Kegel* gelautet haben muß. Sehr schön! Auf meinen dezenten Hinweis, endlich mit dem Zurechtschneiden dieser Plakatwand zu beginnen, ich hätte heute auch noch andere Patienten, erklärte mir der schwitzende Sohn, die Motorsäge wäre leider ohne Benzin, aber der Bruder würde schon den Fuchsschwanz suchen.

Ich hatte keine Ahnung, wo er ihn gefunden hatte; daß er dort aber schon ziemlich lange gelegen haben mußte, war leicht daran feststellbar, daß das völlig verrostete Sägeblatt sich farblich nicht mehr vom Holzgriff unterschied. Der Bruder begann zu sägen, während der Brennhofer und sein Ältester sich gegen das Holztrumm stemmten, um es zu fixieren. Bei jedem Zug brachen ein bis zwei Sägezähne ab und flogen uns um die Ohren, so daß ich mir ausrechnen konnte, wie lange es dauern würde, bis der unter der Anstrengung pfauchende Sprößling genausogut ein Kuchenmesser verwenden konnte.

Endlich war unter Zuhilfenahme einer Axt auch diese Hürde gemeistert, und nachdem vier Hühner, die mittlerweile in den Stall zurückgekehrt waren und eifrig an den resorbierbaren Fäden der Nähte zupften, wieder unfreundlich hinauskomplimentiert worden waren, kniete ich mich auf ein weiches Strohbündel, säuberte und desinfizierte die komplette Gebärmutter, setzte den Kaltwasserschlauch zur Berieselung des geschwollenen Uterus (die Kälte bewirkt ein Zusammenziehen der Gefäße und daher eine Abnahme der Blutfülle) in Betrieb und wollte loslegen.

Unerfreulicherweise erwies sich der Gartenschlauch als ziemlich emmentalerartig durchlöchert und sandte einen Sprühregen in alle Winkel des finsteren Stalles. Das dürfte auch einem Hendl, das sich dem Exodus seiner Genossen im Halbdunkel des Dachgebälks erfolgreich entzogen hatte, zuviel geworden sein, denn es klatschte mir flügelschlagend und kreischend ins Genick, so daß mich vor Schreck fast der Schlag traf, und hinterließ ein paar dreckige Federn auf der sauberen Gebärmutter. Jetzt wurde mir die Motivation klar, eine Wienerwaldrestaurantkette zu gründen!

Ich legte fluchend und lautstark für alle vernehmbar den heiligen Eid ab, sollte mir in der nächsten Stunde noch *ein* Hendl unter die Augen kommen, würde ich das gesamte Anwesen in Schutt und Asche legen, obwohl ich mir innerlich eingestand, das mit dem Anzünden des feuchten Holzes würde nicht klappen. Dafür wäre das Bewerkstelligen des Schutts ein Klacks. Dies dürfte auch die schreckensversammelte Brennhoffamilie eingesehen haben, denn von nun an konnte ich ungestört arbeiten.

Ungestört ist allerdings übertrieben. Durch die lange Zeitspanne, die der Gebärmuttervorfall bestanden hatte, war die Stauung so massiv, daß ich auch unter Einsatz von viel Wasser nur langsam vorankam. Immer wieder quoll das widerspenstige Gewebe auf der einen Seite hervor, wenn ich es auf der anderen hineinpreßte. Dabei mußte ich höllisch aufpassen, die frisch vernähten Stellen nicht zu beschädigen. Ich hatte schwere Zweifel, ob sie die Prozedur unbeschadet überstanden. Plötzlich stellte ich entsetzt fest, daß der Stall keinen funktionsfähigen Abfluß besaß und das reichlich vom defekten Gartenschlauch gespendete Wasser sich mit dem Hühnermist zu einer unappetitlichen Brühe vermischte, die immer höher stieg.

Einer der Brennhofer erbarmte sich und brachte mir zwei Ziegelsteine und ein Brettchen mit, daß ich etwas erhöht knien konnte. Nach zehn Minuten war die zweite Ziegelsteinebene fällig, und als ich endlich die Gebärmutter drinnen hatte und die Scheide mit einer provisorischen Zirkulärnaht verschloß, kniete ich bereits auf der dritten Ziegelsteinschar und nähte unter Wasser, da der trübe Flüssigkeitsspiegel bereits das Kreuzbein der Kuh erreicht hatte.

Hätte es noch länger gedauert, wären die morgigen Zeitungsschlagzeilen wahrscheinlich ungefähr so ausgefallen: Bauernfamilie samt Tierarzt im Kuhstall ertrunken!

Trotzt der äußerst unhygienischen Verhältnisse entschloß ich mich, das Risiko auf mich zu nehmen und keinerlei Antibiotikum zu verabreichen, da ich nicht voraussagen konnte, ob die Kuh aufstehen würde, und ungeachtet meiner Vorsicht davon ausgehen mußte, daß eines der zahlreichen Löcher nicht dichthalten würde und dann eine Notschlachtung unmöglich wäre.

Außerdem hatte mir das Beispiel von Jürgen gezeigt, daß die Antibiotikumgabe auch keinen Garant für das sichere Durchkommen bedeutete. Ich würde morgen wiederkommen, ich hatte sowieso Wochenenddienst, und wenn die Kuh stünde oder nicht innerlich verblutet wäre, die Antibiotikumspritze nachholen. Das sagte ich auch dem Brennhofer.

Erschöpft, durchnäßt, dreckig erhob ich mich ächzend mit schmerzenden Knien und steifem Kreuz, wusch mich notdürftig und war froh, dem Brennerhoflehen nach drei Stunden den schwerzenden Rücken kehren zu dürfen und auf der Heimfahrt dem Stockerbauer nicht zu begegnen.

Am nächsten Tag, dem Sonntag, explodierte die Praxis. Ununterbrochen läutete das Telephon, die entferntesten Bauern hatten dringende Notfälle, und Karin wußte nicht mehr, wo sie die dauernd eintrudelnden Visiten noch hinschreiben sollte, da die sonntägliche Blockseite längst voll war. An eine Nachschau bei der armen Waldin war nicht zu denken, obwohl ich ständig daran dachte.

Am Montag trieb mich das schlechte Gewissen sobald als möglich auf den Brennerhof. Der Traktor stand noch an derselben Stelle wie vor zwei Tagen, die Hühner gackerten wieder überall herum, aber keine Waldin war mehr zu entdecken. Das war unter diesen Umständen leider zu erwarten gewesen. Nur die Geißlein, diese unschuldigen Verbrecher, liefen im Stall umher und meckerten, als sei nichts gewesen.

Ich wollte gerade zum Haus gehen, als ich die Brennhoferin auf mich zuwackeln sah.

„Na ja", begann ich mit Leichenbittermiene, „wann ist die Waldin denn gestorben?"

„Die Waldin?" gab die Bäuerin erstaunt zurück, „die Waldin ist draußen auf der Weide und laßt sich überhaupt nix ankennen. Aber mei Mann liegt seit gestern im Krankenhaus mit aner Bluatvergiftung, weil er sich so an tepperten Zahn vom Fuchsschwanz, der am Bod'n g'legen ist, durch die Gummistiefelsohl'n in die Fers'n eintret'n hat!"

Wir lernen daraus, daß das Leben im gleichen Milieu nicht jedes Immunsystem gleichermaßen stärkt.

Eigen Herd ist Goldes wert

„Kruzitürken noch einmal, jetzt reicht's!“ Wer da so herzhaft vor sich hin fluchte, war ausnahmsweise nicht ich, sondern meine liebe Karin, die laut Gelöbnis Freud und Leid mit mir gemeinsam tragen sollte, es aber aufgrund unseres winzigen Mietshauses langsam eher leid war, ständig in ihrer schulfreien Zeit die Treppe zur Ordination hinunterzulaufen, Medikamente laut meiner Anweisung abzugeben und sich dabei die Zehen an der neuen Medikamentenlieferung anzustoßen, die im engen Flur ihrer Auspackung harrte.

Gewiß, das kleine Häuschen, das mir zu Beginn meiner Praxistätigkeit vor einem Jahr bescheidenes und auch aufgrund der Heizanlage eher kühles Obdach geboten hatte, war nicht zuletzt durch Karins Hand in ein ganz behagliches, wärmendes Nest verwandelt worden, welches aber in punkto Funktionalität mittlerweile an seine Grenzen gestoßen war und uns dieses im täglichen Leben auch deutlich vor Augen führte.

Darüber hinaus wurmte es mich noch immer, daß vor einigen Wochen ein Urlaubsgast mit einer Dogge, den sein Hotel zu mir geschickt hatte, vor der Haustüre umdrehte und vernehmlich zu seiner Frau sagte: „Nee, 'n Tierarzt, der in so 'ner Zuckerdose wohnt, kann kein guter sein!“

Es war also offensichtlich der Zeitpunkt gekommen, eine etwas repräsentativere Bleibe zu beziehen, und so begann ich unauffällig, in den Sonntagszeitungen den lokalen Immobilienmarkt zu studieren, und war positiv überrascht, schon nach einigen Wochen ein hübsches Häuschen zu einem erschwinglichen Preis in akzeptabler Lage entdeckt zu haben. Ich beschloß, auf meinen Visiten während der nächsten Tage einmal dort vorbeizuschauen.

Ich ließ den Wagen mit dem Tierarztschild um's Eck stehen und schlenderte leise pfeifend am Haus vorbei. Es machte wirklich einen guten Eindruck auf mich. Sicherheitshalber fragte ich eine dickliche Dame, die im geblümten Hauskleid energisch die Waschbetonplatten des Nachbargartens kehrte, ob dies das zum Vekauf stehende Objekt war. Sie hörte mit dem Kehren auf, stemmte die Arme in die Hüften und blies eine verschwitzte Haarsträne aus dem roten Gesicht: „Jawohl“, bestätigte sie und ein gewisser Triumph ließ ihre Stimme vibrieren, „höchste Zeit, daß die da aus'zogn san mit inan Hund! Was glaub'n Sie, wie viele Anzeigen bei der Gemeinde mich des gekost' hat, bis die mürbe warn. Jedesmal, wenn da Hund an Bella g'macht hat oder 's Haxl an meiner Zaunseitn g'hobn hat, war i schon auf da Gemeinde! Jetzt hättn's a Kind a no g'kriagt, da hab ich schaun müssn, daß i s'weiterkriag! Warum frag'n S'denn, interessier'n Sie sich leicht für die Hütt'n? Sie hab'n eh kane Hund oder Kinder, oder?" Sie musterte mich mißtrauisch.

„Aber wo!" wehrte ich ab: „Ich inspiziere das Haus nur für einen Bekannten, der ein neues Heim sucht, wenn er nächsten Monat aus dem Gefängnis entlassen wird. Er hat nämlich vier Jahre bekommen, weil er im Affekt seine zänkische Nachbarin erschlagen hat! Einen schönen Tag noch!" So, jetzt hat die Bißgurn mit ihrem offenen Schandmaul wenigstens ein bißchen was zu kiefeln. Gut, daß ich mir *das* angeschaut hatte, für eine Tierarztordination wäre das sicher kein ideales Umfeld gewesen.

Wie heißt es so schön? Ein Bild sagt mehr als tausend Worte, aber manchmal sind ein paar Worte aufschlußreicher als ein kompletter Kinofilm.

Nach ein paar weiteren Fehlschlägen in den nächsten Wochen (zu klein, ungünstige Lage, leicht renovierungsbedürftig stellte sich als ruinös heraus) hatte ich plötzlich den Eindruck, das Richtige gefunden zu haben. Nichts Außergewöhnliches, aber geeignet und durchaus im finanziellen Rahmen, wenn die Bank mitspielte. Ich wartete bis Donnerstag, an dem Karin ganztägig in der Schule beschäftigt war, zog meinen kreditwürdigsten Anzug an und ging zur Sparkasse, wo ich mich beim Chef anmelden ließ.

Direktor Patzner, dessen als Hund getarntes Mondkalb namens Rigo ich seit seinem katastrophalen Antrittsbesuch (es hilft nichts, Sie müssen das erste Buch lesen) bereits mehrere Male behandelt hatte, erhob sich und kam mir mit breitem Lächeln und hilfsbereit ausgestreckter Hand entgegen: „Na, Herr Doktor! Ich hab' ja g'wußt, wir können einmal was für Sie tun! Aha, ein eigenes Haus? Fein, fein! Na, da schauen wir einmal!" Ich präsentierte den Zeitungsauschnitt mit Bild und Beschreibung, und der Direktor betrachtete alles mit nickendem Wohlwollen, was mich mit einem gewissen Stolz erfüllte. Nonchalant und väterlich nahm er dem Prozeß der Kreditaufnahme jeden Anflug von Peinlichkeit, und zwanzig Minuten später stand ich leicht verschwitzt, aber mit gültiger Finanzierungszusage auf dem sonnigen Trottoir.

Ich wollte Karin heute abend mit der Neuigkeit überraschen und kaufte am Heimweg einen großen Blumenstrauß. Sie nahm ihn etwas freudig-erstaunt entgegen, aber als ich zum Nachtmahl noch zwei Kerzenleuchter herbeischleppte und der Flammenschein den schweren Rotwein in den Gläsern zum Leuchten brachte, schaute sie schon fast beleidigend skeptisch.

Ich hielt es nicht länger aus. „Was würdest du sagen", fragte ich betont langsam und bemühte mich um ein geheimnisvoll gönnerhaftes Lächeln, „wenn wir uns ein neues Haus zulegen würden, hm?"

„Was! Wirklich? Oh, das wär' einfach traumhaft!" strahlte Karin und fiel mir um den Hals, nicht zuletzt deshalb, weil sie aus Platzmangel den Sessel nicht weit genug zurückschieben konnte und daran hängen geblieben war, aber ich glaube, es hätte auch so geklappt.

Nachdem wir uns wieder entwirrt hatten, griff ich in die Sakkotasche, um ihr das Foto vom Objekt meiner Entscheidung zu zeigen, als Karin, nachdem sie atemlos einen Schluck Wein getrunken hatte, voller Begeisterung herausplatzte: „Weißt du, ich hab' auch schon ein entzückendes Haus für uns gefunden, gar nicht teuer und eine Spitzenlage!"

Meine Hand kehrte leer aus der Rocktasche zurück, ich kam mir vor wie ein Magier, der eben ein Kaninchen aus dem Zylinder hatte zaubern wollen und dem plötzlich eingefallen war, daß er in einem Allergikerclub auftrat.

„Du hast schon ein Haus gefunden? Wie? Wo?" fragte ich entgeistert.

„Ich war vorige Woche beim Makler, und der hat gleich das Passende gehabt! Es gehört einer alten Frau, die zu ihrer Familie zieht! Natürlich sind einige kleinere Adaptierungen nötig!"

Makler! Ich habe einmal jemanden sagen gehört, Makler käme von Makel, aber das muß ein sehr böser Mensch gewesen sein.

„Ja aber, wie ..., wie bist du auf die Idee gekommen, gerade jetzt nach einem Haus zu suchen, und wieso hast du mir nichts, äh äh, davon erzählt?" Mein Stottern verriet das schlechte Gewissen, ich hatte ja auch auf eigene Faust gesucht.

„Ganz einfach, ich weiß besser als du über unsere momentanen finanziellen Verhältnisse Bescheid, schließlich mach' ich die ganze Buchhaltung mit dem Steuerberater, und dann habe ich bemerkt, wie du in der letzten Zeit die Immobilienannoncen förmlich gefressen hast, da hab' ich zwei und zwei zusammengezählt. Und geplaudert hab' ich aus demselben Grund wie du nicht, es sollte eine Überraschung sein!"

Da sag' noch einer was über weibliche Intuition!

Während wir der Weinflasche den Garaus machten, verabredeten wir uns für den nächsten Mittag, mit dem Makler das Haus zu besichtigen.

Ich war fast pünktlich. Herr Lamperger, der Makler im hellen Seidenanzug, war ein dynamischer junger Mann von körperlich spürbarer Überzeugungskraft, die ihn nicht nur zu befähigen schien, mühelos Häuser, Autos oder Staubsauger zu verkaufen, sondern auch die alte Theorie, die Erde sei eine Scheibe.

Frau Durst, die Besitzerin, klein, zierlich und weißhaarig, unterhielt sich freundlich lächelnd mit Karin.

Nach der allgemeinen Begrüßung betraten wir das Haus. Es schien, als wäre die gute Frau Durst komplett farbenblind, denn knallrote Fliesen droschen im Verein mit blauen Vorhängen auf knallige Tapeten und grüngelb gemusterte Polsterüberzüge ein, aber Karin hatte recht! Die Grundkonzeption war maßgeschneidert, nur die Räume hätten teilweise weniger an der Zahl, dafür aber größer sein können.

„Da lassen wir einfach ein paar Zwischenwände herausnehmen", zerstreute sie meine Bedenken.

„Zwei helle Zimmer an der einen Seite würden eine nette Ordination ergeben, den nötigen Warteraum könnte man in Form eines Wintergartens an die Außenmauer dazubauen", meinte Herr Lamperger, ehe er uns auf die Terrasse führte, von wo man einen freien Blick über die Felder bis zur Ache hatte, und deutete auf ein kleines Wiesenstück, das nahtlos an das Grundstück grenzte. „Das ist der letzte Baugrund, alles andere ist auf Jahrzehnte als Grünland gewidmet! Ich rate Ihnen, diese Parzelle irgendwann einmal zu erwerben, es wär' doch schade, wenn sich jemand vor Ihre Nase hinsetzen würde! Ich weiß, daß der Besitzer verkaufen will!"

Wir nickten, doch wir machten dem geschäftstüchtigen Herren klar, daß dies noch Zeit hätte, denn zuerst müßten wir die Investitionen für das Haus und das bestehende Grundstück verdauen.

„Naja, es eilt ja nicht so, als Anrainer haben Sie jedenfalls das Vorkaufsrecht!"

Nachdem die Sache soweit gediehen war, schlossen wir das Geschäft ab. Der Makler versprach noch, uns bald einen Baumeister seines Vertrauens zu schicken, der die Umbauarbeiten leiten würde.

Beim Abschied nahm Frau Durst meinen Arm und sagte in großmütterlichem Ton: „Herr Doktor, wenn Sie wollen, lasse ich Ihnen die Möbel, die ich nicht mitnehmen kann, da. Ich würde mich freuen, wenn sie in sorgsame Hände kämen, und am Anfang könnten sie Ihnen gute Dienste leisten!"

Karin verdrehte die Augen, denn sie wußte im voraus, daß ich es nicht übers Herz bringen würde, der alten Dame die Wahrheit über ihre tatsächlich apokalyptische Einrichtung vor Augen zu führen.

Ich entsprach völlig Karins Erwartung, denn ich heuchelte freudiges Erstaunen und bedankte mich artig.

Meine Frau startete noch einen Rettungsversuch: „Ich weiß nicht, ob wir genug Platz haben werden, wir nehmen unsere Möbel ja auch mit!" Entsetzt bemerkte ich, daß sich die Greisenaugen von Frau Durst leicht befeuchteten, und haderte ein bißchen mit der Unsensibilität meiner Angetrauten. „Aber woher denn! Keine Sorge", tätschelte ich beruhigend die Hand von Frau Durst, „das kriegen wir schon hin!"

„Danke, Herr Doktor!" flüsterte die alte Dame gerührt.

Obwohl wir eigentlich aufgrund unserer gelungenen Erwerbung euphorisch sein sollten, hing während der Heimfahrt der neue Haussegen gewaltig schief.

„Feigling", zischte Karin, „jetzt haben wir das Klumpert am Hals und können schauen, wie wir es losbringen!"

„Mein Gott!" verteidigte ich mich, „morgen treibe ich jemanden mit einem großen Anhänger auf und laß' das Zeug abtransportieren. Du hast doch gesehen, wie sie zu weinen begonnen hat. Hätt' ich ihr vielleicht sagen sollen: ‚Frau Durst, stecken Sie sich Ihre gräuliche Einrichtung auf den Hut?'"

„Nicht so drastisch, aber im Prinzip, ja!"

„Außerdem hat sie sich wahrscheinlich vor der teuren Entsorgung zum Sperrmüll gescheut!"

„Natürlich! Sie hat ja in wenigen Tagen nur ein paar Millionen auf ihrem Konto, die du erst verdienen mußt."

Um Karin zu beruhigen, organisierte ich schon für den ersten Tag nach der Abreise von Frau Durst einen LKW und zwei Mann, die das ‚Klumpert' wegschafften. Das war gar nicht so billig, aber ich war selber froh, die Scheußlichkeiten los zu sein.

Einige Tage später schwenkte Karin beim Sortieren der Post triumphierend einen Brief: „Schöne Grüße von der lieben Frau Durst! Sie ersucht uns, für die bereitwillig überlassenen Möbelstücke fünfzigtausend Schilling an sie zu überweisen!" Soviel waren die sicher nicht einmal neu wert gewesen. Mit flimmernden Augen suchte ich die Telephonnummer eines befreundeten Anwalts heraus und bat ihn, für mich die abschlägige Korrespondenz an jenen als Großmutter verkleideten Wolf zu übernehmen, da ich persönlich fürchtete, mich zu Unfreundlichkeiten hinreißen zu lassen.

In der darauffolgenden Woche stand ein dicker, großer Mann frühmorgens am Gartenzaun, der mich frappant an Obelix erinnerte. Nur trug er anstatt des Helmchens eine Schirmkappe und statt des Hinkelsteins ein rotes Buch, in das er alles akribisch eintrug. Er stellte sich als Herr Prauser, der Baumeister, vor. Wir machten ihn mit unseren speziellen Wünschen vertraut, er nickte bei allem, brummte bei allem: „So, so, aha, jaja!“ und antwortete auf jede Frage nach dem jeweiligen Aufwand: „Nicht der Rede wert!“

Er versprach uns binnen drei Tagen einen Kostenvoranschlag, der allerdings nie eintraf, dafür marschierte nach dieser Frist ein kompletter Bautrupp auf und begann um sieben Uhr morgens, eine staubige und lärmende Spur durchs Haus zu legen. Wände stürzten, Kacheln klirrten, Balken ächzten.

Gott sei Dank hatte Karin die großen Schulferien, so daß sie die Aufgabe des Felsens in der Brandung übernahm, wofür ich ihr heute noch dankbar bin. Ich kam mir jedesmal wie fahnenflüchtig vor, wenn ich mich von ihr und dem Chaos verabschiedete, um, unbelästigt von Bauproblemen, meiner Arbeit nachzugehen.

Das heißt, unbelästigt ist zuviel gesagt, denn nach zwei Tagen läutete das Mobiltelephon mitten in einer heiklen Zitzenoperation an der besten Milchkuh vom Kellerbauern. „Hallo, Herr Doktor? Hier Prauser!“

Aha, Obelix, dachte ich. „Was gibt's denn?“

„Beim Fundamentausheben für'n Warteraum san mir draufg'kommen, daß der Kanal da drunter verläuft! Mir müaßt'n a Stückl Kanal verlegn'n!“

„Kanal verlegen? Muß das unbedingt sein?“

„Na, wann S' den Warteraum net auf de and're Hausseitn an die Kuchl anbau'n woll'n, ja!“

„Und was wird das kosten?“

„Nicht der Rede wert!“ Ich sah ihn geistigen Auges eifrig ins rote Buch notieren.

Wieder einige Tage später! Diesmal erwischte er mich, als ich eben dabei war, einem alten Wallach die zu enormen Spitzen angewachsenen Zähne abzuraspeln.

„Herr Doktor? Beim Kanalverleg'n san mir d'raufkommen, daß der, der das Haus 'baut hat, die Dachrinnen einfach da rein geleitet hat. Oberflächenwasser hat aber im Kanal nix zum suach'n! Mir brauch'n a Sickergruab'n!“

„Eine Sickergrube!“ stöhnte ich. Langsam ging es mir wie den Römern in den Asterix-Heften: ich begann, mich vor Obelix zu fürchten!

„Vorschrift, Herr Doktor!“

„Was wird denn das kosten?“

„Nicht der Rede wert!“

Angesichts der unvorhergesehenen Komplikationen mußte ich nochmals in den Kreditanzug schlüpfen und Herrn Direktor Patzner um eine Aufstockung der Finanzierung bitten. Er kam mir wieder mit noch breiterem Lächeln entgegen und meinte. „Hab' ich mir doch gedacht, daß eine kleine Aufbesserung notwendig werden könnte. Aber keine Sorge! So geht's allen Häus'lbauern!“

Ich hatte aber allen Grund zur Sorge, als mir Obelix mitteilte, daß beim Anschluß der Heizwasserrohre für den Warteraum an die bestehenden letztere einen auswechselbaren Eindruck machten.

Mein Einwand, daß sie meinen Vorgängern treue Dienste geleistet hatten, wischte er mit einer ausholenden Geste beiseite: „Eben! 20 Jahre! Eine 20jährige Kuh ist auch nicht mehr so flott wie eine zweijährige!“

Keine Frage, der Mann verstand etwas von Viehzucht. Trotzdem blieb ich in diesem Punkt hart: „Wissen Sie was, im Süden Europas verwenden sie teilweise noch Leitungen aus der Antike, und das sind nicht einmal die schlechtesten. Ich glaube, ich laß' es drauf ankommen, und wenn wir einen Rohrbruch haben, sind Sie bestimmt der erste, der es erfährt!“

Obelix klappte bekümmert das rote Buch zu.

„Schau'n Sie“, versuchte ich ihn zu trösten, „wenn das so weitergeht, muß ich noch meine goldene Firmungsuhr versetzen!“

„Herr Doktor, eigener Herd ist *Goldes* wert!“

„Ich weiß, trotzdem besteht das einzig verbliebene Gold nur mehr aus meinem sprichwörtlichen Wienerherz!“

Aber alles hat schließlich ein Ende, und als nach einigen Wochen die Arbeitertrupps das Schlachtfeld verließen, konnte sich das Ergebnis durchaus sehen lassen.

Hatte ich vorher im alten Haus nichts gefunden, weil aus Platzmangel alles übereinandergestapelt wurde, so hatte ich nun genügend Raum, überall zu deponieren, wodurch ich ebenfalls wieder stundenlang suchen mußte.

Karin nannte dieses Phänomen profan ‚meine Schlamperei‘ aber darüber hinaus war sie glücklich, und das war die Hauptsache. Wir hatten uns gerade so richtig eingelebt, als eines Abends ein freundlicher Herr vor der Türe stand.

„Guten Abend! Mein Name ist Loibner, ich bin der Besitzer der Wiese da unter Ihrem Haus, und ich habe gehört, Sie würden sich dafür interessieren ...!“

„Tut mir leid, da sind Sie falsch informiert! Ich habe zwar die Absicht, irgendwann in den nächsten Jahren das Angebot in Erwägung zu ziehen, aber im Moment haben wir genug zu tun, die bisherigen Investitionen zu verdauen! Vielleicht kommen Sie in drei Jahren wieder!"

Der Herr zog ein enttäuschtes Gesicht. „Drei Jahre kann ich nicht warten! Wissen Sie, ich hab' einige Interessenten an der Hand, die gerne kaufen würden!"

„Hoppla", dachte ich, „der glaubt wohl, ich bin auf der Brennsupp'n dahergeschwommen. Jahrelang war der Grund unverkauft geblieben, und jetzt plötzlich beim neuen Besitzer pressiert's. Aber nicht mit mir!"

Ich schüttelte den Kopf: „Wie gesagt, im Moment kommt das für uns leider nicht in Frage! Tut mir sehr leid!"

Herr Loibner gab mir bedauernd die Hand: „Schade Herr Doktor! Vielleicht überlegen Sie sich's noch einmal! Sie haben auf jeden Fall das Vorkaufsrecht!"

„Schon gut! Herzlichen Dank jedenfalls für das Angebot!"

Zwei Wochen später war Herr Loibner am Telephon. „Ich wollte nur nachfragen, ob Sie vielleicht Ihre Meinung geändert haben. Meine Interessenten wären abschlußbereit!"

Schon wieder! „Herr Loibner! Da ich während der letzten 14 Tage keinen Lottogewinn erzielt habe, hat sich weder an der Situation noch an meiner Einstellung etwas geändert! Drei Jahre!" Schönen Gruß an die Interessenten, dachte ich noch, während ich auflegte.

Natürlich wäre es Wahnsinn gewesen, hätte jemand diesen Grund verbaut. Mit einem Schlag wäre unsere herrliche Aussicht zerstört und somit das Haus entwertet worden, aber ich hielt die sogenannten Interessenten für einen Verkaufsschmäh!

Am Sonntag, es nieselte wieder wie in den Wochen zuvor, saß ich bei meiner Lieblingsbeschäftigung, dem Papierkrieg, als Karin aufgeregt ins Arbeitszimmer stürzte und mich beim Arm packte: „Da sind zwei Leute mit einem Maßband auf dem Grundstück und messen irgend etwas aus!"

Ich warf Nerven und Kugelschreiber weg und stürzte auf den Balkon. Zwei Personen, trotz wetterdichter Lodenverpackung gerade noch als Mann und Frau erkennbar, stapften durch den Regen kreuz und quer über die Wiese und fuchtelten mit Maßband und durchweichtem Notizblock herum. Etwas abseits stand ein ergrauter Boxerrüde und betrachtete die Szenerie mit ebenso trübem Blick wie wir beide.

Als Börsenzockerer wäre ich dem sicheren Untergang geweiht, denn ich stürzte zum Telephon und wählte mit flatternden Fingern die Nummer von Herrn Loibner. Leider, er käme erst gegen sieben Uhr abends.

Mit dem Papierkrieg war es vorerst einmal Essig, ich ging wie ein gereizter Tiger im Kreis und warf abwechselnd einen verzweifelten Blick auf das triefende Vermessungskommando und auf das Zeigerpaar der Wanduhr.

Beide schienen sich nicht vom Fleck zu bewegen. Ich beschloß, das Versteckspiel aufzugeben, und trat auf die Terrasse. Bei meinem Anblick, ich konnte seinerseits unter der Lodenkapuze nur einen weißen Spitzbart erkennen, gab der männliche Teil des geometrisch beschäftigten Wasserballetts seiner Partnerin einen Wink, und gemeinsam mit dem darüber offensichtlich sehr erfreuten Boxermethusalem verließen sie das Grundstück nach der anderen Seite hin.

Punkt sieben Uhr rief ich bei Herrn Loibner an und hatte ihn überraschenderweise gleich persönlich am Ohr. Ohne das Geschehnis am Nachmittag zu erwähnen, erklärte ich ihm, daß ich es mir plötzlich anders überlegt hätte, und bat ihn noch heute Abend um ein Zusammentreffen, um über den Grundankauf zu verhandeln. Ich weiß, müßte ich je als Pokerspieler meinen Lebensunterhalt verdienen, würde es höchstens der des Croupiers und seiner Familie sein.

Um acht Uhr saß ich brav in der Wohnecke von Herrn Loibner. Irgendwie wurde ich das Gefühl nicht los, er betrachtete mich mit der gleichen Vorfreude wie ein ausgehungerter Vielfraß ein gut im eigenen Saft geschmortes Beiried.

Von Verhandlung konnte keine Rede sein, ein Ultimatum von seiner Seite und die bedingungslose Kapitulation vor dem Kaufpreis meinerseits waren das Ergebnis einer Viertelstunde.

Trotz des flauen Gefühls in der Magengrube verspürte ich eine gewisse Erleichterung, als ich im strömenden Regen nach Hause fuhr.

Karin tröstete mich, ich hätte angesichts der Alternativlosigkeit gar nicht anders handeln können, aber mir wäre es lieber gewesen, sie hätte Herrn Direktor Patzner getröstet, dessen Lächeln diesmal nicht so breit ausfiel, als ich ihn am nächsten Morgen wieder einmal aufsuchte. Offenbar kannte er meinen Anzug bereits.

„Oje, Herr Doktor, wir sind schön langsam am Limit! Haben Sie vielleicht irgendeine Versicherung anzubieten?“

Ich schluckte: „Naja, ich hab’ noch eine Eigentumswohnung in Wien Döbling …!“

Der Direktor wurde schlagartig wieder zur Zahnpastareklame: „So, so, eine Wohnung in Döbling? Wie groß, sagten Sie? Na seh'n Sie, es gibt immer einen Weg ...!"

Als ich einige Wochen später zusah, wie um unser neuerworbenes Grundstück der Zaun gezogen wurde, rekapitulierte ich wehmütig, daß ich nunmehr eingetragener Besitzer eines geräumigen Hauses samt schönem Garten und einer ebensolchen Wohnung in Wien war und, wenn ich Glück hatte und die kommenden Finanzminister die Einkommenssteuer nicht noch auf 100 % hinaufschnalzten, das Ganze in zwanzig Jahren mir gehören würde.

An einem für diese Gebirgsgegend außergewöhnlich schwülen Sonntagabend saßen Karin und ich zufrieden im Garten und betrachteten bei einem Glas Wein das in der Dämmerung verschwimmende Bergpanorama. Einige Gelsen fühlten sich ebenfalls eingeladen und genossen den Wein über den Umweg unserer Unterarme und Schenkel, trotzdem wäre die Gemütlichkeit ungetrübt gewesen, hätte nicht das verdammte Telefon geläutet.

Ein Herzanfall bei einem alten Hund, „ganz in der Nähe", beruhigte mich Karin.

Ich seufzte und sagte den Gelsen Lebewohl.

Trotz der mittlerweile einsetzenden Dunkelheit fand ich die Adresse in der Nachbarschaft auf Anhieb.

Im beleuchteten Türrahmen erwartete mich bereits der besorgte Besitzer, der mich ins Wohnzimmer führte, wo ein in Ehren ergrauter Boxer japsend auf dem Teppich lag.

„Er war heute schon den ganzen Tag müde und hat nichts gefressen, nur viel getrunken." murmelte der Herr mit weißem Spitzbart. „Jetzt am Abend habe ich ihn noch in den Garten gelassen, aber er ist schon schwankend hereingekommen und da im Zimmer zusammengeklappt! Er ist immerhin schon fast dreizehn Jahre alt."

Ich kniete mich nieder und untersuchte den Hund. „Kreislaufschwäche! Kein Wunder bei dem Wetter!" Die Armvene war wie bei allen muskulösen Rassen leicht zu finden, und das Tier ließ sich widerstandslos das Kreislaufmittel injizieren. Einige Tabletten zur Herzstärkung im Laufe der nächsten Tage vervollständigten die Behandlung.

Während ich begann, die Rechnung auszustellen, bemerkte ich mit Genugtuung, daß der Boxer eine tiefere Atmung bekam, den Kopf hob und sich aus der Seitenlage auf die Brust rollte.

„Da, es wirkt schon!" strahlte ich den Besitzer an. Plötzlich stutzte ich. Bisher hatte ich mich voll auf den Patienten konzentriert, so daß ich alles andere nur im Unterbewußtsein registriert hatte. Nun fiel mir der weiße Spitzbart auf, der in Verbindung mit einem alten Boxerrüden irgendwelche Assoziationen in mir wachrief.

„Aber natürlich kenn' ich Sie! Haben Sie jetzt dieses Haus gekauft?"

Der Spitzbart lächelte verlegen: „Wie kommen Sie darauf? Wir wohnen hier seit achtzehn Jahren!"

„Ja aber", ich war einigermaßen verwirrt, „Sie und Ihre Frau haben doch erst kürzlich an diesem verregneten Sonntagvormittag den Grund vor unserem Haus vermessen. Ich erinnere mich genau an diesen Hund!"

Der Spitzbart schmunzelte: „Ach das! Mein Schwager hat uns damals gebeten, mit einem Maßband ein bißchen auf der Wiese herumzugehen. Weiß der Himmel, warum. Noch dazu bei so einem Wetter."

„Wenn Ihr Schwager zufälligerweise Loibner heißt, ist mir die Sache klar, und ich glaube, Ihnen auch", knurrte ich verbittert.

Demonstrativ riß ich die fertige Rechnung aus dem Block, zerknüllte sie und begann, eine neue zu verfassen.

Diesmal ging ich an die schmerzhafte Obergrenze, die unsere Tarifordnung gerade noch zuließ. Mit dem Nacht- und Sonntagszuschlag kam ein hübsches Sümmchen zusammen.

Mit offener Genugtuung präsentierte ich die Honorarnote.

Der Spitzbart sah auf seinen Hund, der bereits wieder im Zimmer herumwanderte, und griff resignierend nach der Brieftasche. Er war vollkommen im Bilde: „Ich glaube, das war ein teures Maßband!" seufzte er.

Ungerührt steckte ich das Geld in die Brusttasche: „Wenn es Sie beruhigt, mich hat's noch ein Stückchen mehr gekostet!"

Homöo-pa-thi-a-ho !

„Es muß etwas geschehen!“ Diese zutiefst österreichische Erkenntnis wurde von mir mit Nachdruck geäußert, während ich mich auf dem Besucherstuhl im Büro des Tierärztekammerpräsidenten schaukelte.

Der Präsident, jovial wie alle Präsidenten, saß hinter einem riesigen, bemerkenswert leeren Schreibtisch und nickte mir wohlwollend zu: „Ganz genau! Meine Meinung!“

Dann verschränkte er nachdenklich die Finger vor seinem Gesicht und hakte nach: „Und in welcher Angelegenheit, bitte?“

„Die Biobauern!“ rief ich. „Die Biologische Landwirtschaft erlebt einen unerhörten Zuwachs, und wenn man den Berichten glauben schenken darf, ist Österreich das Land mit der höchsten Dichte an Biobetrieben!

Die Tierärzteschaft muß sich diesem Trend stellen! Bekanntlich gelten für solche Betriebe eigene Bestimmungen, und es wäre wichtig, daß die Kollegen darüber im Bilde sind, damit sie ihren Bauern gegenüber Rede und Antwort stehen und sie kompetent beraten können! Deshalb sollte die Kammer jemanden nominieren, der sich in die Materie einliest, an den Kursen für Bauern teilnimmt und dadurch erfährt, was ihnen da aufgetischt wird, die Aussendungen studiert und für Stellungnahmen der Kammer zu diesem Bereich die fachliche Basis legt!“

Der Präsident schien beeindruckt. „Du hast völlig recht, ich werde das sofort veranlassen!“

Er entnahm aus einer Schreibtischlade ein Papier und reichte es mir herüber: „Der Zufall will es, daß nächsten Monat eine parlamentarische Enquete in Wien zu diesem Thema veranstaltet wird. Wie wär’s, wenn du als Vertreter der Tierärzteschaft daran teilnimmst und überhaupt die vorgeschlagene Funktion ausüben würdest?“

Meine Überrumpelung war erheblich. Eigentlich hatte ich lediglich eine Anregung beabsichtigt, ich konnte mir gut vorstellen, was Karin sagen würde: „Dann bist du ja noch weniger daheim!“

Der Präsident, wie alle Präsidenten, stand über so Kleinigkeiten drüber: „Schau, du hast das Problem richtig erkannt, und die Idee stammt von dir. Daher ist es nur konsequent, wenn das jemand macht, dem die Sache eine Herzensangelegenheit ist.“ Er straffte sich im Lehnsessel und erklärte mit feierlicher Miene: „Ich ernenne dich hiermit zum Beauftragten der Bundestierärztekammer in Biobauernfragen, einfache Spesen sind mit doppeltem Beleg einzureichen, aber denk' dreimal an unser mageres Budget!"

Als ich wenig später auf der Straße Richtung U-Bahn stapfte, hatte ich das Gefühl, soeben die Vereidigung zum Hilfssheriff in einem dieser zahlreichen Billigwestern mitgemacht zu haben.

Aber, getreu dem Motto: Wem Gott ein Amt gibt, gibt er auch den Verstand dazu; und was auf Präsidenten zutrifft, wird wohl auch für kleine Biobeauftragte gelten.

Zuhause reagierte Karin nicht gerade erfreut: „Aber dann bist du ja noch weniger daheim!"

Ich versuchte es scherzhaft: „Deswegen leben wir ja so harmonisch beisammen, wer sich nicht viel sieht, kann nicht viel streiten!"

„Nicht, daß ich unbedingt streiten will, aber ich war stets der Meinung, eine Ehe ist kein Fernlehrgang, an dem man nach Belieben teilnehmen kann!"

Ich grinste: „Sicher nicht! Denn aus einem Fernlehrgang kann man jederzeit ohne große Komplikationen aussteigen!"

„Bitte!" schnippte sie zurück, „Wenn du dein Abgangszeugnis möchtest, jederzeit! Aber wundere dich nicht über die Benotung!"

„Aber woher denn!" Ich umarmte sie: „Nachdem ich die letzten Jahre schon so viel Lehrgeld bezahlt habe ..."

Ich wich geschickt dem Sofapolster aus, der auf mich zugeflogen kam, und machte mich visitenfertig.

Die Enquete fand Anfang Dezember im Plenarsaal des Hohen Hauses statt, zu einem Zeitpunkt, da bei uns im Gebirge bereits einigermaßen tiefer Winter herrschte. Ich verzichtete daher, mit dem Auto zu fahren, und erklomm halbschlafend in stockdunkler Morgenstunde den Zug. In der beruhigenden Gewißheit, mangels Alternative zu diesem Zeitpunkt im richtigen zu sitzen, drückte ich mich in die miefigen Polsterbänke und versuchte, noch ein paar Stunden Schlaf nachzuholen. Dummerweise gehöre ich zu den Menschen, die im Zug weder schlafen noch konzentriert arbeiten können, der Speisewagen war infolge Defektes seit Salzburg abgehängt, und auf's Klo mußte ich nicht. Damit war das Angebot an Unterhaltung seitens der Bundesbahn erschöpft, und die Fahrt zog sich erheblich in die Länge.

Außerhalb des Westbahnhofs zeigte sich Wien von der grauen Seite, der Himmel war bedeckt, und ein eiskalter Wind wehte um die Häuserecken.

Trotzdem ging ich zu Fuß, um munter zu werden.

Im Parlament wies ein Schilderwald den Weg zur Tagung, und mit einer gewissen fernsehgeschulten Vertrautheit betrat ich den Saal, den jeder Bürger aus den Debattenausschnitten kennt. Sein spröder Charme mit der hellgrün-hellbraunen Farbmixtur von Boden und Holztäfelungen erinnerte mich ein bißchen an den Weidedurchfall der Kühe, aber die ledergepolsterten Abgeordnetensitze waren bequem. Kein Wunder, daß es allen so schwer fällt, davon Abschied zu nehmen.

Die Bankreihen waren bereits ziemlich gefüllt, von der ärmellosen Schafwollweste bis zum Nadelstreif waren sämtliche Bekleidungsvariationen vertreten, und der ORF filmte eifrig das bunte Völkchen.

Den Vorsitz zur formalen Debattenführung teilten sich abwechselnd eine bekannte Parlamentarierin, ein bekannter und ein mir gänzlich unbekannter Abgeordneter und der Bauernbundpräsident. Unbarmherzig, erstaunlicherweise ganz gegen ihre eigenen sonstigen Gepflogenheiten im parlamentarischen Alltag, wachten sie mittels einer enervierenden Tischglocke über Redner- und Zuhörerdisziplin und über die strikte Einhaltung der zugestandenen Redezeit von jeweils vier Minuten, welche für viele Referenten angesichts ihrer inhaltlichen Aussagekraft eindeutig zu lang war.

Ich fürchtete schon, erst beim Buchstaben T für Tierärzte dranzukommen, stellte aber freudig fest, daß ich unter meinem Namen registriert worden war.

Ich konnte es kurz machen: „Meine Damen und Herren, es liegt in den diversen, noch zu beschließenden Bio-Richtlinien eine Liste von Medikamenten vor, für welche aufgrund verschiedener Begründungen, die aber allesamt wissenschaftlich nicht haltbar sind, ein Anwendungsverbot in Biobetrieben ausgesprochen werden soll. Es handelt sich dabei ausschließlich um Arzneien, die nur durch den Tierarzt, also nach strenger Indikationsstellung, fachmännisch verabreicht werden dürfen. Daher kann dieser Index höchstens eine Soll-Bestimmung insofern darstellen, als man bei Vorhandensein eines gleichwertigen Medikaments nicht unbedingt auf die angeführten zurückgreifen möge. Aber die uneingeschränkte Therapiehoheit muß letzten Endes beim Tierarzt bleiben, der in der Verantwortung seines Gesundheitsberufes gegenüber dem Menschen und dem Tierschutz die Maßnahmen zu ergreifen hat, die die höchste Aussicht auf Erfolg mit sich bringen!“

Offensichtlich war die Aura des Gebäudes ansteckend, so geschwollen rede ich normalerweise nicht.

Aus der Fraktion der Fundamentalisten, die am liebsten jedes Medikament außer Früchtetee abgelehnt hätten, ertönte gedämpftes Knurren wie bei einer Übung der Polizeihundestaffel, aber schlußendlich kam diese Verbotsliste nicht zustande.

Unter Einhaltung der entsprechend verlängerten Wartezeit kann heute jeder Tierarzt nach seinem Gutdünken Tiere in Biobetrieben ungehindert behandeln.

Durch diesen Erfolg beflügelt, verabredete ich mich nach dem Sitzungsende am Spätnachmittag mit zwei alten Freunden zum Heurigen.

Als ich in der Straßenbahn die abendliche glitzernde Innenstadt mit ihren nässespiegelnden Autokolonnen, es hatte mittlerweile leicht zu schneien begonnen, langsam Richtung Vorstädte verließ, wo die Straßen leerer, die Häuserzeilen aufgelockerter und die weißbedeckten Gärten durch das Mondlicht in mystische Landschaften verzaubert wurden, nur ab und zu unterbrochen durch den warmen Schein einer einsamen Heurigenlaterne, stand wieder diese altvertraute Situation vor mir, wie ich sie in der Studentenzeit unzählige Male um diese Jahreszeit auf der erwartungsfrohen Fahrt zum Wein vorgefunden hatte, und ich fühlte mich in jene glücklich unbeschwerten Stunden dieses Studentenlebens zurückversetzt, wo man nur zwei Sorgen kennt: erstens, wie treibe ich Geld für den Abend auf, und zweitens, wie kann ich trotzdem beim Professor den meist falschen Eindruck erwecken, gut präpariert zu sein.

Die beiden Kameraden und ich knüpften nahtlos an diese alten Zeiten an, und erst, als unser Tisch der einzige im gesamten Lokal war, auf dem noch keine Bänke standen, räumten wir unter tiefen Dankbarkeitsbezeugungen des Wirtes (ob der Zeche oder weil wir endlich aufbrachen, weiß ich nicht mehr) beschwingt das Feld und verstauten uns in die gerufenen Taxis.

Meine Uhr zeigte zwei Uhr, der Schnee fiel in dichten Flocken, und die stillen Straßen waren ausgestorben.

Mein Taxifahrer glaubte offenbar, er müsse für sein Fahrgeld etwas Unterhaltung bieten, so wie die Gondoliere es mit dem ‚o sole mio' taten, und schimpfte ununterbrochen auf den „tepperten Schnee in der Stadt, den eh kaner braucht", über die tepperte Magistratsabteilung, die „z' teppert is, zum Schneeraman" und über die tepperten Autofahrer in Wien, die „beim Schnee no tepperter fahr'n".

Kurz, er schüttete mir sein goldenes Wiener Herz aus, während wir die Hernalser Hauptstraße hinunterfuhren.

Dabei hätte er fast einen schwarzen Kater übersehen, der plötzlich hinter einer bereits geschlossenen Würstelbude hervorgeschossen kam und vor dem Taxi über die Straße sprang.

Der Fahrer rammte den Fuß auf das Bremspedal, was zur Folge hatte, daß der Wagen ins Rutschen kam, und ich schon glaubte, wir würden gegen die geparkte Autoreihe prallen, aber mittels geschickten Gegenlenkungen brachte der Taxler das Gefährt etwas quer, aber rechtzeitig zum Stehen.

Wutentbrannt ließ er die Seitenscheibe herunter, streckte den Kopf hinaus und brüllte den Kater, der neben einem verschneiten Hydranten auf der anderen Straßenseite saß und mit großen Augen unser Schleudertraining mitverfolgt hatte, so laut zu, daß in einigen Stockwerken links und rechts Fenster hell wurden: „Bist du da Katz'ntrottl von Hernals?"

Der Kater schien nicht weiter beleidigt, ungerührt begann er, seine schneenassen Pfoten zu lecken. Mein Fahrer, der erkannte, daß er hier mit Ehrenbeleidigungen auf verlorenem Posten stand und ihm außerdem die feuchten Schneebatzen ins Genick fielen, zog den Kopf wieder ein und fuhr weiter. Er nahm bis zu meiner Wohnung seinen Vortrag wieder auf, ergänzt durch das Kapitel: „die tepperten Katz'n von Wien!"

Einige Wochen später fand ich in der Post die Einladung zum ersten Biobauernseminar in der Landwirtschaftsschule vor.

Da Tierärzte, meist beruflich bedingt, die unpünktlichsten Menschen der Welt sind, war ich nicht einmal dazu gekommen, mein Visitengewand zu wechseln, und so blieb ich der einzige unter der im Trachtenanzug anwesenden bäuerlichen Zuhörerschaft, der heimeligen Stallduft verströmte, was aber meinem Inkognito sehr zugute kam.

Der Vortragende, ein Kollege von mir und einem wandelnden Biotop nicht unähnlich, stellte sich als Dozent einer phantasievoll lautenden „Akademie für Naturheilhunde" irgendwo im Norden Deutschlands vor.

Wie ich später in Erfahrung brachte, war er zweimal mit seiner Praxis pleite gegangen.

Nichtsdestoweniger startete er seine Ausführungen mit einem viertelstündigen, fanatisch vorgetragenen Angriff auf die Schulmedizin und deren stupide Vertreter, die keinerlei Heilung zustande brächten und lediglich Krankheiten benennen würden, damit sie diesen mit den bösen Antibiotika und dem noch böseren Kortison zum eigenen wirtschaftlichen Vorteil zu Leibe rücken könnten.

Ich gestehe freimütig, daß ich damals ebenfalls ein Schulmediziner reinsten Wassers war, auf der Uni hatten wir nichts anderes kennengelernt und waren schon froh gewesen, ein solcher nach langen Mühen zu werden.

Homöopathie stellte für mich nichts anderes als den kläglichen Versuch dar, „mit einem Medikament, wo nichts drin ist, eine Krankheit zu heilen, an der nichts dran ist", wie es einer unserer Professoren salopp auszudrücken beliebte.

Daher war es nicht verwunderlich, daß mein Blutdruck langsam, aber stetig zu steigen begann, vor allem, als der Kollege die These von sich gab, „wir dürften als Therapeuten erst eingreifen, wenn es das Kosmische Gesetz uns gestattete"!

Das war zuviel! Ich sprang auf und erklärte, daß es bekanntermaßen viel zu viele Gesetze in diesem Land und, vor allem die Landwirtschaft betreffend, viele idiotische gäbe, aber ein Kosmisches Gesetz befände sich meines Wissens nach nicht darunter, und ab wann ich denn als simpler Mediziner wisse, daß die Erlaubnis zu handeln erteilt würde?

Etwas irritiert durch den heftigen Widerspruch, funkelte mich der Kollege an und antwortete, so etwas spürte man einfach als Naturheiler, wenn man von der unpersönlichen Schulmedizin genügend Abstand gewonnen hätte. Das Problem wäre nur, daß ich es wahrscheinlich schwer haben würde, für meine Tiere einen Tierarzt zu finden, der diese Gabe besäße.

In diesem Punkt war ich mit ihm ausnahmsweise einer Meinung, und ich setzte mich wieder, um dem Fortgang des Vortrages mit böser Ahnung zu harren.

Ich mußte nicht lange warten.

Er erzählte von einem Betrieb in Oberösterreich, der ständig Probleme mit kranken oder toten Kühen, Kälbern und Schweinen hatte, so daß der Hoftierarzt Hilfe bei der Veterinärmed. Universität angefordert hatte.

Da dieser Fall so ungewöhnlich war, gaben sich in den darauffolgenden Wochen die Experten und Wissenschafter die Stalltüre in die Hand, ohne das Problem lösen zu können. Da wandte sich der Bauer in seiner letzten Hoffnung an die Naturheil-Akademie, die daraufhin ihn, den Kollegen, entsandte. Und er stellte im Handumdrehen mittels Pendel fest, daß auf diesem Stall ein Fluch (im Ernst!) lag, den der mißgünstige Nachbar verursacht hatte.

Ich wartete die Schilderung der offensichtlich erfolgreichen „Fluchbeseitigung“ nicht ab, da ich Angst hatte, meine aufgestellten Zehennägel würden das Schuhleder durchbohren, und sprang abermals auf. „Das ist ja unerhört!“ schrie ich, „ich weigere mich, solchen Unfug weiter anhören zu müssen, schließlich haben wir für dieses Seminar bezahlt und unsere Zeit nicht gestohlen!“

Auch in der übrigen Zuhörerschaft konnte ich steigenden Unmut über diesen Esoterikunsinn feststellen, was wohl auch dem Herrn Kollegen nicht gänzlich verborgen geblieben war, und daher keifte er, mich für den vermeintlichen Rädelsführer und Skepsisschürer haltend, ich könnte das Seminargeld sofort zurückerhalten und den Raum verlassen, er verbat sich aber die permanente Störung, und er empfahl mir, mit dieser meiner Einstellung das Biobauersein, ja überhaupt das Bauersein und am besten auch das Sein an sich aufzugeben.

Ich revanchierte mich mit dem Ratschlag, er möge aufhören, sich Tierarzt zu nennen, und lieber künftig Voodoo-Kurse in der Karibik veranstalten und auf dem Weg dahin hoffentlich verschollen gehen.

Für die versammelte Bauernschaft war dieser Gedankenaustausch eine höchst willkommene und spannende Unterbrechung, und es wurden soeben die ersten Wetten im Saal abgeschlossen, wer von uns beiden als erster den Taschenfeitel ziehen würde, als eine angesichts des Tumults sichtlich erstaunt blickende weibliche Vertreterin des Personals in weißer Schürze erschien und verkündete, das Mittagessen wäre fertig.

Da mir der Appetit vergangen war und ich froh sein konnte, diesen Parapsychowuzzi eine Stunde lang nicht zu sehen, absolvierte ich zwei Gelegenheitsvisiten und besserte meinen Stallduft auf.

Offensichtlich war ich während des Essens Gesprächsgegenstand gewesen, und einige Bauern, die mich kannten, hatten den schäumenden Referenten aufgeklärt, daß ich ein Kollege von ihm wäre, denn nachdem wir uns wieder auf unseren Plätzen niedergelassen hatten, beschwerte er sich lautstark, daß ich ihm unfairerweise verschwiegen hatte, daß ich auch Tierarzt war.

„Warum?“ schnappte ich, „hätten Sie sich dann vielleicht nicht getraut, solchen Schwachsinn zu verbreiten?“

Jedenfalls hielt er sich ab diesem Augenblick mit abfälligen Bemerkungen über die Schulmedizin zurück und vermied auch weitere Ausflüge in die Esoterikabteilung, statt dessen beschränkte er sich darauf, homöopathische Laienbehandlungsanleitungen abzusondern wie ein nässendes Ekzem Wundsekret.

Ich konnte mir leider die süffisante Bemerkung nicht verkneifen, ich wäre bisher der Ansicht gewesen, daß es sich bei Homöopathie um eine individuelle Therapieform handelte und daher solche Kochbuchrezepte diesem Prinzip widersprechen würden.

Heute, nach langjähriger Beschäftigung mit Homöopathie (mir wird schwindelig bei dem Gedanken, so lange Zeit ohne sie und Akupunktur ausgekommen zu sein), muß ich allerdings zu seiner Ehrenrettung bestätigen, daß das trotzdem funktionieren kann.

Jedenfalls waren alle froh, als der Nachmittag geendet hatte, auf den zweiten Seminarteil am morgigen Sonntag gedachte ich zu verzichten, da hier das Auspendeln eines Stalles auf dem Programm stand.

Ich war der Ansicht, der Herr Kollege würde die Enttäuschung verschmerzen.

Noch immer mit Wut im Bauch fuhr ich heim. Also gut, wenn die Homöopathie so phänomenal war, dann soll sie es gefälligst beweisen. Immerhin kennt jeder leidgeprüfte Praktiker genügend Indikationen, wo die Schulmedizin wenig bis keine Erfolge verzeichnen kann. Ich beschloß, mir also einige Mittelchen für solche Gelegenheiten zu besorgen, dann würde man ja sehen.

Der Zufall wollte es, daß ich schon kurze Zeit später anläßlich eines kranken Kalbes beim Oberlärcherbauern vor dem Verlassen des Stalles mit so einer Gelegenheit konfrontiert wurde. Der Bauer deutete auf eine hochträchtige Kuh und murmelte verzweifelt. „Schau'n S' Ihnen den ‚*Fluß*‘ an, den die Waldin jetzt schon wieder hat, da werd' ich wieder das Melkzeug nach dem Abkalben net d'rüberbringen. 'S is mit ihr jed'smal dasselbe! A guade Milchkuah, aber jed's Jahr des Gfrett!“

Unter „Fluß“ ist ein Euterödem zu verstehen, welches physiologischerweise immer bis zu einem gewissen Grad auftritt, bei manchen Tieren jedoch, so wie hier, nimmt es aufgrund von Bindegewebsschwäche abnorme Ausmaße an und zieht bis zum Brustbein vor, so daß die Tiere sogar beim Liegen Schwierigkeiten haben.

Dazu stehen die auf das Drei- bis Vierfache angeschwollenen Zitzen kegelförmig zur Seite weg. Nach der Geburt ist so etwas leicht zu behandeln, aber wenn das Ödem schon längere Zeit vorher auftritt, ist die Gefahr der Gewebsverschwartung und der schlechten Beeinflußbarkeit dieses Zustandes sehr hoch.

Zeit für die Homöopathie! Ich zog mit der geheimnisvollen Miene eines erfolgreichen Zauberkünstlers aus dem Auto ein Fläschchen hervor und hielt es dem Bauern unter die Nase: „Hier, was Neues, was Homöopathisches! Zweimal täglich 10 Tropfen!“

Der Oberlärcher verzog das Gesicht: „Oijeh, was Homöopathisches! Wissen S’ Herr Doktor, von dem halt i gar nix!“

Da ich schlecht sagen konnte. „Ich auch nicht!“ stopfte ich dem Bauern das Mittel in die Brusttasche von seinem Blauzeug und versetzte mit Nachdruck: „Probier’n Sie ’s einmal!“

Nachdem ich augenscheinlich keine Anstalten traf, andere, seriösere Maßnahmen zu treffen, seufzte der Oberlärcher tief und verabschiedete sich bekümmert.

Drei Wochen waren vergangen, als ich erneut zum Oberlärcher mußte, diesmal wegen einer Besamung. Meine erste Frage war: „Na, wie geht’s denn der Waldin?“

Der Oberlärcher legte den Kopf schief und blinzelte wie ein Uhu, den man nachts plötzlich mit einem Scheinwerfer anstrahlt: „Wissen S’, Herr Doktor, das Ganze kommt mir vor, wie wenn man in den Zeller See einen Kübl Wasser schütten tät!“

Aha, dachte ich, hat also erwartungsgemäß nichts geholfen, denn ein Kübel Wasser ändert am Zustand eines Sees im allgemeinen auch nichts. Laut sagte ich: „Also nicht die geringste Besserung, ha?“

„Oja, Herr Doktor, das is ja des Erstaunliche, guat is!“

Einigermaßen verblüfft stotterte ich: „Aber dann versteh’ ich den Vergleich mit dem See nicht ...“

„Naja, i man, a so a Trumm Kuah halt, sieb’nhundert Kilo leicht und nur zehn Tropfen ...“

Ich stürmte am Bauern vorbei in den Stall. Tatsächlich, da stand die Waldin, abgekalbt und mit einem wunderschönen milchstrotzenden, aber keinesfalls außergewöhnlichen Euter.

Ich war zwar sprachlos, aber um den Anschein des Fachmannes zu wahren, gab ich dem Oberlärcher eine kurze Einführung in das Wesen der Homöopathie, daß nicht die Menge der Arznei von Bedeutung ist, sondern es darauf ankommt, genau das Mittel zu treffen, welches in Reinsubstanz im gesunden Organismus eben jenes Krankheitsbild hervorrufen würde, das man beim Patienten zu heilen wünscht.

Während ich die Kuh, derentwillen ich schließlich da war, besamte, schielte ich immer wieder zur Waldin hinüber, und ich merkte, daß es dem Oberlärcher nicht anders erging. Von allen Beteiligten nahm einzig die Waldin das Ergebnis des Experiments gelassen hin, indem sie gedankenversunken ein duftendes Heubüschel kaute.

Ich nahm mir vor, mich ab jetzt ernsthaft mit Komplementärmedizin zu befassen, denn offensichtlich war an der Homöopathie doch etwas dran, wenn sie sogar einen voreingenommenen Kritiker wie mich und einen eingefleischten Skeptiker wie den Oberlärcher beeindrucken konnte.

Wie sehr, bewies mir der Angesprochene, als ich auf dem Weg zum Auto war.

„Herr Doktor!“ rief er und kam mir nachgerannt, „Herr Doktor!“ faßte er mich keuchend am Ärmel, „Sag'n S', ham S' net a solchene Tropf'n für mei' Prostata?“

Acht Beine zu viel im Haus

Exotische Patienten sind für biedere Landpraktiker wie mich, die zwischen zwei Mahlzeiten gerade einmal die Zeit finden, die Gummistiefel auszuziehen, immer ein gewisses Problem. Ehrlicherweise muß man sagen, daß auch nicht wenige ausgesprochene Kleintierspezialisten infolge der unendlichen Vielfalt an zur Haltung geeigneter oder ungeeigneter Haustiere bei besonders ausgefallenen Spezies schon bald an ihre Grenzen stoßen, aber in Ballungsräumen ist die Überweisungsmöglichkeit an einen wirklichen Spezialisten viel einfacher.

Besteht diese Alternative nicht, oder ist das betreffende Tier aufgrund seiner Exotik ein weißer Fleck auf der medizinischen Landkarte, bleibt nur die schwierige Entscheidung, den Fall abzulehnen oder die Behandlung nach bestem Wissen und Gewissen zu versuchen, wobei die Wahrscheinlichkeit besteht, den Patienten aufgrund mangelndem ersteren für immer auf letzterem zu haben.

Dabei liegt das Risiko nicht immer ausschließlich auf Seiten des Tieres, wie mir einmal ein Bekannter an der Hotelbar in Bremen erzählte, wo wir an einer Mastitis-Tagung teilnahmen. Wir lümmelten am Ende eines mit hochgelehrten Ergüssen vollgepfropften Vortragstages in den bequemen Lederfauteuils und hatten schon einige Whiskies intus, ohne die Absicht zu bekunden, diesen Strom abreißen zu lassen. „Wenn man den ganzen Tag mit Milch beschäftigt ist, noch dazu mit schlechter, braucht der Corpus schon einiges an Emulgierungsmittel, um das verdauen zu können!“ gab mein Nachbar, Jochen und gleichzeitig Tierarzt in Schleswig-Holstein, die Parole aus.

Dabei erzählte er mir, wie er sich vor Jahren, frisch graduiert, in das Labyrinth der Kleintiermedizin zu wagen begonnen und einen unterbezahlten Assistentenposten in einer erstklassigen Praxis ergattert hatte.

Der Chef war eine Koryphäe auf jedem Gebiet gewesen, auch auf dem der Sklaverei, und wahrscheinlich wäre es ihm sogar gelungen, Attila, den Hunnenkönig, zu nicht vergüteten Überstunden zu zwingen.

Aber Jochen hatte bisher tapfer durchgehalten, denn die Arbeit war abwechslungsreich, und es bestand Hoffnung, eine fixe und damit gut dotierte Anstellung zu erwerben.

„Es war an einem trüben Nachmittag“, erzählte er grinsend und nahm einen Schluck Glenmorangie, „da führte unsere bezaubernde

Sprechstundenhilfe Angie", er leckte sich die Lippen, ich wußte nicht, ob der Whisky oder der Gedanke an Angie der Grund war, „ne hoch gedonnerte Dame in Pelz herein, die trug so ne Art Picknickkorb auf dem Arm! Sie stellte ihn auf den Tisch und sagte: ‚Guten Tag, das hier ist Snuffy, und wird sind gekommen, um …‘ Ich Trottel war an dem Tag gerade aufgekratzt, weil mir Angie in der Mittagspause ein abendliches Rendezvous versprochen hatte, und daher wollte ich die Arbeit beschleunigen. Ich riß also den Korbdeckel auf und griff mit den Worten: ‚Das ist also unser guter alter Snuffy!‘ nach dem haarigen Dingsbums im Inneren und holte es ans Tageslicht. Ehe ich überhaupt registrieren konnte, worum es sich bei Snuffy handelte, traf mich etwas, und ich kriegte keine Luft mehr! Nicht weil keine mehr da war, aber sie hatte sich qualitiv unerhört verschlechtert, so daß mir die Augen tränten, und durch den Schleier erkannte ich, daß ich in der Hand ein ausgewachsenes, wütendes, aber nun gänzlich entleertes Stinktier hielt! Die Dame preßte ein Taschentuch vor die Nase und wich zur Türe zurück, indem sie stammelte. ‚Wir sind gekommen, um bei Snuffy die Stinkdrüse entfernen zu lassen …‘" Er nahm wieder einen Schluck, während ich mich vor Lachen im Sessel krümmte.

„Du kannst dir vorstellen, wie's weiterging. Die noch wartenden Patienten wurden heimgeschickt, Angie, die neben mir auch was von der Ladung abbekommen hatte, ging gleich mit und sagte die heutige Verabredung sowie vorsichtshalber alle künftigen ab, die Ordinationsräume wurden für einige Wochen geschlossen, und der Chef teilte mir brieflich mein freiwilliges Ausscheiden mit. Offenbar hatte es ihm nicht gepaßt, daß ich seine piekfeine Praxis in 'ne stinkfeine verwandelt hatte!"

Der arme Jochen! Er ließ die Kleintierpraxis sein und wurde Schweinepraktiker. „Da stinkt man auch, aber man weiß es *vorher*!"

Meine bisherigen Begegnungen exotischer Art waren, Gott sei Dank, von weniger dramatischem Charakter. Abgesehen von dem lahmen Zirkuselefanten in Band 1 war bloß an einem Wochenendnotdienst einmal ein jüngerer Mann zu mir in die Ordination gekommen, von dem ich wußte, daß er Fahrer beim Roten Kreuz war.

Er trug einen Jutesack bei sich, aus dessen Tiefen er eine junge, nach seinen Angaben männliche Anakonda von ca. einem Meter vierzig Länge hervorholte. Ich erholte mich bemerkenswert schnell von meiner Verblüffung und beeilte mich, ebenso schnell eine Gummimatte auf den Untersuchungstisch zu legen, denn das kalte Metall wäre nicht ganz die richtige Unterlage gewesen.

Der kleine Anakonderich ringelte sich nervös und züngelte unaufhörlich, da ihm diese Geruchswelt verständlicherweise völlig fremd war.

„Ein ausgefallener Patient“, begann ich vorsichtig die Anamnese, „woher haben Sie das Tier?“

„Nicht wahr?“ strahlte mich der Besitzer an. „Ich habe es von einem Schlangenzüchter aus der Schweiz bekommen. War sauteuer!“

„Das denke ich mir! Wie haben Sie die Schlange denn eingeführt?“

„Ooch, unter dem Rücksitz!“

Ich schüttelte innerlich den Kopf: „Und weswegen sind Sie jetzt da?“ Hoffentlich will er keine Auskünfte über Schlangenhaltung von mir, betete ich im Stillen.

Er drehte das Tier auf die Rückenseite und deutete auf den Bauch. „Hier!“

Zwei längliche, übel aussehende, aber frische Rißwunden klafften in der Schuppenhaut.

„Ich hab’ ihm nämlich selbst ein Terrarium aus Sperrholz mit einer gläsernen Frontplatte gebastelt und oben eine Wärmelampe hin gehängt. Das Lampenkabel hab’ ich provisorisch in der Ecke hochgeführt und mit Isolierband befestigt. Wahrscheinlich war es ihm aber zu kalt, und er ist der Lampe nachgekrochen und hat dabei das Klebeband mitgenommen. Beim Nachhausekommen hab’ ich das bemerkt und wollte die Stücke entfernen, dabei muß beim Runterreißen der zähe Klebstoff die Haut mitgenommen haben!“

Ich überlegte. Kein Kleintierpraktiker weit und breit. Aber die Wunden konnte man so nicht lassen. Das Vernähen dürfte kein großes Problem sein. Heute weiß ich, daß Wunden bei einer Schlange mittels einer Spezialnaht geschlossen werden sollten, aber damals kratzte mich dieses Problem nicht, sondern vielmehr die Frage, wie zum Kuckuck noch einmal ich die Ruhigstellung des sich ständig windenden Körpers bewerkstelligen sollte. Und außerdem, welches Antibiotikum veträgt so eine Schlange?

Da fiel mir die seinerzeitige Prüfung aus Zoologie ein. Mit mir war eine hübsche, aber von jedem Wissen unbefleckte Kollegin angetreten und hatte die Frage nach dem Unterschied zwischen homoiothermen, also den Säugern oder volkstümlich als Warmblüter bezeichneten, und den poikylothermen, also wechselwarmen Tieren, den fälschlicherweise oft als Kaltblüter bezeichneten Reptilien, gezogen. Letztere sind bekanntlich auf Wärmezufuhr von außen angewiesen, sonst fahren sie ihren Stoffwechsel herunter und erstarren.

Die Kollegin wußte das nicht, und der Professor begann, sie behutsam heranzuführen, indem er sie über den Wärmestoffwechsel befragte. Auch das Phänomen der Blutgefäßerweiterung war ihr unbekannt. Da platzte dem Prüfer der Kragen, und er rief heftig: „Frau Kollegin, angenommen ich setze Sie mit dem nackten Hintern in den Schnee, was passiert dann!“ Die Kollegin errötete bei dieser Vorstellung, und er fuhr fort: „Richtig, Sie werden vorerst rot! Aber nicht nur im Gesicht und warum?“

Ich wandte mich an den Besitzer: „Ich habe zwar keine passende Schlangennarkose zur Verfügung, glaube aber, eine Methode zu kennen. Sie ist zwar etwas unorthodox, aber wenn Sie einverstanden sind ...?“

Er nickte. Flugs räumte ich den Ordinationskühlschrank leer und stopfte die Anakonda hinein.

Hurtig richtete ich das Nähzeug her, und nach ein paar Minuten holte ich eine ziemlich bewegungslose Schlange heraus. Eine kurze Desinfektion der Wunde, ein bißchen Lokalanästhetikum, und los ging's. Ich kam gut voran und hattte den ersten Riß beinahe zur Gänze fertig, als der Körper sich wieder zu bewegen begann. Ein erneuter Kurzaufenthalt im Kühlschrank stellte den alten Zustand wieder her, und mit insgesamt drei Intervallen war die Sache beendet.

„So!“ Ich betrachtete mein Werk. „In zehn Tagen ziehen wir die Fäden!“

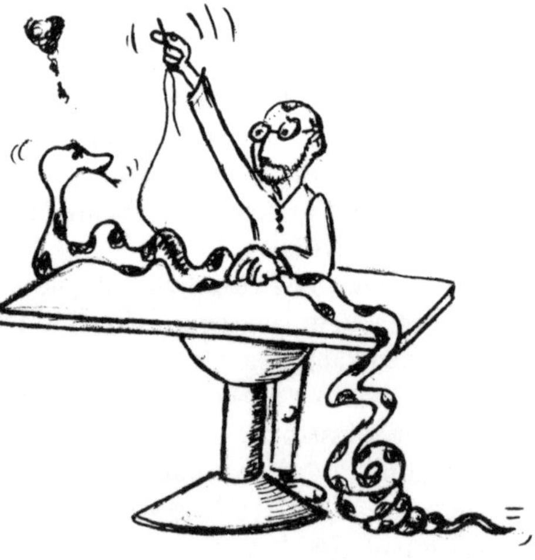

Alle Beteiligten schienen zufrieden, der junge Anakonderich hatte die Kalt-warm-Methode offensichtlich ohne Schaden überstanden und veschwand dankbar in seinem Jutesack.

Beim Zahlen fragte mich der stolze Besitzer: „Sagen Sie einmal, Herr Doktor, wie groß wird denn so eine Schlange?"

Ich verzog die Mundwinkel angesichts von Leuten, die sich ohne das elementarste Wissen darüber irgendwelche Haustiere zulegten, und auch der Züchter schien mir nicht gerade vor Verantwortung zu strotzen, wenn er solche Tiere in Laienhände vergab. Insgeheim beschloß ich, einmal den Amtstierarzt vorbeizuschicken.

„Na, wenn Sie Pech haben, neun Meter!"

„Aber net wirklich!" Der junge Mann grinste höhnisch, er hielt das augenscheinlich für einen Scherz.

Ich erhob mich seufzend und kramte Brehm's Tierleben aus dem Regal. „Wenn Sie mir nicht glauben, hier steht's schwarz auf weiß: Anaconda, gehört zur Gruppe der Würgeschlangen, auch Riesenschlangen, durchschnittliche Länge sieben Meter, manche Exemplare bis zu neun Metern!"

„Na bumm!" Jetzt war er baff.

„Ich dachte, Sie wollten eine Riesenschlange, sonst hätten Sie ja gleich einen Regenwurm im Tarnanzug nehmen können!" Der Sarkasmus fiel ihm in seiner Verzweiflung gar nicht auf.

„Ja schon, aber neun Meter! Wo bring' ich die denn unter?"

Ich grinste etwas schadenfroh: „Tja, mein Lieber, da gibt's nur zwei Möglichkeiten! Entweder eine größere Wohnung oder die Freundin rausschmeißen!"

Er sah mich traurig an: „Die is schon fort, wie s' die Schlange g'seh'n hat!"

Nun saß wieder ein junger Mann im Wartezimmer mit einem kleinen Weidenkörbchen auf dem Schoß. Als die Reihe an ihm war, stellte er es behutsam auf den Ordinationstisch und zog den Holzzapfen aus der Lasche, welche gemeinsam den Verschluß bildeten. Er griff mit einer Hand hinein und zog zu meinem Entsetzen eine der dicksten und behaartesten Vogelspinnen, die ich in meinem Leben bisher gesehen hatte, heraus. Zum Unterschied von dieser hatte ich bei den anderen eine trennende Glasscheibe, sei's im Zoo oder gar im Fernseher, vor mir, dieses Ungetüm jedoch krabbelte frei auf der ausgestreckten Hand, tastete mit den Vorderbeinen, von denen sie einen genügenden Vorrat besaß, in meine Richtung und schien mich mit ihren schwarzen

Knopfaugen, auch in mehrfacher Ausführung vorhanden, zu fixieren.

Das war natürlich blanke Einbildung, denn Spinnen sind ja nahezu blind, aber wer kann schon klar denken, wenn ihm der Angstschweiß auf der Stirne steht. Wobei Angst das falsche Wort ist, ich habe keine Angst vor Spinnen, nur ungeheuren Ekel. Sie sind die einzigen Geschöpfe, die ich niemals anfassen würde und bei denen mir schon beim Ansehen schlecht wird. Der Vater von Friedrich dem Großen, der Soldatenkönig, hatte seinem Sohn der Überlieferung zufolge als eine seiner drastischen Abhärtungsmaßnahmen mit lebenden Spinnen belegte Butterbrote zum Essen aufgezwungen. Ich hätte es an seiner Stelle nie zum „Großen" gebracht, denn ich wäre bereits als Kleiner daran gestorben. Wenn der berühmte Seeheld Admiral Nelson beständig an Seekrankheit gelitten hatte, darf wohl ein unbedeutender Landtierarzt eine Spinnenphobie haben.

Ich wich rasch zwei Schritte zurück, mehr ging nicht wegen des Glaskastens in meinem Rücken und fragte mit etwas zitternder Stimme: „Was hat denn das", ich wollte schon sagen Vieh, „äh, das Tierchen?"

Der Jüngling betrachtete die haarige Beinsammlung auf seinem Unterarm mit dem besorgten Blick einer Mutter, deren Kind Keuchhusten hatte. „Ich weiß nicht, sie ist mir zu apathisch!"

Nun war sogar mir bekannt, daß Spinnen im allgemeinen nicht den ganzen Tag Boogie-Woogie tanzen, daher fragte ich mich im Stillen, woran man Depressionen an einer Tarantel feststellen konnte.

„Was füttern Sie ihr denn?" Mein Instrumenten-Glaskasten hinter mir gab mir Sicherheit, schlimmstenfalls könnte ich hineinschlüpfen, um die obligate Situation einer Scheibe zwischen mir und der Arachnida wiederherzustellen.

„Mmh, gewöhnlich Insekten, aber vorige Woche habe ich ihr eine junge Maus spendiert!"

„Und die hat sie gefressen?"

„Aber ja doch!"

Da ich wußte, daß Spinnen nach einer ausgiebigen Mahlzeit mindestens ein bis zwei Monate ohne weitere Nahrungsaufnahme verbringen können, schien mir der Fall nicht weiter bedenklich.

Ich sagte das auch, und plötzlich ging mir eine wahnwitzige Idee durchs Gehirn. Offenbar akuter Sauerstoffmangel durch Streß. Eine vielfach angewandte Methode, Menschen von ihrer Phobie zu befreien, besteht bekanntlich darin, sie mit dem Subjekt ihrer Abneigung behutsam zu konfrontieren und durch Gewöhnung diese Aversion abzubauen, ja manchmal sogar in Zustimmung zu verwandeln.

Hier böte sich vielleicht die Gelegenheit, im Selbstversuch mich von diesem lästigen Leiden zu befreien, ich müßte ja nicht soweit gehen, mir schlußendlich Spinnenbrote für den Wandertag zu schmieren.

„Vielleicht könnten Sie mir das Tier eine Woche zur Beobachtung dalassen?"

Der Jüngling war hocherfreut über die kompetente Überwachung seines Lieblings und meinte, seine Mutter, die unverständlicherweise seine Begeisterung nicht teilte, hätte sicher auch keine Einwände, wieder ein paar Tage nur mit den Kellerspinnen das Auslangen zu finden.

Liebevoll verstaute er das Rieseninsekt wieder im Weidekörbchen und wollte es mir in die Hand drücken.

„Äh, schon recht, stellen Sie es nur da drüben auf das Tischchen!"

In der offenen Tür wandte er sich nochmals an mich und sagte mit einem zärtlichen Unterton, als hätte er mir soeben seine Braut zur Bewahrung ihrer Jungfräulichkeit überantwortet: „Sie heißt Thekla!"

„Ah, Biene Maja läßt grüßen!"

Er nickte glücklich und verschwand.

Ich warf noch einen raschen Blick auf Thekla, die durch das Geflecht nur als borstiger Schatten erkennbar war . „So, am Abend werden wir uns näher miteinander bekannt machen. Jetzt muß ich aber los auf Visite. Ich glaube übrigens, es wäre für alle besser, wenn Karin nichts von deinem Kuraufenthalt erführe!"

Wenn dieser Monolog den Eindruck erwecken sollte, ich wäre komplett übergeschnappt, muß ich das zurückweisen. Gespräche gehören erwiesenermaßen zu jeder Therapie.

Ich gab einer Kuh beim Sonnberger gerade eine Infusion gegen Milchfieber, als das Handy läutete. Verdammter Mist, immer wenn ich keine Hand frei habe. Naja, wird schon wieder klingeln. Genau das tat es noch dreimal hintereinander in kurzen Abständen. Als ich endlich soweit war, meine Hände gesäubert zu haben, rief ich die Anruferliste ab. Immer dieselbe Nummer. Ich wählte und war gespannt, wer da so dringend etwas wollte.

Frau König, unsere Haushaltsperle, war in der Leitung. Sie ließ mich gar nicht zu Wort kommen und malträtierte höchst erregt und ebenso lautstark mein linkes Ohr: „Des sag' ich Ihnen, Herr Doktor, des können S' mit mir net mach'n, ich kündige, also ich bin ja wirklich viel g'wohnt, seinerzeit beim seligen Oberförster Matterer, der hat seine Hirschg'weih in da Kuchl ausgsottn, daß des ganze Haus g'stunkn hat, und die Gamsbärt' hat er am Wohnzimmerteppich z'sammg'schnittn, oder beim Doktor Freigruber, guat, er hat a biss'l z'viel trunk'n, der hat seine Freind zu afrikanischen Volkstänz'n eing'lad'nt, und nacher san's alle nackert und schreiend im Haus ummadumg'rennt, und anar hat dabei mit'n Speer auf mi g'schoss'n, aber so was, so was, Herr Doktor, is ma noch nia passiert, an unschuldig'n Mensch so daschreck'n, an Herzinfarkt kunnt ma si hol'n, grad' daß i mir net in die Hos'n g'macht hab'...!"

An dieser interessanten Passage gab offensichtlich der Akku von Frau König auf, gerade noch rechtzeitig vor meinem Trommelfell. Mir schwante Böses, und nach einem kurzen Blick auf die Visitenliste raste ich heimwärts.

Wie erwartet. Das Weidenkörbchen lag offen auf dem Boden, und von Thekla fehlte jede Spur. Zuerst befürchtete ich, Frau König, die offenbar in einem seltenen Moment von Arbeitswut auch den Beistelltisch abgestaubt, was sie für gewöhnlich unterließ, und dabei versehentlich oder neugierig den Behälter geöffnet hatte, hätte die *entwichene* Thekla mit der Mistschaufel erschlagen, und ich suchte besorgt in den Winkeln nach dem nassen, haarigen Fleck, der die *verblichene* Thekla darstellte. Glücklicherweise vergeblich.

Einerseits beruhigte mich der Umstand, keinerlei Spuren einer hysterischen Hinrichtung vorzufinden, andererseits stellte sich die brennende Frage, ob die beiden Kontrahenten gemeinsam, allerdings in verschiedener Richtung, das Haus verlassen hatten oder ob Thekla den gewonnenen Auslauf dazu benutzt hatte, irgendwo in den anderen Räumen Quartier zu beziehen. Ich konnte objektiv nicht feststellen, welche Variante mich nervöser machte.

Vor allem stellte ich es mir schrecklich vor, wenn Karin heimkam und plötzlich etwas Pelziges auf ihr Platz nahm.

Ich bewaffnete mich mit einem Besenstiel und stocherte vorsichtig unter den Kästen und in den hintersten Ecken herum, ich wußte gar nicht, daß unser Haus so viele Versteckmöglichkeiten bot, dann wechselte ich in die Höhe und strich mit dem Besen langsam oben über diverse Möbelstücke und Mauervorsprünge. Hätte sich die gute Frau König hier betätigt, wäre mir die ganze Sucherei erspart geblieben und überdies die lange verschollene, staubige Schachtel mit dem Christbaumschmuck nicht auf den Kopf gefallen.

Nachdem ich die Scherben eingesammelt hatte, begann ich meine Strategie zu ändern. Es ist ja bekannt, daß Spinnen auf Erschütterungen äußerst sensibel reagieren, und deshalb veranstaltete ich ein mittleres Erdbeben.

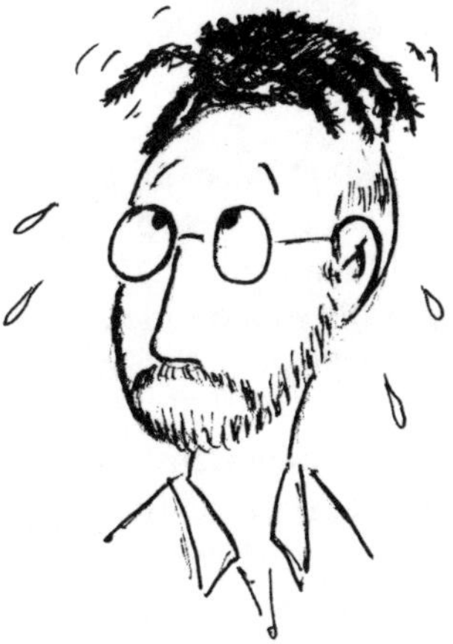

Dazu legte ich eine CD mit Hard-Rock in den CD-Player, die mir ein über meinen Musikgeschmack ahnungsloser, aber dankbarer Patientenbesitzer einmal verehrt hatte und auf der er selbst mitwirkte. Kein Wunder, daß sein Hund an chronischen Ohrbeschwerden litt. Hier kam sie mir jedoch gerade recht, und ich drehte die Anlage auf volle Lautstärke.

Der Boden stampfte, die Fenster vibrierten, und ich legte mich lauernd auf den Boden wie weiland Winnetou beim Beschleichen der Komantschen, allerdings mit Papierstöpseln in den Ohren, sonst hätte ich das Gedröhne nicht ausgehalten. Das einzige, was sich bewegte, war leider die durch Vibrationen in Gang gesetzte schöne Biedermeiervase, die Karin von ihrer Mutter bekommen hatte und die nun unbeobachtet von mir mit leichtem Zittern über die Konsole wanderte, bis sie den Rand erreichte. Was soll's! Der Krug geht schließlich auch so lange zum Brunnen, bis er bricht. Gott sei Dank war Thekla nicht auf der Bildfläche erschienen, bei meinem Pech wäre ihr sicher die Vase draufgefallen.

Plötzlich berührte mich etwas an der Schulter!

Mit einem Panikschrei sprang ich auf und wischte mir hektisch … Karins Hand hinunter.

Karin! An sie hatte ich bei meinem Woodstock-Konzert gar nicht mehr gedacht. Natürlich war sie von der Schule heimgekommen, was ich bei dem Krawall nicht hören konnte. Nun stand sie zwischen schepperndem Mobiliar vor mir und bewegte ihren Mund. Was sie sagte, konnte ich nicht hören, aber was sie meinte, erkannte ich an ihrem Zeigefinger, mit dem sie an die hübsche Stirn tippte.

Ich beendete die Rocksession mit Knopfdruck.

Meine holde Angetraute hatte berechtigterweise ein wenig die Fassung verloren.

„Bist du völlig plem-plem? Was soll der Zirkus? Warum bist du nicht unterwegs? Was ist mit der Vase passiert? Was hast du mit Frau König gemacht? Sie will kündigen!“

Viele gute Fragen, auf die es nur eine Antwort gab: die Wahrheit! Vielleicht hätte ihr stattdessen mancher an meiner Stelle eine windige Ausrede aufgetischt!

Ich auch, aber mir fiel beim besten Wilen keine halbwegs brauchbare ein, die die Sache nicht noch schlimmer gemacht hätte.

Ich erinnerte also Karin an ihr seinerzeitiges Eheversprechen, mir in guten und bösen Tagen, dieser war ein solcher, beizustehen, und erklärte ihr das Schlamassel.

Überraschenderweise packte sie nicht Hals über Kopf einen Notkoffer, um bis auf weiteres ins Hotel zu übersiedeln, sondern lachte einmal herzhaft, zumindest so lange, bis ihr Blick wieder auf die Vasenreste fiel.

Sie schob mich zur Tür hinaus: „Los, du gehst wieder an die Arbeit, ich mach das hier schon. Mit Frau König klär’ ich das morgen und werde das Biest schon finden, obwohl mir genauso graust. Heute wird die Schlafzimmertür zugemacht und mit Insektenspray versiegelt. Sollte deine liebe Thekla unter dem Türspalt durchkrabbeln wollen, hat sie eben Pech gehabt. Denn im Bett brauche ich wirklich keine Vogelspinne, igitt!“

Ich liebe diese Frau. Ich hatte schon befürchtet, daß die versiegelte Schlafzimmertür auch für mich gelten sollte.

Sie hielt auch prompt ihr Versprechen, die Spinne zu finden.

Am nächsten Morgen mußte sie schon um acht Uhr in der Schule sein und fuhr daher einige Minuten vor mir los. Ich war gerade dabei, noch einige Medikamente für unterwegs aus der Ordination zu holen, als es draußen gewaltig krachte. Ich rannte hinaus! Der Wagen stand mit der linken Heckseite in den Garagentorpfosten gebohrt, und neben der aufgerissenen Autotür lehnte eine bleiche Karin und deutete zitternd auf den Beifahrersitz. Dort stand der Henkelkorb, mit dem sie in der großen Pause immer einkaufen ging, und oben am Rand, zwischen den leeren Flaschen, winkte Thekla, ähnlich der Gewerkschaftsführung von der 1.-Mai-Tribüne, mit ihren Vorderbeinen, braun und haarig wie immer. Kein Wunder, daß man das Lenkrad verreißt, wenn so ein blinder Passagier unvermutet neben dem rechten Ärmel auftaucht.

Unter Zuhilfenahme eines leeren Marmeladeglases und dem Bartwisch beförderte ich Thekla dorthin, wo sie hingehörte, in ihr Körbchen. Dann rief ich ihren Besitzer an und bat, sie abzuholen, es ginge ihr ausgezeichnet.

Der zeigte sich freudig überrascht über die prompte Diagnose, aber als ich ihm den Behälter in die Hand drückte, war die Freude ganz meinerseites.

„Vielen Dank, Herr Doktor, aber was hat ihr eigentlich gefehlt?“

Eigentlich lag mir auf der Zunge: eine Vollkaskoversicherung für Kotflügel und Garagentor, aber ich sagte grimmig: „Etwas Bewegung!“

„Nur ein blindes Fohlen“

Der klare Nachthimmel war sternenübersäät, als Karin und ich, eingehakt wie in alten Zeiten, zu Fuß nach Hause kamen. Da wir bereits Ende September schrieben, war es auch schon entsprechend kühl, aber das machte nichts, ich benötigte dringend frische Luft. Wir kamen nämlich direkt aus Indonesien, zumindest kulinarisch.

Eine Kollegin von Karin und ihr Mann hatten uns eingeladen, und da sie den Urlaub dort verbracht hatten, wollten sie uns an diesen Ferienreminiszenzen ein wenig teilhaben lassen, was mich zu dem dringenden Vorsatz brachte, vor der nächsten Einladung bei den Lamberts genaue Erkundigungen über deren soeben besuchtes Reiseziel einzuholen.

Elke Lambert servierte nämlich Curryhuhn indonesisch. Verflixt noch mal mit den alten Rollenspielen, nur weil man eine Frau ist, muß man noch lange nicht kochen können, ich bin ja schließlich auch ein Mann und kann kein Auto reparieren (eigentlich nicht einmal eine Steckdose), aber wenn ich schon Gäste zum Essen einlade und mit dem Herd verfeindet bin, dann bringe ich das auf den Tisch, was am wenigsten schief gehen würde.

Karin argumentierte am Heimweg dagegen, gerade wenn man nicht kochen könnte, müßte man etwas besonders Exotisches wählen, weil niemand dann zu überprüfen in der Lage wäre, wie es wirklich schmecken sollte.

Ich entgegnete, wenn Curryhuhn indonesisch im Original tatsächlich so schmecken sollte wie das von Elke, verstünde ich nicht, daß sämtliche Indonesier nicht schon längst auf intravenöse Ernährung umgestiegen wären. Das Fleisch schwamm in einer Sauce, die aussah, als wäre das Hühnchen bereits hineingefallen, bevor es gerupft und ausgenommen worden war. Dazu wurden stilecht Eßstäbchen gereicht. Ich bestand trotz Schienbeintritts von Karin auf konventionelles Besteck, verpaßte aber dadurch den Vorteil, daß man mit Stäbchen weniger in den Mund bekam.

Das Bier war ebenfalls echt indonesisch, wie Robert mir beim Einschenken stolz erklärte, und erinnerte mich temperatur- und aussehensmäßig daran, daß ich die Harnproben vom Freitag noch im Handschuhfach spazierenführte.

Ich fürchte, daß ich nach dieser Einleitung künftig nirgends mehr eingeladen werde, aber ich bin nun einmal der Wahrheit verpflichtet.

Mein Bauch war jedenfalls, als ich wie ein Stein ins Bett fiel, kein Hort der besonderen Zufriedenheit, wie es der Buddhismus fordert.

Ich träumte, jemand brachte mir ein dampfendes Curryhuhn in die Ordination und beschwerte sich, daß das Tier schon seit Tagen kein Ei mehr gelegt hatte, und als ich das Hendl näher untersuchte, stieg mir der Geruch in die Nase, und ich wachte auf und erreichte gerade noch rechtzeitig das Badezimmer. Oh Gott, war mir schlecht!

Ich hielt den Kopf unter den Kaltwasserstrahl, und als ich zum Bett zurückgewankt war und mir gerade fröstelnd die Decke wieder übergezogen hatte, läutete das verfluchte Telephon. Mit trüben Augen schaute ich auf die Uhr: Na bravo, halb zwei!

Eine Männerstimme riß mich aus meiner Lethargie: „Entschuldigen Sie die Störung, Doktor, hier ist der Bahnhof! Wir haben leider einen kleinen Unfall gehabt mit einem Pferdetransport und bräuchten Sie dringend! Die Feuerwehr ist schon bei der Bergung! Vielen Dank!"

Ich schaute neidisch zur schlafenden Karin hinüber, die weder meinen Badezimmerausflug noch den Anruf mitbekommen hatte und so entspannt dalag wie an einem indonesischen Strand.

Es half nichts. Schnell raffte ich noch einiges an Medikamentenvorräten aus der Apotheke zusammen, da ich für so viele Tiere nicht genügend im Auto haben würde, und raste los. Während der Fahrt wirbelten mir unschöne Gedanken und ebensolche Bilder durch den Kopf; ein verunfallter Tiertransporter konnte vieles bedeuten, gewiß aber nichts Erfreuliches.

Als ich das Bahnhofsgebäude passierte, winkte mir der diensthabende Beamte zu und wies mich ein. Zwei Züge hätten sich in der ersten engen Kurve außerhalb des unmittelbaren Bahnhofsgeländes durch die Kurvenneigung mit den Waggondächern berührt, wodurch bei einem das Triebfahrzeug und drei Waggons aus den Schienen gesprungen wären. In einem der Waggons befänden sich Pferde für den Schlachthof in Mailand.

Mehr könnte er im Moment auch nicht sagen.

Ich fuhr in die angegebene Richtung den Geleisen entlang und sah schon in ungefähr einem halben Kilometer die weißen Scheinwerfer nach einer Wegbiegung. Die Szenerie war taghell beleuchtet, mehrere Feuerwehrfahrzeuge standen umher, und dazwischen dröhnten die Dieselaggregate für die Stromgeneratoren. Eine rote Lok parkte unmotiviert neben dem Schienenstrang, und dahinter standen, eingegraben im Gleisschotter, drei Güterwaggons in leichter Schräglage. Der Kommandant, Herr Eder, ich kannte ihn gut, da bei seinem Schnauzerrüden alle Monate die Analdrüse zu entleeren war, deutete auf das Ganze und sagte bloß: „Schönes Schlamassel!“

Ich sprang aus dem Auto: „Wo sind die Pferde?“

Herr Eder deutete zuerst mit dem Daumen nach hinten und dann mit dem Zeigefinger auf den zweiten Waggon, dessen große Schiebetüre offen stand: „Einen Teil haben meine Männer schon herausgebracht und dahinten auf die Wiese verfrachtet, das war nicht so schwer, die waren an der herüberen Wand angebunden. Der Rest ist noch da drinnen, aber das Blöde daran ist, daß sie alle an der gegenüberliegenden Seite kreuz und quer übereinander liegen. Um sie rauszukriegen, müßte man die Haltestricke zu den Halftern kappen, nur ist das lebensgefährlich, weil sich dazu ein Mann hinunterlassen müßte, aber die Viecher geben keine Ruh’ und schlagen zeitweise mit den Hufen! Vielleicht können Sie ihnen eine Narkose verpassen?“

„Narkose können Sie vergessen, Herr Eder!“ schnaubte ich. „Erstens stehen die Tiere unter enormem Streß, und wie sollte ich das Mittel ohne die geringste Ahnung vom jeweiligen Körpergewicht dosieren?“

Der Feuerwehrhauptmann zuckte ratlos die Schultern.

Ich stieg in die klaffende Türöffnung. Im Halbdunkel des von außen einfallenden Lichtes erkannte ich einen Berg dunkler Leiber halb unter mir, regungslos und schwer atmend.

„Ich werde die Tiere losschneiden! Keine Diskussion“, schnitt ich seine Einwände ab. „Zwei Mann sollen mich sichern, ein dritter mit einer Lampe leuchten. Sobald ich die Halfter frei habe, hänge ich einen Haken daran und Ihr zieht das Pferd mit dem Flaschenzug herauf. Zum Glück ist der Wagenboden nicht glatt, sondern mit Leisten versehen, so daß die bewegungsfähigen Tiere eine Art Steigleiter haben! Los gehts.“

Ich band mir einen Bauchgurt um, ließ mir von einem Feuerwehrmann ein ziemlich großes und scharfes Messer geben und begann den Abstieg quer durch das Waggoninnere an die gegenüberliegende Seite hinunter.

Die warme Luft herinnen war stickig und feucht, die Holzplanken glitschig vom kondensierenden Schweiß der zusammengepreßten Tiere. Ich landete auf dem ersten flockignassen Pferdekörper und tastete den Hals entlang, bis ich den Halfter und die daran befestigten Haltestricke spürte, es waren zwei pro Tier, die zu den eisernen Wandringen führten. Vorsichtig setzte ich das Messer an und durchtrennte mit kurzen Schnitten die Nylonbänder. Der Haken vom Flaschenzug wurde ins Halfter gehängt, ich schrie: „Ziehen!“, und das

Tier setzte sich in Bewegung. Sobald der Kopf aufgerichtet war und das Pferd spürte, daß sich etwas bewegte, half es aktiv mit, indem es sich ruckartig auf die Beine stellte, halb gezogen, halb geschoben eilig zum Ausgang emporkletterte und über die Bodenkante hinaussprang. Daß jedes freigekommene Tier sich dabei mit den Hinterhufen am darunterliegenden abstemmte, mußte ich leider in Kauf nehmen und zusehen, daß ich nicht zum Startblock wurde. Bald merkte ich, was Herr Eder mit ‚keine Ruhe geben' gemeint hatte. Die untersten Tiere versuchten ab und zu, wenn es ihre Erschöpfung zuließ, einen natürlich fruchtlosen Befreiungsversuch, und dieser ging wie eine Welle durch das gesamte dampfende Körperkonglomerat, so daß jeweils für ein paar Sekunden ein auf dem Holz dumpf dröhnender Trommelwirbel der wild rudernden Hufe einsetzte, der ebenso plötzlich wieder abbrach und in der keuchenden, schlaffen Hilflosigkeit endete.

Natürlich war das lebensgefährlicher Wahnsinn, was ich da, das scharfe Messer in der Hand, inmitten der unberechenbaren Pferdebeine in dieser Holzsauna trieb, aber es gibt im Leben, vor allem wenn man jung ist, emotionale Situationen, die einem darüberhelfen, Gefahren zu mißachten. Ich wollte diese Pferde einfach rauskriegen, weil das Stöhnen der gemarterten Kreatur enervierender war als die Angst.

Nach und nach entwickelte ich ein seismographisches Gespür, wann der nächste Anfall einsetzen würde, und ließ mich für die kurze Dauer aus dem Gefahrenbereich hieven. Außerdem wurden es immer weniger Tiere.

Die letzten beiden zuunterst gelegenen waren bereits tot. Erstickt, erdrückt, was weiß ich. Die Augen starrten trüb und glasig ins Leere, aus den Nüstern sickerte der bierschaumartige Ausfluß des Lungenödems.

Ich wollte bereits den Wagen verlassen, als ich in der linken Ecke noch einen kleinen Körper reglos liegen sah. Ein Fohlen. Ich kroch hinüber und glaubte zuerst, es sei ebenfalls tot. Kein Wunder. Aber da hörte ich plötzlich ein leises Stöhnen, ich schrie nochmals nach dem Flaschenzughaken und zwei Minuten später plumpste auch dieses Tier aufs taufeuchte Gras. Nun gab's auch für mich kein Halten mehr, ich kletterte hinaus und ließ mich, wo ich aufkam, einfach auf den Boden sinken. Wie durch einen Nebelschleier nahm ich die Glückwünsche der versammelten Feuerwehrleute wahr, einer hielt mir eine Zigarette hin, und der eingefleischte Pfeifenraucher in mir nahm sie dankbar entgegen, zitterte aber so, daß sie mir angezündet werden mußte.

Trotz Kopfstechen und Kreuzschmerzen fühlte ich mich plötzlich unheimlich gehoben, ein Glücksgefühl durchströmte mich, als mir Herr Eder auf den Rücken schlug und immer wieder von sich gab: „Gewaltig, Herr Doktor, wirklich gewaltig!“

Ein überraschter Blick auf die Uhr zeigte mir, daß knappe fünfzig Minuten vergangen waren, seit ich den Waggon betreten hatte, mir war es wie vier Stunden vorgekommen.

Ich warf einen Blick auf die Pferde. Einige standen statuengleich mit gesenktem Kopf in der Gegend herum, andere lagen vollkommen groggy auf der Wiese, das Fohlen überhaupt in Seitenlage.

Ich erhob mich steif und machte mich weiter an die Arbeit. Unter Assistenz von zwei Feuerwehrleuten ging ich die Tiere der Reihe nach durch und untersuchte sie auf Verletzungen. Erstaunlicherweise wiesen nur drei solche Wunden auf, die genäht werden mußten. Die Tiere waren so fertig, daß eine Lokalnarkose völlig ausreichte. Eine ordentliche Desinfektion und ein Tetanusserum gab's als Zugabe. Als wesentlich größeres Problem stellten sich bei allen Tieren die beträchtliche Kreislaufschwäche und die Dehydration heraus. Gott sei Dank hatte ich vorausschauend reichlich Infusionsmittel mitgenommen, was für 22 Patienten in einem unaufgeräumten Auto keine Kleinigkeit ist. Jedes Pferd erhielt einen Feuerwehrmann an die Seite, der die Flasche mit der Traubenzucker-Elektrolyte-Coffein-Lösung tapfer hochhielt und mir sofort meldete, wenn eine Infusionsnadel verrutschte oder die Einheit leer war. Als ich das tapfere Fohlen untersuchte, stellte ich fest, daß ihm ein Auge, allerdings schon länger, fehlte. Die Kleine, es war eine Stute, die sicher wegen ihrer Behinderung für den Schlachthof vorgesehen war, wieherte schwach und legte während der Infusion den Kopf an meine Schulter, die eh schon malträtiert war.

So drehte ich in der aufkommenden Tagesdämmerung meine Runden, und als alle versorgt waren, schlug die Kirchturmuhr dreiviertel acht. Zeit für einen großen Morgenkaffee und die Vormittagsvisiten.

Der Kaffee, der mich heute auf den Beinen halten sollte, mußte allerdings nach altem Westernrezept hergestellt sein: Eine Kanne Wasser, eine ordentliche Portion Kaffee, wenn alles schön köchelt, ein Hufeisen hineingeworfen, und wenn das Hufeisen untergehen sollte, war es zu wenig Kaffee. Karin hatte leider kein Hufeisen zur Hand, dadurch blieb ich während des Vormittags eher müde.

Unterwegs erreichte mich ein Anruf: „Hier ist Kastner Transporte Bozen! Einen Moment bitte, ich verbinde!“ flötete eine sehr weibliche Stimme. Gleich darauf eine sehr männliche Stimme mit Akzent: „Ciao, hier ist Francesco Collomanti! Sind Sie der ‚dottore‘, der unsere Pferde versorgt hat?“

Ich bejahte.

„Buono, dottore! Wann können die Tiere verladen werden?“

„Die Tiere haben eine Ruhepause nötig! Heute haben wir Montag“, ich überlegte kurz, „nicht vor Freitag!“

„Was heißt Freitag? Die Pferde werden gebraucht, die Bahn sagt mir, morgen ist der Zug wieder fahrbereit!“

„Möglich, bahntechnisch gesehen! Medizinisch und aus Tierschutzgründen muß ich auf Freitag bestehen! Frühestens“, fügte ich drohend hinzu, weil mir der Kerl auf die Nerven zu gehen begann.

Ein kurzes Lachen. „Kommen Sie, dottore, was läßt sich da, come si dice, machen?“

Der Kerl wollte mich offenbar bestechen. „Niente, nothing, rien, nix!“ kramte ich meinen Fremdwortschatz hervor. „Tut mir leid“, und legte auf.

Am Nachmittag fuhr ich wieder zum Bahnhof. Ein riesiger Eisenbahnkran war gerade dabei, die schwere Lok auf die Geleise zu heben, während Bahnbedienstete Schienen auswechselten und das Kiesbett reparierten. Idealerweise war die Unfallstelle gerade neben einer weiträumigen Wiese gelegen, die an einen Kinderspielplatz grenzte. Das Grundstück war von der Feuerwehr behelfsmäßig eingezäunt worden, und dort weideten zu meiner Befriedigung alle 22 Tiere ruhig und offensichtlich ohne Anzeichen von gesundheitlicher Beeinträchtigung.

Ich hatte einen Sack Karotten und einen mit Äpfeln mitgebracht. Aber die Tiere wichen bei meiner Annäherung scheu zurück, verständlich unter Berücksichtigung der Umstände, unter denen wir uns kennengelernt hatten und die ihnen wahrscheinlich vorher schon während des Transports an menschlicher Behandlung zuteil geworden war.

Nur das einäugige Fohlen begrüßte mich mit einem zarten Wiehern und lief auf mich zu, als wären wir alte Bekannte, nahm zärtlich, nicht gierig die Karotten und Äpfel aus meiner Hand, rieb seinen Kopf an meinem und gnubberte sacht mit seinen weichen Lippen an meinem rechten Ohr. Eine heiße Sympathiewelle flammte in mir hoch. Auch während ich versuchte, an die anderen Tiere etwas näher heranzukommen, begleitete es mich wie ein treuer Hund, immer einen Schritt hinter mir, und das intakte Auge ließ mich nicht los. Offenbar hielt es mich für einen bärtigen Mutterersatz.

Vertrauensvoll ließ es sich am Kopf streicheln und berührte sanft mit dem Mund meine Stirn. Als eine ältere Stute mit zurückgelegten Ohren plötzlich das Junge attackierte, flüchtete es sofort in meinen Schutz wie zu seiner leiblichen Mutter. Ich war diesem Tier verfallen. Auf dem Halfter entdeckte ich eine kleine ovale Metallplatte, auf der die Buchstaben BUZ eingepreßt waren, offensichtlich eine Produktbezeichnung. BUZ! Das war der richtige Name für dieses liebenswerte Kerlchen, und sofort stand für mich fest: dieses Fohlen würde *nicht* auf dem Schlachthof enden, soweit es in meiner Macht stand.

Obwohl es mich einige Überwindung kostete, wählte ich die Nummer von Kastner Transporte und verlangte Signore Collomanti. „Mi dispiace, aber signore collomanti wäre erst morgen wieder zu sprechen!"

Am nächsten Vormittag, schaute ich bei der Kinderspielplatzwiese vorbei, obwohl eigentlich kein medizinischer Grund vorlag. Die Szene glich dem Vortag. Sämtliche älteren Tiere blieben auf Distanz und fraßen das vom Bahnpersonal ausgelegte Heu und meine Karotten, wenn ich sie drauflegte, BUZ aber galoppierte sofort zu mir herüber, und wir schmusten eine Weile so ausgiebig, daß ich beschloß, das nächste Mal Karin mitzunehmen, ich wollte sie schließlich nicht hintergehen.

Dann rief ich wieder in Bozen an und hatte bald Signore Collomanti in der Leitung.

„Hören Sie", begann ich vorsichtig, „das einäugige Fohlen bedarf noch längerer Ruhe, wie wär's, Sie würden mir das Tier verkaufen, und der Transport könnte unabhängig davon am Freitag abgehen?" Mir taten zwar prinzipiell die anderen Pferde auch leid, aber wer bin ich schon, um den Lauf der Welt zu beeinflussen?

„Das kann ich so nicht einfach entscheiden, dottore! Immerhin ist das Fohlen regulär eingekauft worden, und ich habe nicht das permesso, Ihnen das Tier unter der Hand zu überlassen! Das muß ich erst klären!"

„Einverstanden, halten Sie Rücksprache, aber ich bin gerne bereit, einen angemessenen Preis dafür zu bezahlen, und außerdem kann ich mir nicht vorstellen, daß deswegen die italienische Salamiproduktion zusammenbricht!"

„Videri, wir werden sehen, arrivederci dottore, rufen Sie morgen wieder an!"

Karin war ebenso hingerissen von BUZ, Kunststück bei dieser geballten Ladung an optischer und seelischer Liebenswürdigkeit, die dieses Tier ausstrahlte. „Wir werden irgendeinem Kind damit eine riesige Freude machen und BUZ gleichzeitig ein schönes Leben verschaffen!“ war sie sofort Feuer und Flamme.

Am Mittwoch schaffte ich es bereits beim vierten Versuch, Herrn Collomanti zu erreichen.

„Va bene, dottore, Sie können das Tier haben, unter der Bedingung, daß die übrigen Pferde am Freitag verladen werden. Die Rechnung wird Ihnen zugehen! Ciao!“

Eigentlich doch ein netter Mensch, dieser Collomanti!

Jetzt stand ich nur noch vor dem Problem, wo wir BUZ inzwischen unterbringen konnten, bis sich sein endgültiger Aufenthalt entschieden hatte.

Da fiel mir das Waldenfels-Gut ein. Platz gab es dort zur Genüge, und ich glaubte, als mittlerweile dort etablierter Hoftierarzt die Anfrage wagen zu können. Am Abend machte ich einen Sprung vorbei, der Graf war zwar momentan geschäftlich unterwegs, aber die Gräfin, attraktiv wie eh und je, empfing mich herzlich in einem der zahlreichen Salons. „Farah!“ rief sie die dicke Rottweilerhündin, die ich seinerzeit nicht ganz vollständig von ihrer Harninkontinenz geheilt hatte, „schau, wer da ist!“ Und Farah watschelte freundlich schwanzstummelwedelnd herbei, setzte sich auf meinen linken Schuh und ließ es rinnen.

„Natürlich, Herr Doktor!“ rief die Gräfin, als ich ihr mein Anliegen vorgetragen hatte, „so lange Sie wollen, ich finde das großartig, daß Sie sich um solche armen Geschöpfe kümmern, vor allem, weil ich ja weiß, daß in Ihrem Beruf oft wirtschaftliche Zwänge Vorrang haben, die Bauern müssen ja, auch wenn es sie hart ankommt, Tiere zu diesem Zweck verkaufen! Nur die Transporte sind oft entsetzlich! Sagen Sie eine Uhrzeit, und ich schicke Ihnen einen Mitarbeiter mit dem Pferdeanhänger zum Bahnhof. Inzwischen lasse ich eine schöne Box für, wie sagten Sie, BUZ vorbereiten!“

Ich bedankte mich, trank das Glas Wein aus, zog meinen trotz Nässe mittlerweile eingeschlafenen Fuß unter Farah’s breitem Hinterteil hervor und fuhr zufrieden nach Hause.

Für den nächsten Tag, Donnerstag, hatte ich mit der Gräfin 15 Uhr zur Abholung verabredet, noch vor den Nachmittagsvisiten, und ich bemühte mich, pünktlich zu sein. Eine Extraportion Karotten lag für BUZ auf dem Beifahrersitz bereit. Karin wäre gern mitgekommen, aber ihr Stundenplan ließ das nicht zu, daher hatte ich ihr versprochen, am Abend gemeinsam einen kurzen Besuch am Waldenfelsgut zu absolvieren, um unseren Schützling gebührend in Empfang zu nehmen.

Ich fuhr schneidig an der Kinderspielplatzwiese vor und ... erstarrte. Die Wiese war leer, kein Pferd war zu sehen, die provisorische Umzäunung abgebaut, nur einige Heuhaufen und vereinzelte Roßknödelhaufen waren stumme Zeugen, daß das ganze keine Fata Morgana gewesen war. Mit quietschenden Reifen drehte ich um und raste zum Bahnhof. Ich riß die Tür zum Vorstandsbüro auf und schrie: „Wo sind die Pferde?"

Der Beamte schaute mich mißbilligend an und sagte: „Fort! Heute früh aufgeladen und an den Bestimmungsbahnhof nach Italien abgegangen!"

„Das gibt's doch nicht! Das kann doch nicht sein!" Ich hatte das Gefühl zu ersticken. „Es war doch ausgemacht, daß der Transport erst am Freitag stattfindet und das Fohlen überhaupt da bleibt!" brüllte ich den unschuldigen Repräsentanten der ÖBB an.

Der war sich seiner Unschuld völlig bewußt: „Davon weiß ich nix! Heut' früh is der Amtstierarzt dag'wesen, der hat eine Bescheinigung auf Transportfähigkeit ausgefertigt, und dann sind die Roß' aufg'lad'n word'n. Damit hat alles seine Richtigkeit! Wenn S' jetzt bitte den Dienstraum gefälligst verlassen würden!"

Wie vor den Kopf geschlagen, taumelte ich hinaus. Vor der automatischen Glastüre stand der Pick-up vom Waldenfelsgut mit dem Pferdeanhänger. Der Fahrer, Martin hieß er, glaube ich, streckte den Kopf heraus und sagte: „Herr Doktor, da san kane Roß?"

„Ich weiß! Fahr'n S' heim, und danke für Ihre Mühen und die der Gräfin!"

Als der leere Pferdeanhänger davonrumpelte, packte mich eine besinnungslose Wut.

Ich wählte die sattsam bekannte Bozener Nummer und verlangte mit gepreßter Stimme Herrn Collomanti.

Diesmal meldete er sich besonders ölig.

„Es war vereinbart, daß die Tiere erst Freitag abgeholt würden und BUZ, ich meine das Fohlen, habe ich Ihnen bekanntlich abgekauft! Ich verlange, daß BUZ, ich meine das Fohlen, ganz egal, wo es sich befindet, auf der Stelle hierher zurückgebracht wird. Ich möchte Sie erinnern, daß wir einen mündlichen Vetrag haben, der einklagbar ist!" brüllte ich in den Hörer.

„Dottore", schlüpfte die aalglatte Stimme an mein Trommelfell, „seien Sie froh, daß wir Sie nicht rechtlich belangen. Der Amtstierarzt, den wir angefordert haben, hat die Transportfähigkeit bereits heute bestätigt, wahrscheinlich wäre sie auch vorher schon gegeben gewesen. Wissen Sie, was uns die zwei Tage gekostet haben? Das Fohlen habe ich Ihnen zugesagt, stimmt! Aber Sie haben es noch nicht bezahlt, und in der Eile des Aufladens wird man darauf vergessen haben! Und zurückschicken? Wir haben jetzt drei Uhr dreißig nachmittags, und ich versichere Ihnen, keines der Pferde vom heutigen Transport ist um diese Stunde noch am Leben. Unsere Schlachthöfe arbeiten schnell, eco. Dottore, was regen Sie sich so auf? Es war doch nur ein halbblindes Fohlen …!"

Ich möchte an dieser Stelle dem Geheimrat von Goethe für die Erfindung des Götzzitates danken.

Ich gab es Signore Collomanti auf den Weg, ehe ich den Hörer niederknallte.

Dann fing das große Hinunterschlucken an. Wenn ich mir vorstellte, wie der arme BUZ, der sicher auf mich gewartet hatte, statt Karotten einen Strick in den Mund bekommen hatte und wieder in einen dumpfen Viehwaggon gezerrt worden war, wo die sanfte Nase sich nur am rauen Holz reiben konnte, und schließlich das letzte, was er mit ängstlichem Blick aus seinem einzigen Auge wahrgenommen hatte, sich als wildfremder Mensch mit einem Schlachtschußapparat entpuppte, dann wurde mir schlechter als nach allen Curryhühnern der Welt.

Als Tierarzt ist man ja gewohnt, öfter einmal auch zu verlieren.

Aber selten habe ich so bitter verloren wie heute …

Schildkröte mit Sparbuch

„So! Fertig!“ Ich hob Susi vom Behandlungstisch auf den Boden und gab ihr einen kleinen Klaps auf das wedelnde Hinterteil. „Jetzt lauf zu deinem Herrchen und berichte, daß du noch am Leben bist!“

Die weiße Zwergspitzhündin ließ sich nicht lange bitten und schoß zu dem an der gegenüberliegenden Tischseite stehenden Mann, um ihn mittels eines hüpfenden und kläffenden Veitstanzes von der Richtigkeit meiner Aussage zu überzeugen.

Der Mann beugte sich lächelnd zu ihr hinunter, streichelte ihr zärtlich über den Kopf und sagte: „Na Susi! Hat der Onkel Doktor dich wieder einmal hingekriegt, wie jedes Mal!“

Wie jedes Mal! Das stimmte! Susi und Herr Kubowitsch gehörten zu den eifrigsten Besuchern meiner Ordination, leider zählte vor allem letzterer nicht zu den ebenso eifrigen Zahlern. Genaugenommen hatte er, seit er vor über einem Jahr das erste Mal die Praxis betreten hatte, noch überhaupt nichts bezahlt.

Optisch ließ sich das leicht erklären: Herr Kubowitsch trug unabhängig von der Jahreszeit einen Stoffmantel, der im Vergleich dazu einen Inspektor Columbo geradezu opernballmäßig gekleidet erscheinen ließ. Solche Schuhe hatte ich zuletzt in einer Clownnummer im Zirkus Renz gesehen, und die Hemdbrust zeugte von einer ausgiebigen, aber dafür schon länger zurückliegenden Mahlzeit. Der graue Stoppelbart ergänzte perfekt die spärlichen Haarsträhnen, die unter der speckigen Pullmankappe verzweifelt in alle Richtungen nach außen drängten, kurz, Herr Kubowitsch gehörte offenbar zu jenem vom Wohlstand unserer Zeit gänzlich verschmähten Teil der Menschheit, die man gemeinhin als ‚Sandler‘ bezeichnete.

Umso mehr rührte mich der Umstand, wie er seinen Hund umsorgte, denn Susi sah im Gegensatz zu ihrem Besitzer gepflegt und wohlgenährt aus. So war auch der Grund des heutigen Besuches eine Verstopfung mit Knochenkot gewesen, die nur mittels hartnäckigen Einläufen zu beseitigen war.

Traurig sah ich auf die stinkende Brühe, die aus Susis Darm nach Entfernung des Pfropfes über den Ordinationstisch gesprudelt und durch den Abfluß in einen Eimer geflossen war. Dennoch klebten noch Reste auf der Tischplatte und verbreiteten einen pestilenzartigen Gestank, der auch Herrn Kubowitsch offensichtlich übermannte. Er packte Susi am Halsband und schüttelte mir die Hand. „Vielen Dank für Ihre Hilfe, Herr Doktor! Susi hat so schrecklich gelitten. Gehen S', sind Sie so gut und geben Sie mir noch eine Dosis Spezialfutter mit grünem Muschelkalk, das tut ihren Gelenken wirklich gut! Sie schreiben's eh auf die Rechnung, auf Wiedersehen." Und fort waren beide.

Ich spülte den Tisch ab und riß sämtliche Fenster auf. Mit einer Mammutdosis Raumspray entließ ich Herrn Kubowitsch samt Hund auch geruchsmäßig.

Durch das Fenster sah ich die beiden in Richtung Straße gehen, als Karin mit dem Auto um die Ecke bog.

Ich wußte, was nun folgen würde. Karin begrüßte mich mit einem für ihre Verhältnisse flüchtigen Kuß, stöhnte: „Puh, da stinkt's", und fragte bedeutungsvoll: „War der Kubowitsch wieder da?"

Ich nickte.

„Und, hat er diesmal was gezahlt?"

Ich verneinte und kam mir dabei vor wie ein Schuljunge, den die Lehrerin fragte, warum er seine Hausaufgaben nicht gemacht hatte.

„Also, das ist unerhört!" erboste sie sich mit Augen, die einer hungrigen Löwin Angst gemacht hätten. „Der Kerl macht seit einem Jahr keinerlei Anstalten, nur einen Bruchteil zu zahlen, und du behandelst seinen Hund immer wieder, obwohl du mir schon öfter versprochen hast, daß du entweder die Außenstände einmahnst oder keine weiteren Ordinationen mehr vornimmst!"

„Ich weiß ja!" Karin hatte recht. Aus ihr sprach nicht Geldgier, im Gegenteil. Sie gehörte zu denjenigen Personen, die lieber auf eigene Vorteile verzichteten als anderen Menschen wehzutun, und war für gewöhnlich die Hilfsbereitschaft in Person. Aber was sie aus diesem Grund nicht vertrug, war das Gefühl, mißbraucht zu werden, und Herr Kubowitsch vermittelte ihr eben dieses.

Wir hatten deshalb schon einige kleinere Meinungsverschiedenheiten. Außerdem war sie wegen Zeitmangels meinerseits in unserer Partnerschaft der bedauernswerte Teil, der die eingehenden Rechnungsbündel bewältigen mußte. Somit war ihr Standpunkt durchaus berechtigt.

Ich war von diesen Alltagssorgen befreit und besaß gegenüber solchen Leuten vor allem dann eine Beißhemmung, wenn sie gut zu ihren Tieren waren.

„Ach, Blödsinn! Der Kerl nützt dich aus! Ich würde nichts sagen, wenn es sich ab und zu um Notfälle handelt, aber er kommt dauernd zu Impfungen und Krallenschneiden und Fellpflege und nimmt ständig die teuersten Medikamente und Futtersäcke mit, ohne ein Ohrwaschl zu rühren!“

Ich machte große Augen: „Woher weißt du denn das?“

„Weil ich es mir neulich erlaubt habe, die Karteikarten nach längst überfälligen Außenständen zu durchsuchen, wozu der Herr Primar weder Zeit noch Lust hat. Mit dem Geld, das der Mensch schuldig ist, könnten wir einen Monat im Ritz wohnen.“

Das war natürlich schamlos übertrieben, aber kein Zweifel, der Haussegen hing im Moment so schief wie der Wandkalender im Warteraum, auf der eine Pharmafirma die Vorzüge ihrer Entwurmungsprodukte anpries.

„Schau, der Kubowitsch sorgt sich halt um seinen Hund, und Leute wie er, die offensichtlich überhaupt nichts besitzen, haben auch keinen Bezug zum Geld und denken gar nicht daran, was alles kostet. Er kommt wahrscheinlich gar nicht auf die Idee, daß das nach Schmarotzertum aussieht, da bin ich mir ganz sicher.“ erklärte ich mit Festigkeit und dem Bewußtsein meines Menschenkennertums.

Karin schüttelte den Kopf und lächelte verzweifelt: „Es geht hier gar nicht sosehr um's liebe Geld, sondern um's Prinzip! Ich sag' dir nochmals: Der Kerl nützt dich aus.“

Arme Karin! Ich umarmte sie und drückte ihr einen Kuß auf die Nasenspitze. „Also gut, das nächste Mal werde ich ihn darauf ansprechen, das schwör' ich!“

Sie kannte mich lange genug, um zu wissen, wie unangenehm mir das fallen würde, daher erwiderte sie den Kuß und mahnte sanft: „Denk' daran.“

Der Hausfriede war wiederhergestellt, jetzt mußte ich nur mehr den Wandkalender geraderichten.

Leider fand das nächste Mal bereits nach ein paar Tagen statt. Herr Kubowitsch besaß soviel Rücksicht, immer außer Sichtweite zu warten, bis der letzte Patient die Ordination verlassen hatte. Daher zuckte ich zusammen, als ich im Glauben, fertig zu sein, Susis vertrautes fröhliches Bellen hörte.

„Sie hat's mal wieder bei den Ohren, besonders im rechten.“ eröffnete mir Herr Kubowitsch. „Sie schüttelt dauernd den Kopf und winselt beim Angreifen!“

Ich führte das Othoskop in den Gehörgang: „Ja, eine ziemliche Ohrentzündung. Halten sie bitte den Kopf fest.“

Mit Wattestäbchen holte ich die schmierigen Krusten heraus und träufelte Ohrtropfen hinein: „Hier, zweimal täglich, eine Woche lang!“

Herr Kubowitsch ließ das Fläschchen im Mantelsack verschwinden und sagte herzlich: „Vielen Dank! Können Sie mir bitte noch ein paar Tuben Flohmittel geben?“

Jetzt war der kritische Moment da. Ich griff wie beiläufig zur vollgeschriebenen Karteikarte, räusperte mich unbehaglich und sagte: „Herr Kubowitsch, äh, wissen Sie, daß bereits eine Menge Kosten aufgelaufen sind? Ich muß Sie bitten, einmal zumindest einen Teil zu bezahlen, sonst sehe ich mich außerstande, Susi noch weiter zu behandeln. Ich habe sowieso nur das Notwendigste verrechnet“, beeilte ich mich hinzuzufügen.

Herr Kubowitsch sackte sichtlich zusammen: „Ja, ich weiß, Herr Doktor, daß ich Ihnen eine Menge schuldig bin, und Sie waren immer so nett zu mir und Susi!“ Er nestelte in seiner Manteltasche und brachte einen völlig zerknüllten Zwanziger zum Vorschein, den er mir mit feuchten Augen entgegenstreckte: „Hier bitte, das ist alles, was ich im Moment habe, aber nehmen Sie ihn ruhig, Susi und ich werden uns in der nächsten Woche halt ein bißchen einschränken müssen beim Essen, aber das halten wir schon aus! Was Susi?“ Er tätschelte die Hündin zärtlich, was diese mit einem leichten Winseln quittierte.

Ich kam mir wie ein Straßenräuber vor und streckte abwehrend beide Hände vor: „Aber nein, Herr Kubowitsch! Ich möchte Ihnen hier nicht den letzten Cent aus der Tasche ziehen, ich wollte nur … äh, ich meine …“, stotterte ich. „Sagen Sie einmal, wo wohnen Sie eigentlich?“

„Och, einmal hier, einmal da! Aber machen Sie sich keine Sorgen, Herr Doktor, Susi und ich kommen schon über die Runden, es wird ja jetzt bald Frühling! Nehmen Sie das Geld ruhig.“

Ich schaute zum Fenster hinaus, wo ein naßkalter Märzwind die noch kahlen Bäume schüttelte.

„Stecken Sie den verdammten Schein wieder ein“, knurrte ich, mit schlechtem Gewissen an Karin denkend. Ich drückte ihm zwei Flohtuben in die Hand und eine Flasche Ohrreiniger dazu: „Hier, geben Sie Susi nach Abklingen der Schmerzen zweimal wöchentlich prophylaktisch ein paar Tropfen in die Ohren, damit sie nicht schon bald wieder ihre Ohrentzündung bekommt!“

Er schüttelte meine Hand und stammelte mit belegter Stimme: „Sie sind ein Engel, Herr Doktor, nein wirklich, ein Engel, gelt Susi?“ Und

Susi schloß sich offenbar der Meinung an, indem sie eifrig an mir hochsprang und mir die andere Hand leckte.

„Schon gut, auf Wiedersehen!“ wehrte ich ab. Ich wollte noch hinzufügen: „Und lassen Sie sich bitte von meiner Frau nicht sehen“, aber das hätte ein schlechtes Bild auf Karin geworfen.

Immerhin hatte ich mein Versprechen gehalten, das leidige Thema Geld auf's Tapet zu bringen, mein klägliches Scheitern beschloß ich für mich zu behalten.

Wie es der Teufel haben wollte, standen die beiden nach nur drei Wochen wieder in der Ordination. Herr Kubowitsch war den Tränen nahe: „Susi hat da so' nen Knoten an der Brust bekommen, der ist in den letzten Tagen ziemlich gewachsen. Ich fürchte, sie hat Krebs!“

Tatsächlich, ein zwetschgengroßer Mammatumor, der mir bei der letzten Untersuchung noch nicht aufgefallen war, hatte sich gebildet. Sein rasantes Wachstum gefiel mir gar nicht.

„Ich fürchte, da werden wir um eine Operation nicht herumkommen“, nickte ich.

„Um Gottes Willen! Ich kann mir doch keine Operation leisten! Meine arme Susi muß sterben!“ Schluchzend vergrub der große Mann seinen Kopf in das Fell der verdatterten Hündin.

„Zuerst muß man ein Röntgenbild machen, um zu schauen, ob bereits Metastasen vorhanden sind“, schränkte ich ein. „Dazu muß ich Sie an einen Kleintierpraktiker überweisen. Erst dann wird man sehen, ob ein Eingriff sinnvoll ist.“

„Aber was wird denn das kosten? Ich hab' doch kein Geld!“ schluchzte Herr Kubowitsch.

Die Situation zerrte an meinen Nerven.

Ich beschloß, meinen Freund Harry Fürst anzurufen. Da ich bei der Verhandlung keine Ohrenzeugen brauchen konnte, schickte ich die beiden hinaus. Hemmungslos weinend preßte der Mann den Zwergspitz an sich und schlurfte in den Warteraum.

„Hallo Claudia! Ist dein Göttergatte zu sprechen?“

„Na klar! Grüße an Karin!“

„Servus Harry! Ich hab da ein riesiges Problem! Ein Mammatumor bei einem Hund, den ich dir gerne überwiesen hätte.“

„Wo ist da das Problem?

„Der Besitzer ist vollkommen mittellos.“

„Oha“, sagte Harry.

„Was würde das kosten?“

„Naja, du weißt ja, zuerst muß ich ein Röntgen knipsen ...!“

„Ich weiß“, unterbrach ich ihn, „wie viel bei knapper Kalkulation?“

Er nannte mir eine Summe. Völlig aussichtslos!

Da schoß mir ein verwegener Gedanke durch den Kopf! Mir fiel unser alter Tierarzt in Wien ein, zu dem meine Eltern mit mir im Schlepptau immer gepilgert waren, wenn es an unserem seligen Spaniel Bobby etwas zu richten gegeben hatte. Einmal waren wir Zeuge geworden, daß er den Kater einer ärmlichen Rentnerin kostenlos notoperiert hatte.

Als ihn mein Vater darauf anerkennend angesprochen hatte, fiel die Antwort lapidar aus: „Bei den Reichen verdien’ ich mir das Geld und bei den Armen das Himmelreich.“

Ich sagte: „Harry, um alter Freundschaft willen, teilen wir uns die Kosten! Du steuerst die Arbeit bei, und ich übernehme die Sachaufwendungen.“

„Bist du übergeschnappt? Wenn sich das herumspricht, kriegen wir Schwierigkeiten mit den anderen Kollegen und der Kammer!“

„Harry, nur das eine Mal! Ich versprech’ dir, niemand wird es erfahren.“

„Wieso? Ein wildfremder Mensch, ein wildfremder Hund?“

„Der Hund ist *mir* nicht wildfremd und seinem Herrchen schon gar nicht. Wir haben die Möglichkeit, zu verhindern, daß jemand, der eh nichts hat, noch ärmer wird!“ Ich nannte ihm den Ausspruch unseres Familientierarztes.

„Wo hat der praktiziert? In Hollywood?“

Das gerade nicht, ich mußte aber zugeben, daß es sich dabei um eine alteingesessene Nobelpraxis in der Inneren Stadt zwischen Rathaus und Universität gehandelt hatte und die Wände des Wartezimmers mit Photos und Dankschreiben von Prominenten tapeziert gewesen waren wie die Straßenbäume im Wahlkampf.

„Also gut, das Vieh soll kommen“, murmelte Harry, „ein bißchen Himmelreich kann nie schaden, vor allem, wenn man Freunde wie dich hat!“

„Du bist ein Goldstück!“ rief ich ins Telephon, „wenn ich ein Mädchen wäre, würde ich dich glatt küssen!“

„Aber ich dich nicht“, antwortete Harry und legte auf.

Susis Operation verlief zufriedenstellend. Keine Tochtergeschwüre, und als ich abends bei Harry anrief, um mich nach dem Stand der Dinge zu erkundigen, meinte er: „Na klar geht’s ihr gut! Glaubst du, mir sterben alle Patienten, die du mir überweist? Übrigens, du hattest recht. Es wär' verdammt nicht richtig gewesen, diesem reizenden kleinen Hund keine Chance zu geben, nur wegen ein paar schäbiger Moneten!"

Guter alter Harry!

Der Frühling hielt gerade triumphalen Einzug unter dem prachtvollen Spalier erblühender Obstbäume und sonnendurchfluteter Berghänge, als ich meine Kleintierordination beendete und sämtliche Türen und Fenster aufriß, um mit der Durchlüftung auch jenen Strom von Lebenslust aufzusaugen, der alle, ob Mensch oder Tier, immer wieder nach einem langen harten Gebirgswinter in seinen Bann schlägt und ihr Wesen wunderlich verändert. Ich setzte mich noch kurz an den Schreibtisch, um einige Medikamente zu notieren, die ich dringend bestellen mußte, als ich in meinem Rücken von der Ordinationstür her ein Geräusch hörte.

Ich drehte mich um und sah mit Erstaunen eine Schildkröte, die sich eben anschickte, den Behandlungstisch zu erklimmen, wobei sie von zwei nicht ganz sauberen Händchen tatkräftig unterstützt wurde.

Ich stand auf und ging um den Tisch herum. Zwei braune Augen, die aus einem sommersprossenübersäten Gesicht herausstachen, blitzten mich an. Der Dreikäsehoch lupfte mit einer letzten Anstrengung die Schildkröte auf den Tisch und krähte fröhlich: „Onkel Doktor, kannst du mir meine Agathe wieder ganz machen?"

Ich mußte grinsen: „Hallo! Wie heißt denn du?"

„Ich bin der Christoph, und das ist die Agathe!" Dabei deutete er mit dem Finger auf die Schildkröte, die vorsichtshalber nichts aus dem Panzer herausschauen ließ.

„Und was fehlt der armen Agathe?" frug ich vorsichtig, denn Schildkröten zählten nicht unbedingt zu meinem Spezialgebiet.

„Die Susi, der Hund von meinem Opa, hat sie gebissen." Er zeigte auf eine abgebrochene Panzerschuppe.

„Nur das? Sonst nichts?" Agathe verweigerte nach wie vor, ein Stück nackter Haut sehen zu lassen, offensichtlich war ihr Exhibitionismus fremd. Ich hatte den Eindruck, eine Kokosnuß zu untersuchen.

„Nein, nur da!"

Die Hornschuppe war bloß abgesplittert; eine Perforation, wodurch eine böse Infektion möglich gewesen wäre, konnte ich nicht entdecken.

„Na, das ist glücklicherweise nicht schlimm", beruhigte ich den Kleinen und gleichzeitig mich.

Ich pinselte vorsichtshalber etwas Desinfektionslösung auf die Bruchstelle und bedeckte sie mit Nobecutan-Spray.

„So, alles wieder in Ordnung“ , reichte ich dem Kind seine Schildkröte, „du mußt nur achtgeben, daß die Susi deine Agathe nicht wieder erwischt, das nächste Mal könnte es ärger ausfallen!“

Christoph betrachtete die versorgte Stelle kritisch, schien aber ganz zufrieden und nestelte an der Gesäßtasche seiner etwas weiten Hose herum: „Was bin ich denn schuldig?“ fragte er mit der Miene eines Bühnendirektors, der soeben sein gesamtes Ensemble ins Fünf-Sterne-Restaurant eingeladen hatte.

Ich schüttelte lächelnd den Kopf: „Ist schon in Ordnung, kauf dir’ darum ein großes Eis!“

Er zog ein Sparbuch aus der Hose und hielt es mir unter die Nase: „Nein, ich kann das bezahlen, und ich möchte, daß du viel Geld verdienst, damit du alle kranken Tiere gesund machen kannst!“ erklärte er ernsthaft, fast ein bißchen beleidigt.

Ach so, sein Kindersparbuch, dachte ich und warf, um ihn nicht gänzlich vor den Kopf zu stoßen, einen Blick hinein. Innerlich seufzend dachte ich, daß diese Moral mehreren meiner erwachsenen Patientenbesitzer gut anstünde. Der zweite Blick verschlug mir die Sprache, als er den fünfstelligen Eurobetrag erfaßte.

„Aber wem gehört denn das Sparbuch?“ stotterte ich fassungslos.

„Dem Opa! Ich hab’ es aus seinem Nachtkast’l genommen.“

„Das darfst du doch nicht! Außerdem ist das ein sehr wertvolles Sparbuch.“

„Ach, der Opa hat noch mehrere solcher Sparbücher in der Lade“, versetzte der hoffnungsfrohe Enkel beschwichtigend.

„Ich glaube, es ist besser, wenn du damit nicht allein nach Hause läufst.“ Ich griff zum Telephon: „Weißt du die Nummer vom Opa?“

Er schüttelte den Kopf: „Nein!“

Ich versuchte es anders: „Wie heißt denn dein Opa?“

„Helmuth!“

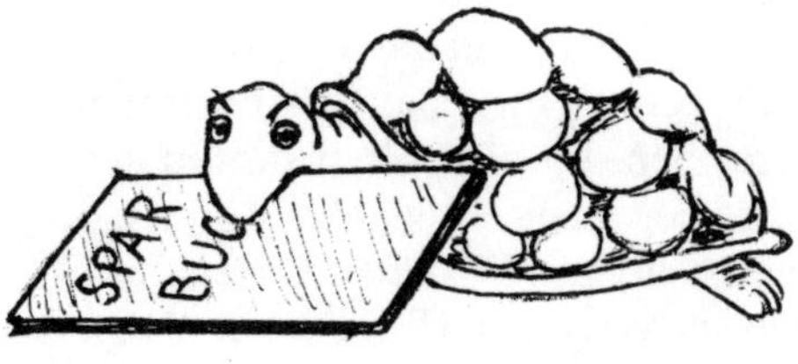

„Aha, und wie noch?“

„Kubowitsch!“

Sherlock Holmes hätte auch nicht schneller kombiniert. Kubowitsch, ein ungewöhnlicher Name für diese Gegend, und ein Hund namens Susi kamen mir ziemlich bekannt vor.

„Und wo wohnt der Opa?“

„In der Waldsiedlung!“

Gute Wohngegend! Ich legte den Hörer auf und sagte. „Ich glaube, es ist das Beste, ich bringe dich mit Agathe im Auto hin.“

„Und was ist mit dem Bezahlen?“ Das Bürschchen war beharrlich, keine Frage.

„Das regle ich mit dem Opa. Keine Sorge! Komm!“

Wir fuhren langsam durch die Waldsiedlung, die links und rechts aus relativ neuen und schmucken Einfamilienhäusern bestand.

„Da sind wir!“ Christoph deutete auf ein eindrucksvolles Haus, vor dem ein ebenso eindrucksvoller BMW im gepflegten Garten stand.

Ich drückte auf den Klingelknopf unter dem Messingschild mit dem schwungvollen Namenszug KUBOWITSCH und hörte gleich darauf ein vertrautes Bellen, als ein weißer Zwergspitz um die Hausecke geschossen kam. Die Wiedersehensfreude war beiderseits, denn Susi sprang glücklich winselnd an mir hoch.

Da trat auch schon der Hausherr aus der Türe, und ich muß gestehen, ich hätte ihn fast nicht wiedererkannt.

Glattrasiert, die Haare sorgsam zur Seite gekämmt, in einem bordeauxfarbenen Pullover und mit einem Zigarillo im Mund, der ihm aber vor Schreck offenstand.

Ich wedelte fröhlich mit dem Sparbuch und rief: „Guten Tag, Herr Kubowitsch, ich bringe Ihren Enkel und noch etwas, das Ihnen gehört. Sie können ruhig weiterrauchen!“

Der zum Märchenprinz mutierte Sandler bückte sich mit hochrotem Gesicht nach der heruntergefallenen Zigarre und starrte mich wortlos an.

Ich ließ mich aber nicht beirren und fuhr aufgekratzt fort: „Freue mich, daß sich Ihre Verhältnisse augenscheinlich gebessert haben. Ich werde diese glückliche Fügung in meiner Honorarnote selbstverständlich zu berücksichtigen wissen. Das Sparbuch hier in meiner Hand dürfte dafür ausreichen, und Dr. Fürst nimmt sicher den BMW in Zahlung! Schön, daß es Susi so gut geht! Auf Wiedersehen!“

Ich stopfte dem versteinert Dastehenden das Büchlein in die Brusttasche, verabschiedete mich von Christoph und Agathe, die zum Unterschied vom Opa den Kopf jetzt recht weit vorstreckte, streichelte Susi noch ein letztes Mal und fuhr beschwingt nach Hause.

Unterwegs besorgte ich noch einen Strauß Blumen für Karin und legte ein Glückwunschkärtchen mit den Zeilen: ‚Der bezaubernden Frau, die wirklich immer recht hat' bei.

Müßig zu erwähnen, daß ab diesem Tag Susi nicht mehr zu meinem Patientenkreis zählte.

Trotzdem habe sie wiedergesehen.

Als ich Monate später in der Bezirkshauptstadt zu tun gehabt hatte und mich gerade mühsam aus der viel zu engen Parklücke, die genau gegenüber dem Haus meines geschätzten Kollegen Meinhoff, mit dem ich seit dem Streit auf Gut Waldenfels keinen Kontakt mehr hatte, herauskurbelte, sah ich eine vertraute Gestalt in herabgekommener Kleidung und Pullmanmütze, gefolgt von einem schweifwedelnden Zwergspitz, den Eingang zur Ordination betreten.

Offensichtlich hatte Herr Kubowitsch in Meinhoff ein anderes Opfer gefunden. Einer von beiden würde dabei am Ende kräftig auf die Nase fallen.

Wer auch immer, gut so!

„Kannst du jodeln?“

„Halloooh Hans!“ Der blonde Hüne mit dem bubenhaften Grinsen im Liegestuhl in unserem Garten war bereits umringt von einer Batterie leerer Bierflaschen, während er gerade die nächste öffnete: „Willst du auch eins?“

Ich zog mir einen Sessel heran, ließ mich hineinplumpsen und griff dankbar danach: „Prost!“ Karin war momentan nicht da, also setzten wir die Flaschen direkt an den Mund.

„Na, wie war's am Berg?“

„Klasse! Aber heiß! Drum hab ich ja so einen Durst.“ Der Bursche wies auf seinen gläsernen Harem.

Ich mußte lachen: „Guy, nicht bös' sein, aber wenn ein Berg das Kriterium für dein Trinkbedürfnis sein soll, dann muß es sich mindestens um den Mount Everest handeln!“ Guy war der Typ, der ein Lokal betrat und durch den Schankraum rief: „Herr Ober, bringen Sie mir einen Weinkeller auf ein Hallenbad aufgespritzt!“

Seit einer Woche verbrachte Guy van der Aist seine Ferien bei uns. Er war in einer Praxisgemeinschaft am Stadtrand von Brüssel beschäftigt, und ich hatte ihn über einen gemeinsamen Freund kennengelernt. Da wir uns auf Anhieb sympathisch waren, beschloß er spontan, in seinem knapp bemessenen Urlaub dem belgischen Flachland ade zu sagen und sich im Gebirge die Welt einmal von oben zu betrachten.

Dabei hätte er das so auch gekonnt, denn er war mindestens einen Kopf größer und zwei Köpfe breiter als ich, aber keineswegs dick, sondern von äußerst kräftiger, breitschultriger Statur. Seine Hände hatten den Durchmesser von Langspielplatten, und es war erstaunlich, daß er damit feinmotorische Tätigkeiten wie Operationen auszuführen vermochte.

Diesen Körper hielt er mit Unmengen an Nahrung in fester oder flüssiger Form im Gange, Essen war seine Lieblingsspeise (copyright Kishon), und obwohl ich selbst auch in der Lage war, einiges hinunterzuschlucken, gestand mir Karin, daß sie froh wäre, keinen Belgier erwischt zu haben, die tägliche Nahrungsbeschaffung wäre auf Dauer Schwerstarbeit.

Als ich ihn ins Bräustüberl, wo man die besten Weißwürste außerhalb Bayerns serviert bekam, eingeladen hatte, staunte er erfreut ob der großen Porzellanschüssel, in der die dampfenden Würstel schwammen und die uns der Kellner mit den freundlichen Worten „An Guat'n!" auf den Biertisch im Garten stellte. Zu Würsteln brauche ich selbst stets Unmengen von Senf, und da ich Guy mittlerweile kannte, war das Mißverhältnis zwischen süßem Senf und der Wurstportion erschreckend. Ich lief also hinein, um eine gehörige Zusatzportion zu holen, da war der Kellner gerade dabei, ein neues Faß anzuzapfen.

Nachdem das Wirtshaus Bräu- und nicht Senfstüberl hieß, hatte ich für die Priorität vollstes Verständnis und wartete die fünf Minuten, was sich jedoch als Fehler herausstellen sollte. Zurück mit vollem Senfteller stand ich vor einer leeren Schüssel, da Guy nicht nur die Würste verputzt, sondern auch das Wasser ausgesoffen hatte. Er leckte sich genießerisch die Lippen und sagte: „Also die Würste waren klasse, bloß die Suppe hat etwas fad geschmeckt und war ziemlich heiß! Was hast denn du dir da zum Essen geholt?"

Wenn Guy nicht gerade auf den Bergen herumkraxelte oder Lebensmittel in sich hineinstopfte, begleitete er mich hin und wieder auf Visiten. Anfangs, als wir auf steilen Güterwegen zu den entlegensten Höfen herumkurvten, äugte er skeptisch zum Autofenster hinaus in die tiefen Gräben hinunter und fragte mißtrauisch: „Du hast eh' vor, auf der Straße zu bleiben, oder?"

Ich lachte: „Aber klar, und meistens gelingt es mir auch!"

Jedesmal, wenn wir zu seiner flachländisch geprägten Erleichterung wieder ohne Absturz hupend in einen Berghof einfuhren, staunte er über die zum Teil drei- bis vierhundert Jahre alten Holzställe, die sich den frühjährlichen Föhnwinden gehorchend, sanft gegen die dahinter hoch aufragenden Bergwiesen lehnten.

Auch die jeweilige Größe des Viehbestandes von durchschnittlich sechs bis zehn Kühen nötigte ihm, dem Belgier, da der flämische Bauer ungefähr hundert Kühe im Stall stehen hatte, immer wieder ein Lächeln ab, in dem aber eine gehörige Portion Hochachtung vor der Leistung und dem Idealismus unseres kargen Bergbauerntums mitschwang.

Ich sagte es ihm auch: „Es wär' äußerst wünschenswert, wenn unsere EU-Techno- und Bürokraten in Eurer Brüsseler Tintenburg einmal selbst die steilen Leiten händisch abmähen müßten. Dann könnten sie vielleicht die Situation der Gebirgsbauern verstehen und würden nicht ständig versuchen, eine Gleichbehandlung des gesamten europäischen Agrarwesens mit seinen landwirtschaftlichen Fabriken durchzudrücken."

Er nickte: „Ich fürchte nur, das einzig steile, was die dort kennen, sind ihre Karrieren!"

Damit hatte er vermutlich recht.

Passend zu diesem Gespräch meldete sich, als die Dämmerung bereits hereingebrochen war, Karin am Mobiltelephon. „Vom Vorderbachthaler haben s' ang'rufen! Eine Geburt!"

Der Vorderbachthalhof, der mit dem Hinterbachthalhof zusammen ein malerisches Ensemble am zur Salzach abfallenden Hang bildete, war der Prototyp des Unterschieds zwischen traditionellem Bergbauernhof und der Eu-weiten industrialisierten Massenproduktion landwirtschaftlicher Güter.

Während die Gebäude des Hinterbachthalhofes seit mehr als zwanzig Jahren verlassen dastanden, sie mußten wegen akuter Hangrutschungsgefahr seinerzeit geräumt werden, wollte der mittlerweile über siebzigjährige und alleinstehende Vorderbachthaler die Heimat seiner Vorfahren nicht so einfach preisgeben. Er nutzte das knorrige Wohnhaus zwar nur mehr tagsüber und hauptsächlich während der warmen Monate (schlafen tat er bei seiner Schwester hoch oben im Ort), sein Vieh stand jedoch wie seit Jahrhunderten in dem uralten geduckten Holzstall, dessen niedere Deckenbalken deutlich erkennen ließen, wie sich die Körpergröße von Mensch und Tier im Laufe der Zeit verändert hatte.

Die häufige Bezeichnung Vorder- bzw. Hinter- für Bauernhofnamen lassen den Kundigen wissen, welchen Hof man in früheren Jahren, meist auf Fuß- oder allerhöchstens auf Karrenwegen kommend, zuerst erreichte, wenn man die meist weit entfernte Dorfkirche als Bezugspunkt wählte. Heutzutage führen fast überall moderne Güterwege zu den Gehöften, deren Trassierung auf diese Tradition natürlich keine Rücksicht nehmen konnte, und so wurde mit dem Auto der Hintersowieso zum Vordersowieso und umgekehrt. Kleine Heimatkunde für Belgier!

Beim Vorderbachthaler war die gute Sitte noch gewahrt! Ihn konnte man lediglich per pedes erreichen. Wir parkten daher das Auto oben an der Straße und schulterten Geburtskoffer, Kaiserschnittzeug, Flaschen mit Pulver zur Erzeugung von künstlichem Fruchtschleim, die dazugehörige Uteruspumpe etc., etc.

Während wir die ungefähr vierhundert Meter Luftlinie über die ziemlich abschüssige und feuchte, mit Kuhfladen gespickte Wiese, auf der sich einige Pinzgauerkühe bereits zur Abendruhe niedergelassen hatten und, ohne ihr Wiederkäuen zu unterbrechen, unsere seltsame Prozession gelangweilt beobachteten, hinunterstolperten, war ich froh, in Guy einen leistungsfähigen Sherpa mitzuhaben. Schon öfters hatte ich in der Vergangenheit vollgepackt diese beschwerliche Kletterei allein bewältigen müssen und war unten am Hof mit schmerzendem Kreuz und Armen, die mich die Aufnahmsprüfung ins Affenhaus von Schönbrunn mühelos bestehen hätten lassen, angelangt.

Als die Stallecke endlich schemenhaft aus der Dunkelheit vor uns auftauchte, brummelte Guy: „Allerhand, da ist ja alles finster!"

Ich machte ein pfiffig-geheimnisvolles Gesicht, was er im schwachen Mondlicht allerdings nicht sehen konnte, und sagte: „Moment!" Vom Haken neben der windschiefen Tür nahm ich eine Lampe und riß ein Zündholz an.

Im aufflackernden Lichtschein erkannte ich vergnügt Guys erstaunt aufgerissene Augen: „Eine Petroleumlampe", keuchte er fassungslos.

„Zehn Kilometer vom Pongauer Dom, der letzte Bauernhof ohne Strom!" dichtete ich und stieß die Türe auf: „Bitte, Alter vor Schönheit!"

Durch den kleinen Vorraum, der nach altem Heu roch, drang ein schwaches Leuchten aus dem dahinter liegenden Stall, wo der alte Vorderbachthaler auf einer Haferkiste saß, neben sich eine weitere Petroleumlampe.

„Guat'n Abend, Herr Dokta! Tuat ma load, daß i Sie so spät noch oberplag'n hab' miassn, aber die alte Kersch", er hob die Lampe, sodaß der Lichtkegel den Kopf einer Pinzgauerkuh mit weitausladenden Hörnern streifte, von der bis jetzt nur das Hinterteil erkennbar gewesen war, „tuat vermutlich *ringeltrag'n*."

„Ringeltragen ist eine alte, fast aus dem Gebrauch gekommene Bezeichnung für eine Gebärmutterdrehung, bei der sich der Muttermund ringartig fest zusammenschnürt", übersetzte ich dem fasziniert lauschenden Guy, der sich ganz offensichtlich in einer Zeitmaschine wähnte.

„Werden wir sehen! Warmes Wasser bitte!"

Der Vorderbachthaler gehörte noch zur alten Bauerngarde, für die ein Tierarztbesuch ein sakrales Ereignis bildete und die dafür akribisch alles vorbereitet hatte. Früher gehörte es zur Selbstverständlichkeit, beim Eintreffen des Tierarztes heißes Wasser, welches ständig erneuert wurde, in Eimern parat stehen zu haben.

Die Kersch hatte keine Uterusdrehung, sondern eine absolute Muttermundenge.

Ich wandte mich kopfschüttelnd an den Bauern: „Da hilft leider nur ein Kaiserschnitt, oder …", „Oder Notschlachtung! Nicht wahr, Herr Dokta?" Der Alte sagte es mit Festigkeit.

Ich nickte stumm, weil ich wußte, was dem Alten seine drei Kühe bedeuteten.

Er ging mit der Petroleumlampe zum Kopf der Kuh, die ergeben ihrem Schicksal entgegenharrte, und leuchtete ihr in die Augen. Die Kuh streckte ihm die Nase entgegen und schleckte ihm mit ihrer rauhen Zunge über die Stirn.

„Geh' verschwind', alte Schmierkatz'", lachte der Vorderbachthaler und wischte sich mit dem Handrücken den nassen Kopf. Dann drehte er sich ruckartig herum und sagte: „In Gott's Namen, mach' ma halt an Kaiserschnitt! Wert is' des die alte God'l zwar nimmer, aber der innere Wert zöhlt aa!"

Hier war er wieder, der Beweis, daß unsere Bauern ihre Tiere bei allen wirtschaftlichen Zwängen nicht als bloße Materie betrachteten.

Guy war sichtlich beeindruckt und bat voll Feuer und Flamme: „Darf ich die Sektio vornehmen?"

Ich hatte nichts dagegen, weil ich wußte, daß er wesentlich mehr Routine bei Kaiserschnitten hatte, da diese in seiner Praxis ein Hauptelement bildeten. Dort herrschte neben den Schwarzbunten Milchhochleistungskühen die Fleischrasse der Weißblauen Belgier vor, welche für Schwergeburten geradezu prädestiniert waren durch den Umstand, daß man die Tiere zu sogenannten ‚Doppellendern' herangezüchtet hatte, das heißt, schon die Kälber schleppten bei der Geburt links und rechts einen zweiten Oberschenkelmuskel wie kleine Rucksäcke mit sich.

Daher mußte ein belgischer Landwirt mit 50–60 % Kaiserschnitten pro Saison rechnen, und wie Guy mir erzählt hatte, stand sein persönlicher Rekord auf sechzehn solcher Operationen in vierundzwanzig Stunden.

Guy hatte die gute Kersch in Windeseile aufgeschnitten, und während der Bauer und ich das Kuhkalb aus dem Bauch herauszogen und abseits mit Stroh abrieben, begann er bereits, die Wunde mit atemberaubendem Tempo zuzunähen, wobei er manchmal kräftig fluchte, weil er sich im ungewohnt trüben Licht der Petroleumfunzel dauernd in die Finger stach.

Nach vierzig Minuten verabschiedeten wir uns vom Vorderbachthaler und stapften schwerbepackt den steilen Hang zum Wagen retour.

Auf der Heimfahrt sagte ich: „Du hast dich wohl darum gerissen, weil du die Exotik einer Operation auskosten wolltest, ha?"

Er grinste mich an: „Wenn du's genau wissen willst, weil ich wußte, daß du mindestens doppelt solange dafür gebraucht hättest, und ich hab' schon ziemlich Hunger!“

Nachher saßen wir zu dritt auf der Terrasse und genossen die schöne Sommernacht bei einem Glas Wein. Noch immer voll Begeisterung schilderte ich Karin die unglaublich flotte Arbeitsweise von Guy. Der wiegelte bescheiden ab: „Ach was! Wenn man tagtäglich so viele Kühe aufschlitzt wie ich, wird man automatisch zur Nähmaschine. Was ist, übermorgen muß ich nach Hause fahren, komm doch für ein paar Tage mit. Ich garantiere dir, nach fünfzehn Kaiserschnitten hintereinander hast du dieselbe Routine wie ich!“

Das klang verlockend, obwohl mir bewußt war, daß ich nie so schnell wie Guy werden würde.

Da Karin ebenfalls der Meinung war, dies wäre eine einmalige Gelegenheit, und wenn sie nicht Schule hätte, würde sie sofort mitkommen, kletterte ich zwei Tage später hinter Guys mächtigen Rucksack her in unser Liegewagenabteil des Nachtzuges nach Brüssel. Aus meiner bescheideneren Reisetasche ragten die Hälse von drei Weinflaschen heraus, die uns die lange Fahrt versüßen sollten. In Salzburg waren sie bereits leer, und Guy hatte sich in Schlafstellung begeben und ein Sägewerk in Betrieb genommen, daß der Zug, hätte er wie zu früheren Zeiten aus Holzwaggons bestanden, unterwegs auseinandergebrochen wäre.

Als ich und die Mitreisenden endlich einschliefen, waren wir da.

Brüssel nahm uns mit grauem Himmel und Regen in Empfang. Übernächtig stapfte ich neben einem ausgeschlafenen und aufgekratzten Guy durch die Pfützen des tristen Bahnhofsplatzes zu einem Geländewagen mit überdimensionierten Reifen. Innen empfing mich die vertraute Atmosphäre eines Tierarztautos in Form der typischen Mischung aus Stallduft und scharfem Medikamentengeruch.

Wir fuhren zuerst in die Praxis. Vor einem niederen L-förmigen, modernen Backsteinbau mit vielen Glaselementen hielten wir, und Guy rief: „Da vorn' geht gerade Pieter, mein Chef! Ich stell' dich gleich vor!“

Pieter war ein schmächtiger Mann mit dunklen Haaren, einem scharfgeschnittenen Gesicht, das ihn älter aussehen ließ, und bohrenden Augen, die er auf mich richtete, als Guy nach der kurzen Begrüßung, die in flämisch gehalten eher förmlich geklungen hatte, mich fröhlich präsentierte. „Das ist der Kollege Hans aus Österreich, der für ein paar Tage unsere Arbeitsweise kennenlernen möchte!“

Der Chef gab mir eine schlaffe Hand und bemühte sich um freundliches Aussehen: „So, aus Österreich?" sagte er in fließendem Deutsch, wie es sehr viele Benelux-Bürger beherrschen. „Kannst du jodeln?"

Ich war etwas perplex. Diese unvermittelte Eingangsfrage hätte ich nicht einmal in Japan erwartet, geschweige denn in Europa. Ich nickte automatisch.

„Sehr gut! Jodel bitte einmal!" Ein Funken Interesse an meiner Person glomm in Pieters Augen auf. Offensichtlich hatte seiner Ansicht nach Guys Expedition in die wilden österreichischen Bergländer doch ein nützliches Primatenexemplar zutage gefördert.

Immer noch sprachlos schüttelte ich unwillig den Kopf.

„Na los doch! Einmal!" drängte Pieter herrisch.

Langsam kroch Ärger in mir auf. Der unhöfliche Kerl ging mir auf die Nerven! Was stellte der sich eigentlich vor? Daß ich übernächtig und vom Nieselregen durchweicht den Musikantenstadl imitierte?

Ich hatte ihn schließlich auch nicht aufgefordert, mir gleich das Manneken Pis vorzumachen, obwohl das bei diesem Wetter nicht weiter aufgefallen wäre.

Energisch winkte ich ab. „Nein, hier und jetzt wirklich nicht!" maulte ich.

Die kurze Freundlichkeit in Pieters Miene verflüchtigte sich, und er wandte sich wortlos ab, um ins trockene Glasfoyer zu eilen. Sein letzter Blick verriet, daß er mich entweder für einen Angeber oder für eine höchst unkooperative Person hielt, jedenfalls unwert einer weiteren Zeitverschwendung. Diese Haltung behielt er während der kommenden drei Tage konsequent bei.

„Ist der immer so komisch?" fragte ich Guy.

„Nur wenn er seinen *guten* Tag hat!" lachte der herzhaft. Wir betraten das Hauptgebäude, wo zwei hübsche Assistentinnen uns freundlich begrüßten und eine noch bemerkenswertere Sekretärin Guy ein langes Visitenprogramm aushändigte.

Er führte mich in den Anbau, durch die Käfigstationen, die Futtermittelkammern und in den Großtierapothekenraum, wo in hohen und langgezogenen Regalen die Medikamente in penibler Ordnung standen.

Pro Außendiensttierarzt gab es ein eigenes Regalabteil, da jeder Medikamente seiner Wahl benutzen konnte und für die rechtzeitige Nachbeschaffung selbst verantwortlich war. Das kollegiale Ausleihen von Mitteln wurde, vor allem von Pieter, als Vernachlässigung der

Obsorge angesehen und nur in Ausnahmefällen, wie Epidemien oder Lieferschwierigkeiten, ausnahmsweise toleriert. Mir schien dieses System nicht besonders kameradschaftsförderlich, aber ich gelte ja auch allgemein als schlampiger Mensch.

Guy ergänzte die Bestände in der Kofferraumapotheke, und wir fuhren los. Nach den letzten Vorgartensiedlungen am Brüsseler Stadtrand brauste der Wagen durch immer dichter werdenden Regen zwischen endlosen Wiesenflächen hindurch, wo man schemenhaft die schwarzweißen Leiber der Holsteinkühe unter triefenden Baumgruppen herausglänzen sah.

Guy bewegte das schwere Gefährt in einem derartigen Höllentempo über die feuchten und daher glitschigen Asphaltwege, wobei er Randsteine prinzipiell ignorierte, so daß ich schaudernd an die Spurstangen dachte und entgeistert auf die Weidezäune starrte, die, oft nur Zentimeter entfernt, an uns vorbeirasten.

„Du hast hoffentlich auch vor, auf der Straße zu bleiben?" fragte ich ihn vorsichtig, ihn an seine Bedenken in Österreich erinnernd, als wir gerade wieder über einen Straßenbuckel hüpften.

Er grinste: „Nicht unbedingt, aber im Gegensatz zu Euch daheim spielt das bei uns im Flachland keine große Rolle!"

„Du mußt wohl alles schnell machen, was? Essen, operieren, schlafen, Auto fahren …?"

„Das Leben ist kurz, was du daran erkennst, daß wir schon da sind!" Er trat wuchtig auf die Bremse, und unsere nässedampfende Motorhaube kam noch rechtzeitig vor einer gespenstisch aus dem Dunst aufgetauchten Ziegelmauer zum Stehen.

Die ersten Fälle an diesem Tag bestanden hauptsächlich aus Sterilitätsbehandlungen und leichteren klinischen Fällen. Nichts Erwähnenswertes, außer, daß auf neun von zehn Höfen, wenn Guy in der Küche gerade die Rechnung schrieb, ihm und mir als Gast eine drei Zehntel Liter Bierflasche zur Stärkung gereicht wurde, wobei Guy, da er ja fahren mußte, meistens seine Flasche an mich weitergab. Ich hatte ja schon früher davon gehört, daß es belgische Biere in Unzahl und in den verschiedensten Geschmacksrichtungen gab, aber als ich nun leibhaftig einmal ein Kirschbier, dann ein Ananasbier, ein Pfirsichbier, ein Honigbier und so weiter schlucken mußte, bekam mein Magen einen Begriff von dieser Exotik.

„Nichts gegen Obstsalat mit Schaum", beschwerte ich mich hinterher bei Guy im Auto, nachdem ich dutzende Male die Frage nach meiner

Herkunft und etwaiger Jodelkenntnisse beantwortet hatte, „aber habt Ihr auch Bier, das nach Bier schmeckt?"

„Aber ja!" lachte er, „warte nur, bis ich dir heute abend Brüssel zeige, dann wirst du sehen, was für ein kulinarisches Schlaraffenland Belgien ist. In der *Rue de Boulanger* zum Beispiel findest du die besten Restaurants für Feinschmecker mit Austern, Hummer, Trüffeln und all dem Zeug!"

Das klang verlockend, und ich beschloß, noch dazu, da ich seit dem Vortag nichts gegessen hatte, ein opulentes Abendmahl mit mindestens vier Gängen zu vertilgen.

Vorerst hieß es allerdings noch, mit knurrendem Magen von Visite zu Visite zu hetzen. Als nächstes war eine weißblaue Belgierkuh dran, die traurig im Nieselregen auf dem schadhaften Pflaster eines ziemlich herabgekommenen Hofes lag. Guy erklärte mir, nachdem er eine Weile mit dem Bauern gesprochen hatte, daß die Kuh nach einer Schwergeburt mittels Flaschenzug vor zwei Tagen nicht mehr aufstehen könnte. Er kniete nieder und untersuchte das Becken auf allfällige Brüche. „Wieso liegt sie denn im Freien?" fragte ich.

Guy meinte kopfschüttelnd: „Sie haben sie herausgezogen, weil sie dachten, auf dem groben Pflaster fände sie leichter mit den Klauen Halt als auf den glatten Stallmatten!" Er holte den elektrischen Viehtreiber aus dem Auto und stupste das Tier leicht hinter der Schulter an. Die Kuh stieß ein verzweifeltes Muhen aus, stemmte sich auf die Vorderfüße und hob ihr Hinterteil ungefähr bis zu drei Vierteln vom Boden weg. Dann brach sie hinten schwankend zusammen und lag wieder so wie vorher.

Guy zuckte die Achseln und sagte etwas auf Flämisch zum Bauern. Der nickte und verzog resignierend das Gesicht.

„Was ist los?" mischte ich mich ungeduldig ein.

„Nichts, ich hab' ihm gesagt, daß er sie schlachten lassen muß! Wahrscheinlich haben sie ihr bei der Parforce-Extraktion das Rückenmark beleidigt, und diese Rasse ist zu schwer, als daß sie tagelang festliegend bleiben könnte. Da kommt es schnell zu Drucknekrosen auf den vorspringenden Körperteilen!"

„Aber hör' mal, du hast sicher recht mit dem Rückenmark, nur meiner Erfahrung nach sind Fälle, bei denen die Tiere über die Hälfte der Bodendistanz hochkommen, prognostisch durchaus günstig, ich hatte schon dutzende solche Patienten … nur wenn sie es nicht bis zur Hälfte schaffen, wird das ganze meistens erfolglos! Die da ist aber ziemlich weit gekommen."

Guy meinte wegwerfend: „Meinetwegen, aber ich habe mich bereits festgelegt und muß jetzt in den Schweinestall, um mir ein paar Muttersauen anzusehen. Wenn du willst, kannst ja du dem Bauern deine Vorschläge machen, aber ich warne dich, unsere Kühe sind schwerer als Eure!"

Damit drehte er sich um und verschwand mit der Bäuerin in einem hangarartigen Gebäude aus leicht angerostetem Wellblech.

Ich blieb mit dem finster blickenden Bauern und der ängstlich dreinschauenden Kuh allein im Regen zurück.

Guy's Argument von dem schweren Tier schien mir nicht ganz einleuchtend. Dafür hatte es ja schließlich auch stärkere Muskeln, die das Körpergewicht auch sonst zu tragen pflegten und schließlich auch jetzt über die kritische Höhe hinweggehoben hatten. War er vielleicht beleidigt über meine Besserwisserei? Ich konnte mir das, soweit ich ihn kannte, eigentlich nicht vorstellen und wandte mich an den Bauern: „Sprechen Sie Deutsch?"

Offensichtlich war zumindest der Landmann beleidigt, denn er schaute mich entrüstet an und maulte vorwurfsvoll: „Nous sommes ici en Belgique, pas en Allemagne ...!"

Aha! Der Kerl kehrte den Chauvinisten hervor, denn zumindest die auf deutsch gestellte Frage hatte er verstanden.

Na, mit Französisch hätte ich auch dienen können, immerhin hatte ich es neun Jahre in der Schule gehabt, acht Jahre regulär und einmal unfreiwillig, aber schließlich war es seine Kuh, nicht meine.

Ich drehte mich gleichgültig um und sagte so laut, daß er es hören mußte: „Schade, in Österreich würde die Kuh weiterleben ...!"

Da packte er mich am Ärmel und fragte: „Was hast du gesagt?"

Ich grinste innerlich und antwortete: „In Österreich kennen wir eine Methode, bei der die Kuh nicht geschlachtet werden müßte, aber da ich leider genauso wenig Französisch kann wie Sie Deutsch ...!" Das war nicht einmal eine Lüge.

„Unsinn, ich verstehe Deutsch! Also was machst du?"

„Der Kuh die Hinterfüße zusammenbinden, daß sie bloß einen halben Meter Spielraum hat und sich nicht spreizen kann, mehrmals täglich mit heißem Schnaps den gesamten Kreuzbereich einmassieren und ihr alle zwei Tage Vitamin B spritzen. Außerdem muß sie aus der Nässe da weg, hinein in den Stall auf ein trockenes, weiches Lager! Ich wette, in ein paar Tagen kann sie aufstehen!"

Guy kehrte gerade, nach Schwein riechend, zurück, und der Bauer erklärte ihm aufgeregt, was ich ihm soeben gesagt hatte.

Er antwortete lächelnd, weil er es von mir wußte: „In Österreich ist Schnaps eine alte Medizin!"

Nachdem die Kuh, sie trug die Bestandsnummer 413 im Ohr, meiner Anordnung gemäß versorgt worden war, wurden wir in die nicht gerade saubere Küche gebeten, wo uns der Bauer ein Apfelbier in die Hand drückte und sich hoffnungsvoll an mich wandte: „Wenn du aus Österreich kommst, kannst du sicher jodeln, ha?"

In mir stieg der Ärger hoch. Ich hatte gerade eine wahrscheinlich lebensrettende Maßnahme an seiner Kuh vorgenommen, und jetzt wollte der Mensch offensichtlich als Draufgabe etwas Folklore.

Ich schüttelte trotzig den Kopf: „Ich werde da jetzt sicher *nicht* jodeln!"

Die Miene des Bauern wurde wieder abweisend. Immerhin besaß er ja keine Garantie, daß die Kuh wieder aufstehen würde, da könnte sich dieser apfelbiertrinkende Österreicher doch wenigstens das Getränk mit Singen verdienen.

Ich gab ihm zu verstehen, wenn er nächstens eine kranke Kuh hätte, sollte er doch am besten die Trapp-Familie engagieren.

Der Abschied fiel somit wenig herzlich aus. Jetzt braucht sich auch keiner mehr wundern, daß die seinerzeitigen EU-Sanktionen gegen Österreich hauptsächlich vom belgischen Außenminister betrieben worden waren.

Hätte ich damals etwas öfter gejodelt, wer weiß …!

Mit umso mehr Befriedigung nahm ich daheim eine Woche später zur Kenntnis, daß mich Guy anrief, um mir mitzuteilen, daß 413 tatsächlich wieder munter im Stall stand.

Der restliche Tag verlief unspektakulär bis auf den stärker werdenden Regen, keine Geburt weit und breit, geschweige denn ein Kaiserschnitt.

„Unbegreiflich", murmelte Guy entschuldigend, „um diese Jahreszeit schlafe ich normalerweise sogar im Geburtsmantel!"

„Vielleicht könnte man stattdessen eine Kleinigkeit essen gehen", schlug ich vor und sah vor meinem geistigen Auge eine Riesenplatte mit Meeresfrüchten, die malerisch einen ganzen Hummer umrahmten.

„Ist gut, machen wir Schluß für heute, wer weiß, was die Nacht für Überraschungen bereithält, und fahren wir nach Brüssel!"

Wir stoppten kurz vor Guys Wohnung, um uns etwas zu restaurieren, und strebten dann in flotter Fahrt dem lichterglänzenden Stadtzentrum zu. Plötzlich hielt Guy an und stieg aus. „Einen Augenblick!" Er überquerte die Fahrbahn und verschwand in einem düsteren Eingang, dessen Beschriftung ich durch die tropfnassen Scheiben nicht entziffern konnte. Wenige Minuten später öffnete Guy die Wagentür und drückte mir einige heißdampfende Styroporbecher in die Hand!

„Was ist das?" fragte ich erstaunt und mindestens ebenso mißtrauisch.

„Du hattest doch Hunger? Das da ist mein Lieblingschinese!" Er begann unter genießerischem Schlürfen den Inhalt seiner Becher mit zwei Stäbchen in sich hineinzulöffeln.

„Ja aber, die *Rue de Boulanger*! Ich dachte ..., was ist denn mit dem Hummer?"

Er lachte mit vollen Backen: „Mein Lieber, du wirst die Freßmeile schon kennenlernen, aber wenn du dort essen willst, brauchst du mindestens drei Stunden Zeit, und falls doch noch ein Kaiserschnitt kommen sollte, müssen wir weg!"

Das war zwar ein Argument, aber kein Trost. Ich schluckte also das kantonesische Menü ebenfalls, aber mit wesentlich weniger Begeisterung hinunter.

Guy war längst mit seiner Monsterportion fertig und fuhr langsam durch die Stadt, wobei er im Stil eines Fremdenführers abwechselnd in verschiedene Richtungen deutete und das jeweilige verschwommene Objekt erläuterte. Vor dem Atomium, einem der Brüsseler Wahrzeichen anläßlich der Weltausstellung 1958, blieben wir stehen, und ich betrachtete das haushohe silberglänzende Modell eines Atoms.

„Es ist schon länger wegen Reparaturbedürftigkeit geschlossen", erklärte Guy. „Bei Tageslicht kann man auch ganz schöne Rostflecken sehen!"

„Wenn ich bedenke, daß ich genauso alt bin, hab' ich mich eigentlich gar nicht so schlecht gehalten", erwiderte ich stolz.

Wir passierten den Königspalast und die Glasbetonsilos der EU-Verwaltung. Angesichts dieser unpersönlichen Atmosphäre, den die Gebäude ausstrahlten, wunderten mich manche Entscheidungen aus Brüssel nicht mehr.

Guy fand einen Parkplatz und reichte mir einen dicken Anorak. „Jetzt gehen wir ein bißchen zu Fuß!"

Nach einigen Ecken stand ich plötzlich vor dem unscheinbaren zweiten Wahrzeichen, dem Manneken Pis, das aus einer Wandnische heraus seinen Strahl in ein kleines Becken sandte. Es machte einen äußerst mickerigen Eindruck, deshalb unterließ ich diesmal einen persönlichen Vergleich.

„Eigentlich müßte es fünf Meter hoch sein und vor dem EU-Ratsgebäude mit der Vorderseite zum Eingang stehen!" sinnierte ich.

„Jawohl! Und mit echtem Urin und fünf ATÜ ausgerüstet!" sekundierte Guy.

Der Rathausplatz mit seinen Renaissancefassaden und den mächtigen beleuchteten Fensterportalen bot einen überwältigenden Eindruck.

„So, und hier, die *Rue de Boulanger*", präsentierte Guy mit einladender Handbewegung, als enthüllte er einen gelungenen Zaubertrick. Eine schmale Gasse tat sich vor uns auf, in der sich zu beiden Seiten ein Feinschmeckerlokal an das andere reihte. Nur durch die Lokaleingänge durchbrochen, zogen sich lange Reihen von Tischen die Häuserfronten entlang, auf denen in metallenen Tassen auf Eis die Köstlichkeiten des Globus offeriert wurden. Meeresfrüchte und echte Früchte, Schokoladen und Gebäck, Weinsortiments und Champagnerbatterien quollen auf den trotz des Wetters dichten Strom der Passanten ein, der sich durch das enge Gäßchen im Gegenverkehr durchwälzte. Neidvoll betrachtete ich durch die Glasscheiben die Tischgesellschaften im Inneren der dezent beleuchteten Gasträume, während ich mit der Zungenspitze eine verirrte chinesische Sojasprosse aus meiner linken Wangentasche stocherte.

Schwarzweiß gekleidete Ober standen unter den Markisen und animierten die Vorbeigehenden freundlich zum Eintritt. Einige, die offensichtlich nicht auf einen Kaiserschnitt warteten, folgten der Einladung.

Etwas verbittert schlenderte ich hinter Guy nach. Plötzlich rief jemand: „Monsieur! Arretez-vous!" und faßte mich am Arm.

Ich drehte mich um und erkannte einen der Ober, der mit ärgerlichem Gesicht einen großen Hummer gepackt hatte, welcher mit einer Schere hinten an meinem Anorak hing. Das Tier war lebend auf dem Eistablett drapiert gewesen, an sich eine Riesenschweinerei, und hatte mich beim Vorbeigehen am dicken Jackenstoff geschnappt, was ich durch die Schwere des nassen Stoffes nicht mitbekommen hatte, zum Unterschied vom Kellner, der augenscheinlich glaubte, ich befleißigte mich einer bequemen Art des Fischfanges und wollte mich mit der Beute davonmachen.

Ohne auf meine Entschuldigung einzugehen, trennte er unter ziemlicher Anstrengung das desperate Krustentier und mich und kehrte, mittlerweile pitschnaß und mit einem bösen Blick zu mir, wieder an seinen Stammplatz zurück, wo er das arme Tier wieder auf den Teller legte.

Guy hatte die Szene einige Meter voraus amüsiert mitverfolgt und empfing mich mit schallendem Lachen, so daß ihn einige Leute indigniert musterten.

Er hieb mir die Pranke auf die Schulter, von der ein Sprühregen aufstieg, und röhrte: „Jetzt bist du doch noch zu einem Hummer aus der *Rue de Boulanger* gekommen!"

Ich kaute wortlos an der Sojasprosse. Mir taten beide leid! Ich und der Hummer!

… und er jodelt doch!

Das verfluchte Telephon! Ich tastete schlaftrunken in der Finsternis, wie gewohnt, an meine rechte Seite, fand aber das Gerät nicht, und während ich wie wild weitersuchte, rollte ich von der Matratze auf den Boden.

Da flammte augenstechend das grelle Deckenlicht auf, und plötzlich begriff ich, wo ich mich befand: in Guys Wohnung in Brüssel!

Der Hausherr stand, wie ich blinzelnd feststellte, nackt vor mir, auch kein Anblick, den man sich um dreiviertel zwei in der Nacht wünschte, und sagte: „Los aufstehen! Eine Pferdegeburt!"

Ich wälzte mich hoch, und während wir in die Klamotten fuhren, führte er weiter aus: „In einem Reitstall, eine dreiviertel Stunde entfernt. Klingt nach Wehenschwäche!"

Es regnete beständig, und wir brausten durch die Nacht. Endlich erreichten wir ein langgestrecktes niederes Gebäude, dessen Fenster schwach beleuchtet waren. Auf dem durchweichten Vorplatz parkten mehrere Autos.

„Ganz schöner Auflauf um diese Zeit", bemerkte ich.

Wir packten unsere Sachen und eilten in den Stallgang, wo eine Gruppe von ungefähr zwanzig aufgeregten Personen vornehmlich weiblichen Geschlechts vor einer Box versammelt war.

Bei unserem Erscheinen teilte sich die Menge und gab uns den Blick auf eine schwitzende Fuchsstute frei, neben der ein nasses Fohlen im Stroh zitterte. Gott sei Dank war alles gut von allein verlaufen, denn Komplikationen bei Pferdegeburten gehören zu den kniffligsten Problemen eines Tierarztes.

Auch Guy, der üblicherweise immer unerschütterlich wirkte, kniete sichtlich erleichtert nieder und versorgte den Nabel des Neugeborenen mit einer Klemme und Desinfektionsmittel, prüfte die Vollständigkeit der im Eck liegenden Nachgeburt und gab der dankbaren Stute eine Kreislaufspritze.

Wenn ich nun geglaubt hatte, daß die Sache damit beendet war und wir zu Hause noch ein paar Stunden Schlaf nachholen konnten, ich hatte ja, wie erinnerlich, noch ein Defizit von der Vornacht im Zug, sah ich mich getäuscht. Einige Pferdebesitzerinnen wechselten mit meinem Kollegen ein paar Worte, und dieser verschwand eilig nach draußen zum Auto, von wo er gleich drauf mit einem Arm voller Ampullenfläschchen und Injektionsspritzen zurückkam.

„Was machst du jetzt?" fragte ich erstaunt.

„Oh, ein paar Pferde impfen. Grippe, Tetanus, Herpes!"

„Was! Um diese Uhrzeit? Das ist doch nichts Dringendes!" Ich konnte die belgischen Bräuche nicht ganz nachvollziehen.

„Nein, aber erstens habe ich jetzt alle Besitzer versammelt, und zweitens, wenn ich jetzt ablehne, impft sie morgen der Nachbarkollege, der auch seine Finger in diesem Reitstall drinnen hat!"

Ich hockte mich also resignierend auf einen der viereckigen Strohballen an der Wand, wodurch ich den darauf liegenden grauen Tigerkater, obwohl genug Platz für beide gewesen wäre, aus seiner sowieso infolge des ungewöhnlichen Auflaufs gestörten Ruhe vertrieb, was er mir mit seinem sichtlich indignierten Abgang unter Hinterlassung einiger stechend riechender Harnspritzer auf meiner Hose zu verstehen gab.

Mir fielen in der Stallwärme die Augen zu, während Guy unermüdlich von Box zu Box ging, Hufe aufhob und untersuchte und Ratschläge um sich streute wie ein Hausbesorger Sand bei Glatteis.

Plötzlich rüttelte mich wer am Arm: „Hallo, Katzenklo! Du kannst aufwachen, wir sind fertig!" Guy grinste mir von oben herab entgegen.

Ich taumelte verschlafen hoch und folgte ihm ins Freie. Es nieselte zur Abwechslung. Ehe ich fragen konnte, wie er nun den angefangenen Morgen zu gestalten dachte, plärrten aus seinem Handy plötzlich die um diese frühe Stunde besonders enervierenden Klänge des Zillertaler Hochzeitsmarsches, den er sich in Österreich begeistert draufgeladen hatte.

Er strahlte mich an, nachdem er das kurze Gespräch beendet hatte. „Du hast Glück! Ein Kaiserschnitt!"

„Du meinst zumindest: eine Geburt", korrigierte ich knurrend, denn auch, wenn ich wegen der Kaiserschnitte hierher gekommen war, nach zwei Nächten ohne Schlaf blieb mein Glücksgefühl eher gedämpft.

Er schüttelte den Kopf, während er den Motor startete und den Wagen fast mit einem Satz in Bewegung setzte, daß der Schlamm spritzte. „Nein, ein Kaiserschnitt! Unsere Bauern sind da Experten, die wissen genau, was es geschlagen hat. Wirst schon sehen."

Nach zwanzig Minuten halsbrecherischer Fahrt durch finsteres Gemüse links und rechts bogen wir mit leichten Schleuderbewegungen in ein breites Tor zu einem älteren, von Backsteingebäuden umsäumten Hof ein.

Der Regen hatte aufgehört, die Wolkendecke riß stellenweise auf und ließ einen dämmernden Himmel erkennen.

Wir packten unser Zeug und betraten den Stall. Er war nicht so weitläufig wie die bisherigen, aber noch immer beeindruckend. Fünf Weißblaue Belgierkühe standen in ihren Ständen und äugten beunruhigt zu uns herüber, die restlichen ungefähr vierzig Plätze waren leer, die Tiere befanden sich auf der Weide.

Gespannt wollte ich mich der Kuhgruppe nähern, als mich Guy anrief: „Hier ist unsere Patientin!"

Ich drehte mich um und war perplex: In der linken Stallecke befand sich abgetrennt ein sauber gefliestes, hell erleuchtetes Abteil mit einem Metallrahmen, in dem eine weitere Kuh angebunden stand.

Der linke Bauch des Tieres war bereits komplett rasiert, und die orange Hautfarbe ließ auf eine bereits vorgenommene Desinfektion schließen.

Daneben stand ein knochiger Mann im Geburtsmantel, neben sich einen Tisch und einige Kübel mit dampfendem Wasser. Über der Kuh hing ein Flaschenzug, der beweglich auf einer fix montierten Schiene an der Decke entlanglaufen konnte. In einigen Metern Entfernung warteten eine Frau und offensichtlich Tochter und Sohn, alle im grauen Stalldrillich.

Der Mann entpuppte sich als der Bauer, der bereits alle Vorkehrungen getroffen hatte.

Während Guy ebenfalls seinen Mantel überstreifte und das Instrumentarium in sterilen Tüchern auf dem gut erreichbaren Tisch drapierte, wies er mich an, kurz in den Geburtskanal zu greifen, ob ich eine Geburt *per via naturalis* für möglich hielte.

Ich sah sofort, daß er recht gehabt hatte. Völlig unmöglich. Zwei enorme Vorderbeine versperrten das knöcherne Becken, und dahinter ertastete ich einen ungeheuren Kopf, der mit der Nase nur wenig in die Beckenränder hereinragte.

Die Stirn war ab Augenhöhe vom Knochen blockiert. Das Ganze erweckte den Eindruck eines dreidimensionalen Porträts in einem viel zu kleinen Rahmen.

Guy hatte inzwischen die Enddesinfektion vorgenommen, ein Kreuzstich zur Ausschaltung der störenden Preßwehen erübrigte sich, da diese normalerweise erst dann einsetzen, wenn die Stirn des Kalbes die im Scheidendach befindlichen Druckrezeptoren reflektorisch in Gang setzen, aber davon konnte hier keine Rede sein, da der Schädel nicht einmal in die Nähe dieser sensiblen Stelle gelangte.

Nachdem wir noch kurz auf den Wirkungseintritt des Lokalanästhetikums gewartet hatten, während der ich der Tierbesitzerfamilie bezüglich Herkunft und Motivation meines Aufenthaltes vorgestellt worden war, reichte mir Guy erwartungsfroh das Skalpell wie ein Bürgermeister dem Minister die Schere, damit dieser endlich die neue Autobahn eröffnete.

Ich mußte den Schnitt ziemlich weit hinten ansetzen, da rippenwärts bereits zwei gut verheilte Narben von vorausgegangenen Eingriffen kündeten, und Narbengewebe soll man ja bekanntlich wegen schlechter Heiltendenz aussparen.

Sollte die Kuh die heutige Operation überleben, was ich inständig hoffte, würde sie links ausschauen wie ein alter Adidas-Schuh. Außer ich bekäme plötzlich Schluckauf und würde die Hand verreißen, dann hätte sie große Ähnlichkeit mit einem Nike-Produkt. Und damit genug der Schleichwerbung!

Während meines belgischen Kurzausfluges war ich noch auf eine Kuh getroffen, die bereits neun Kaiserschnitte hinter sich gebracht hatte, fünf auf der linken Flanke und vier rechts, was aber operationstechnisch ungünstiger ist, da dort der große Pansen fehlt, der die Gedärme am Hervorquellen hindert.

Das stellt aber eher eine Seltenheit dar, denn so alt werden Kühe im EU-Raum für gewöhnlich nicht, ausgenommen im kleinen Österreich mit seinen doch tiergerechten Haltungsformen.

Obwohl ich daheim schon zahlreiche Sektionen durchgeführt hatte, saß mir bei dieser das unangenehme Gefühl der mißtrauischen Kontrolle jedes Handgriffes durch den Bauern im Nacken, wie ich es noch so gut aus der Prüfungszeit an der Universität kannte. Gut, wer sieht es schon gerne, wenn ein wildfremder Mensch ins Haus schneit und damit beginnt, etwas aufzuschlitzen.

Guy dagegen stand feixend an die Kuh gelehnt und warf in rhythmischen Intervallen einen Blick auf seine Armbanduhr wie ein Trainer beim Zehntausendmeterlauf.

‚Hundling', dachte ich. Diese Rasse hatte ganz andere Dimensionen als unsere Gebirgskühe, die wegen der steilen Almen nicht allzu schwer sein durften, die Muskelschichten waren dicker, die Blutgefäße größer.

Dennoch kam ich, wenn auch schwitzend, ganz gut voran und zog schließlich unter großem Kraftaufwand die Hinterklauen soweit aus der Gebärmutter, daß die Geburtsketten hinter den Fesselgelenken angebracht werden konnten. Jetzt trat der Flaschenzug in Aktion, denn kein Mensch wäre imstande, dieses ‚Bröckerl‘ von Kalb einfach so aus dem Bauch zu heben, wie es bei uns üblich ist.

Das riesige Neugeborene, Geburtsgewicht über neunzig Kilo (ein Kalb unter sechzig Kilo wird in Belgien als unterentwickelt betrachtet), schwebte an mir vorbei in die Höhe und lief an der Deckenschiene nach hinten zu den wartenden Familienangehörigen (des Bauern, nicht des Kalbes), die sich sofort und professionell um das Tier kümmerten, indem sie die Atemwege von Fruchtschleim befreiten, den Nabel versorgten und ihm intramuskulär ein Gammaglobulinpräparat spritzten.

Derweil hatte der Bauer, mit dem bisherigen Resultat augenscheinlich halbwegs zufrieden, die beiden Uterusfaßzangen korrekt an die beiden Wundwinkel gesetzt und beobachtete mit der ungeduldigen Miene einer routinierten OP-Schwester zur Dienstschlußzeit meine Bemühungen, die Kuh wieder ordentlich zu verschließen.

Guy hatte eine Antibiotikumflasche mit der Beißzange geöffnet, und während unsereiner in zwei bis drei sparsamen Zwanzigmilliliterportionen das Medikament sorgfältig in die verschiedensten Stadien des Wundverschlusses deponierte, so daß immer die halbe Flasche zur weiteren Verwendung übrig blieb, kippte mein Kollege das in Belgien viel billigere Mittel ohne aufzuschütteln zuerst mit der Lösungsflüssigkeit voraus in die Bauchhöhle und schickte unter kurzen Schleuderbewegungen den dicklichen Anteil hinterher. Die leere Flasche warf er weg. Pro Kaiserschnitt 100 Milliliter! Ich registrierte das nur nebenbei, da ich mich voll auf die Wundnaht konzentrieren mußte.

Obwohl ich für meine Begriffe wie ein Wahnsinniger nähte, mich dabei natürlich dauernd stach und mindestens ebenso fluchte wie Guy vor einigen Tagen bei der Petroleumbeleuchtung, merkte ich deutlich, daß das zahlende Publikum in Person des Bauern meine persönliche Bestleistung nicht gerade beeindruckte. Ein Sportlerschicksal!

Schließlich hielt er es nicht mehr aus und sagte in gebrochenem Deutsch offiziell zum grinsenden Guy, in Wirklichkeit aber zu mir: „Die Österreicher sind gemütliche Leute, sogar beim Nähen!“

Ich hatte mich soeben erneut gestochen, und da mir mitlerweile der Rücken weh zu tun begann, knirschte ich innerlich: „Noch so eine Bemerkung und du kannst meine Gemütlichkeit gleich kennenlernen!“

Ich biß aber die Zähne zusammen und, da es die letzte Naht gewesen war und Guy zu diesem Zwecke Scheren für überflüssig hielt, den restlichen Faden ab.

Ich verneigte mich kurz, um zu demonstrieren, daß zumindest ich selbst die Darbietung für einigermaßen künstlerisch wertvoll aufgefaßt hatte, und lutschte an meinen zerstochenen Fingerkuppen.

Guy schlug mir auf die Schulter und nickte: „Für Österreichische Verhältnisse nicht schlecht!“

Ich dachte mir: ‚Mein lieber Freund, ich kenne Dutzende von Chirurgen zuhause, die dir für diese Aussage mit Berechtigung in den Hintern treten würden‘, nahm aber seine Rolle als Claqueur dankbar an.

In der Küche bekamen wir trotz der Morgenstunde das übliche Bier serviert, ich glaubte, es war diesmal Melonengeschmack, konnte mich wegen Müdigkeit aber auch täuschen, verneinte ebenso müde die übliche Frage nach einer Jodeldarbietung, obwohl es mein Image aufpoliert hätte, da es, bin ich mir ziemlich sicher, nur wenige Chirurgen gibt, die schneller als ich nähen und dazu noch jodeln können. Eine Kombinationsmedaille wäre mir bei Olympia sicher.

Wir waren keine zwei Kilometer weit vom Hof entfernt, als der Zillertaler Hochzeitsmarsch mein linkes Trommelfell erschütterte.

„Na bitte!“ schmunzelte Guy: „Ein Kaiserschnitt, wer sagt's denn!“

Bis elf Uhr vormittags hatten wir noch zwei weitere Kaiserschnitte und eine normale, aber ziemlich schwere Geburt hinter uns gebracht, daneben einige orthopädische Visiten bei Kälbern absolviert, wo Guy Gipsverbände wechseln mußte. Zahlreiche Kälber kommen aufgrund ihrer Körpergröße, wie man bei uns sagt, *verlegen* auf die Welt, das heißt, sie hatten im Mutterleib nicht genügend Raum, so daß die Vorderextremitäten nicht gestreckt heranwachsen konnten, sondern nur in gebeugter Gelenkshaltung. Dadurch haben diese Tiere bei der Geburt Sehnenverkürzungen und können nicht stehen. Ihr, für Jungtiere, hohes Gewicht trägt ebenfalls dazu bei, daß die armen Teufel nur auf den Dorsalflächen der Vorderbeine, was den menschlichen Handrücken gleichkommt, stehen können. In meinem kleinstrukturierten Praxisgebiet sind solche Fälle eher selten und wenn, dann findet immer jemand genügend Zeit, mit diesen Kälbern Gymnastik zu machen und mehrmals am Tag Dehnübungen der Sehnen durchzuführen, so, wie eine künftige Primaballerina auch als Kind mit dem Spagat anfangen muß.

Allerdings sind die Beine von Kälbern meist mehr behaart und daher nicht so attraktiv wie die Beine der Tänzerinnen.

In der belgischen Landwirtschaft ist diese Methode aufgrund der Bestandsgrößen natürlich undurchführbar, somit müssen straffe Gipsverbände die gewaltsame Sehnenstreckung bewirken. Diese Verbände müssen in regelmäßigen Abständen gelüftet oder gewechselt werden, da einerseits im Wachstum die Beine an Umfang zunehmen und andererseits die darunterbefindliche Haut entsprechend leidet. Ich machte mit einigen Kälbern Bekanntschaft, bei denen, nachdem Guy die Gipshülle abgenommen hatte, das rohe Fleisch oder eitrige Hautreste zum Vorschein gekommen waren. Nach der Wundversorgung wurden neue Gipsverbände angelegt, obwohl allen Beteiligten, besonders den sich verzweifelt wehrenden Kälbern, klar war, daß ein genügender Luftzutritt für die Heilung Voraussetzung war. Aber es half nichts, zuerst mußten die Füße gerade sein, denn was hat ein Bauer von einem Jungrind mit heiler Haut, das nicht stehen kann.

Der faulige Geruch der alten Hüllen und der aseptische der neuen, mit denen die Tiere dann traurig herumstakten, assoziiert sich mir spontan bis heute, wenn irgendwo der Name Belgien fällt.

Nicht zuletzt deswegen befand ich mich zu dieser Stunde bereits in einer eher ramponierten Verfassung.

Aber auch Guy steckte solche Visiten nicht so einfach weg, und man merkte ihm langsam eine aufkeimende Müdigkeit an.

Wir machten kurz Mittagspause und aßen am Schnellimbiß Wurst mit Pommes frittes, dem belgischen Nationalgericht, wobei in den Würsteln mindestens ebenso viel Kartoffelstärke drin war wie in den Fritten.

Dazu trank ich das bekannte Geuze-Bier, das mit seinem leicht säuerlichen Charakter zwar nicht uninteressant, aber letztendlich auch nicht wie Bier schmeckte.

Der Zillertaler Hochzeitsmarsch, der gerade wieder erklang, stieß mir aber noch saurer auf.

Guy seufzte: „Ein lahmes Pferd!"

Unterwegs instruierte er mich: „Du mußt dir die Gummistiefel ausziehen, bevor wir ankommen. In diesen Reitclub geht man als Tierarzt entweder in Lederstiefeln oder Halbschuhen. Mit Gummistiefeln gilt man als Kuhdoktor und war das letzte Mal hier beschäftigt!"

„Aber die werden doch merken, daß du auch Rinder behandelst! Zumindest am Stallgeruch im Gewand! Außerdem habe ich keine anderen Schuhe mit, weil ich nicht damit gerechnet habe, sie zu brauchen. Pommes frittes in Gummistiefeln ist schließlich kein Stilbruch!"

Es war ein dezenter Vorwurf, daß Guy sich durch das komische Praxissystem seines noch komischeren Chefs nicht einmal Zeit zum ordentlichen Essen nehmen konnte und seit 48 Stunden vom Fastfood lebte. Vor allem, weil ich überzeugt war, daß dies einen ungesunden Dauerzustand darstellte, auch wenn ich nicht zu Gast war.

Ich muß hier dem armen Chef aber Abbitte leisten. Nach dem Restaurantbesuch am Abschiedsabend, wo Guy geradezu beleidigt jede finanzielle Beteiligung meinerseits an der exorbitanten Rechnung abgelehnt hatte, wurde mir klar, daß bei den dortigen Gasthauspreisen Guy mit seinem Erhaltungsbedarf an Nahrung spätestens am Zehnten jedes Monats pleite gewesen wäre. Die Gastronomiekosten sind die wahren Brüsseler Spitzen!

„Nimm dir meine Halbschuhe hinten im Fond! Ich habe Lederstiefel dabei!" Guy war für alle Eventualitäten, mir ein kurzes Nickerchen im Wagen zu vereiteln, gerüstet.

Als wir das Clubgelände erreichten, wurde mir klar, was Guy gemeint hatte. So etwas sieht man normalerweise nur im Film. Weiße Zäune kontrastierten pastellfarbig zu altrosa gestrichenen, im Bungalowstil gehaltenen Reit- und Stallgebäuden. Das Clubhaus war dem Südstaatenambiente derart nachempfunden, daß ich mich nicht gewundert hätte, an der Rückseite Onkel Tom's Hütte vorzufinden. Allerdings fiel mir ein, was ein etwas außerhalb unserer Realität lebender junger Sproß eines uralten Adelsgeschlechtes (ich nenne keinen Namen, sonst sind alle Habsburger böse auf mich), mit dessen erlauchter Person gemeinsam den Reseveoffizierskurs zu absolvieren ich einst das bedingte Vergnügen hatte, mir allen Ernstes in voller Entrüstung entgegengeschleudert hatte: Nur gewöhnliche Häuser besäßen Rückseiten, bei vornehmen Objekten spräche man von der zweiten Vorderfront.

Auch das Ehepaar, das bereits mit tadelnder Miene, eine hypernervös tänzelnde, elendshohe Warmblutstute mit leichter Tendenz zum Senkrücken mühsam am Halfter haltend, auf uns gewartet hatte, schien einer amerikanischen Seifenoper entstiegen. Sie zeigte bei kurzem Hinschauen gewisse Ähnlichkeiten mit Doris Day, er bildete die gelungene Mischung aus dem männlichen Denver-Clan Hauptdarsteller, weiß der Teufel den Namen, und einem beliebigen US-Senator, die sowieso alle gleich ausschauen.

Den Hintergrund bildete tatsächlich ein Rosenbeet!

Wie im Film aber üblich, das Happyend vorausgesetzt, es geht nicht alles glatt.

In diesem Fall war es der Umstand, daß mir Guys Halblatschen, Größe Segelboot, um einiges zu weit waren. Beim Herausklettern aus dem Auto blieb ich natürlich am Trittbrett hängen und plumpste auf den dezent vibrierenden Rasen dem gereiften Traumpaar vor die Gucci-Schuhe. Ich weiß nicht, ob die Hufeisen der Stute auch von Gucci kamen, sie stieg jedoch hoch und riß den armen …, jetzt weiß ich's wieder, John Forsyte rückwärts in die Rosensträucher. Doris Day, die rechtzeitig losgelassen hatte, fuchtelte unter Kreischen, dem ich den Namen … entnehmen konnte, mit den goldberingten Armen klirrend, durch die Luft, was die Stute nicht unbedingt beruhigte.

Ich rappelte mich hoch und stürzte auf den auf Rosen gebetteten John Forsyte los, um ihn aus dem Gefahrenbereich zu befördern, denn trotz seines jugendlichen Auftretens hatte ich einige Gelenke bedenklich krachen gehört.

Guy war ebenfalls hinzugesprungen, hatte die Stute mit festem Griff am Halfter gepackt und redete beruhigend auf sie ein. Sie rollte hysterisch mit den Augen und blies laut die Luft aus den Nüstern, während weiße Schaumflocken von ihrem Giraffenhals flogen, aber sie stieg nicht mehr hoch.

Die einzige, die noch außer sich war, war Miss Day, aber sie hatte leider keinen Halfter. Sie fiel ihrem zerkratzten Senator, den ich am Ärmel gepackt hielt, etwas exaltiert um den Hals, was sich als Fehler herausstellen sollte, denn der Gute hatte noch ein paar Dornen im Gewand übrig.

Ich überließ es Guy, die Szene mit der erneut kreischenden Doris, der darob wieder hochfahrenden Stute, dem leicht blutenden Denver-Chef und einigen unbekannten Zaungästen zu meistern, schließlich hatte *er* die Lederstiefel an, und machte mich leise pfeifend auf die Suche nach Onkel Tom's Hütte an der „zweiten Vorderfront" des Clubgebäudes. Barfuß selbstverständlich, denn die andere Latsche hatte ich auch verloren.

Dort traf ich auf einen sehr freundlichen Irish Setter, der sich von mir das rötliche Fell kraulen ließ, bis Guy mich zur Abfahrt rief.

Es war niemand mehr zu sehen, und ich kletterte ins Auto.

Guy lachte und lachte und lachte.

Ich sah ihn vorwurfsvoll an: „Du mit deinen blöden Halbschuhen! In meinen Gummistiefeln wäre das nicht passiert!"

Er konnte sich vor Lachen gar nicht beruhigen. „Ich glaube, in Zukunft brauch' ich in dem Betrieb auch keine Lederstiefel mehr!"

Der Nachmittag brachte noch zwei Kaiserschnitte, und so verliefen auch die drauffolgende Nacht und der dritte Tag bis vier Uhr Nachmittag.

Trotz meiner permanenten Übermüdung war ich tatsächlich schneller geworden, auch wenn ich an Guy nicht im geringsten herankommen würde, wie er mir bei der letzten Sectio, die er wieder selbst durchführte, demonstrierte.

„So, Schluß für heute!" Er schaltete das Telephon ab. „Ich hab' mir für den Rest des Tages frei genommen! Schließlich geht um Mitternacht dein Zug, und wir haben noch einiges nachzuholen. Wir fahren jetzt zu mir, packen deine Sachen, und dann geht's in die City!"

Wie bereits erwähnt, führte er mich in eines der besten Lokale der Stadt und verriet mir anschließend geheimnisvoll: „Jetzt geh'n wir ins Theater!"

Theater? Ich war etwas verwirrt, denn in ca. vier Stunden mußte ich am Bahnhof sein, und da ginge sich höchstens noch ein Einakter aus.

„Erstes Tierarztgebot! Nicht grübeln, handeln", grinste Guy und parkte den Wagen gekonnt in einer derart kleinen Lücke, daß ich trotzdem grübeln mußte, wie er das geschafft hatte.

Das Theater war ein ehemaliges solches und nunmehr seit einigen Jahren ein beliebtes Bierlokal. Auch zu seinen Glanzzeiten stellte es mit zwanzig Sitzplätzen ein Unikat und somit nicht nur das kleinste Theater in Brüssel, sondern das mir überhaupt bekannte dar.

Die Bude war gerammelt voll, was bei achtzehn Gästen nicht viel zu sagen hatte, denn zwei Plätze waren für uns reserviert.

Der fette Wirt brachte eine Getränkekarte, die einem kleinen Telephonbuch glich, aber Guy lehnte kategorisch ab. „Ich nehme ein Geuze, und mein Freund aus Österreich kriegt ein *Quak-Bier*!" Dabei blinzelte er dem ‚Theaterdirektor' verschwörerisch zu, was der mit einem verständnisvollen Grinsen quittierte.

Auch die übrigen Gäste in dem kleinen Raum horchten auf, und einige drehten sich verstohlen nach uns um.

„Mein lieber Herr Gesangsverein", dachte ich „da mußt du aufpassen, da ist was im Busch!"

Ich zündete meine Pfeife an und feixte Guy an, was der ebenfalls mit einem Grinsen erwiderte.

Während ich dicke Rauchwolken produzierte, zerbrach ich mir den Kopf, was ein Quak-Bier sein könnte.

„Und, wie hat's dir gefallen?“ riß mich Guy aus meinen Gedanken „War's die Reise wert?“

„Oh ja! Es war äußerst interessant! Du hast dir mit mir viel Mühe aufgehalst und sogar durch meine Schuld einen Reitstall als Kunden verloren. Das ist mir sehr unangenehm!“

„Ach was! Ich hab' mich bei euch in Österreich viel länger sehr wohl gefühlt, und außerdem“, er setzte eine pfiffige Miene auf, „sind meine Füße froh, wenn ich nicht mehr in diesen Reitstall muß, soll doch der Chef selber hinfahren! Mir waren diese verdammten Lederstiefel sowieso immer viel zu klein! Ah! Da kommt unser Bier!“

Der Wirt stellte grinsend ein normales Glas vor Guy, während er mir ein Unikum vor die Nase setzte.

Ein unförmiges Holzgestell mit Henkel, in dem sich relativ locker ein riesiges, birnenförmiges Bierglas befand.

„Zum Wohl!“ grinste Guy und prostete mir zu. Ich hob das Monstrum zum Mund und beobachtete aus den Augenwinkeln, wie alle Gäste in dem kleinen Raum zu uns herüberstarrten.

Ich setzte das Glas an und begann, in langen Zügen zu trinken. Unterwegs merkte ich den Pferdefuß!

Das Glas war so konzipiert, daß bei entsprechender Neigung und Überschreiten des Schwerpunktes das Glas ruckartig nach unten kippte, selbst zwar von der bauchigen Erweiterung durch den Holzrahmen abgefangen wurde, den Restinhalt an Bier jedoch schwallartig auf den jeweiligen Trinker entleerte.

Phonetisch ausgedrückt: quak!

Eine Touristenfalle!

Glücklicherweise hatte ich in meiner Studentenzeit aus allen möglichen und unmöglichen Gefäßen Bier zu mir genommen, wer einmal aus einem eineinhalb Meter langen Trinkhorn getrunken hat, weiß um die Unberechenbarkeit der Flüssigkeitssäule, und so reagierte ich instinktiv, indem ich mit dem Daumen das Glas gegen den Holzrahmen preßte und in dieser Fixierung problemlos den Inhalt austrank.

Soll noch einer behaupten, daß die Mitgliedschaft in einer Burschenschaft nichts mit dem aktuellen Leben zu tun hat!

Es war äußerst unterhaltsam, die enttäuschten Gesichter der Anwesenden zu beobachten. Plötzlich stand einer vom Nebentisch auf und kam herüber. Er streckte mir die Hand entgegen und sagte: „Glückwunsch! Wenn einer richtig trinken kann, dann ist er auch ein Mann. Von wo kommst du?“

„Aus Österreich“, antwortete ich unvorsichtig.

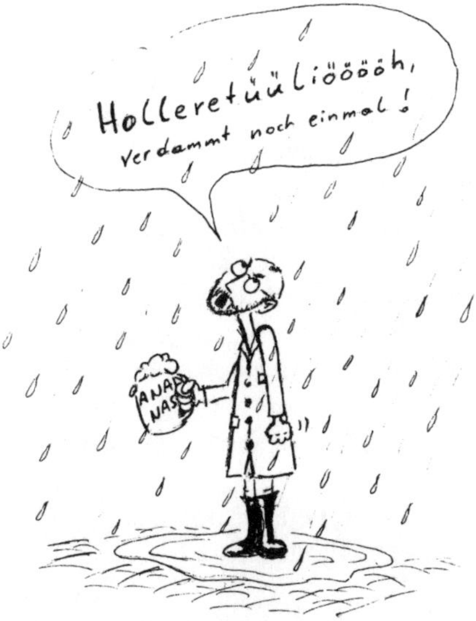

Die Reaktion erfolgte prompt! Er begann zu strahlen und alle Anwesenden ebenfalls. „Aus Österreich? Kannst Du vielleicht jodeln?“

Was soll's! Immerhin ist's mein Abschiedsabend, die Kaiserschnitte waren alle trotz der Geschwindigkeit positiv verlaufen, ich hatte das Quak-Bier komplikationslos inhaliert, was sollte mich also noch erschüttern?

Steter Tropfen höhlte bekanntlich den Stein!

Ich begann also: „Über'n Laurenziberg,
holleredirididiriheihoo
kumman d' schön' Menscha daher,
holleredirididiooh…!“

Tosender Applaus umfing mich. Jetzt wurde mir klar, warum Pavarotti nicht aufhören konnte.

Urplötzlich sah ich mich einer Batterie voller Biergläser ausgesetzt, die einheimische Gästemeute klatschte mich ein, ich war der Star des Abends.

Ich überlege ernsthaft eine Japantournee! Zumindest Karaoke!

Vor allem freute es mich, daß ich Guy, dem ich langsam angesichts meiner beharrlichen Jodelverweigerungen Zweifel angesehen hatte, ob ich nun ein gewöhnlicher Aufschneider wäre, von meiner Integrität überzeugt hatte.

Nach einigen weiteren Bieren und Jodlern im Verhältnis 50:50 war die Stunde des Aufbruchs gekommen.

Ich verabschiedete mich von meiner neuen Fangemeinde und besonders herzlich von Guy und raste mit dem Taxi zum Bahnhof.

Irgendwer setzte mich in den richtigen Zug, und ich schlief das erste Mal seit drei Tagen tief und fest.

Als ich aufwachte, passierten wir gerade die österreichische Grenze.

War ich froh, hier Tierarzt zu sein!

Kühe, die noch normal ihre Kälber bekommen!

Kälber, die noch ohne Stützkorsett heranwachsen!

Bauern, die zu ihren Tieren noch eine Beziehung haben und sie beim Namen nennen.

Keiner, der mich löcherte, ob ich jodeln kann …

Ich schaute zufrieden zum Fenster hinaus.

Am liebsten hätte ich gejodelt …

Bundesbahn-Blues

Wenn jemand zu Hause aus einem Nebenraum, in dem sich weder Radio noch Fernseher befindet, plötzlich die in realistischer, weil schlechter Tonqualität, aber ohrenbetäubende Lautsprecherdurchsage hört, daß „der Schnellzug *Blauer Enzian* von Karlsruhe nach Wien-West zehn Minuten Verspätung hat", und dazu das schrille Pfeifen einer Fahrtdienstleitertrillerpfeife gellt, dieses Zuhause jedoch einige Kilometer vom nächsten Bahnhof entfernt ist, dann hat der Jemand ebenso plötzlich ein Problem, seinem Geisteszustand zu trauen.

Dieser Jemand war ich am Ordinationsschreibtisch und der Nebenraum das Wartezimmer. Gewiß, die letzte Nacht hatte ich wenig geschlafen, da zwei Kühe hintereinander unbedingt meine geburtshelferischen Fähigkeiten auf die Probe gestellt hatten, und dann hatte ich mir als Betthupferl noch einen größeren Whisky gegönnt, aber dennoch: Daß es bereits in derart frühen Jahren mit mir soweit kommen würde, überraschte mich doch ein wenig. Vorsichtig öffnete ich die Verbindungstür, sprungbereit darauf gefaßt, daß vielleicht tatsächlich gleich die Nase einer roten Lok hereinbrausen würde, denn den Zeitangaben der Bundesbahn war bekanntlich nicht zu trauen, auch wenn angesagte Verspätungen für gewöhnlich eher größer wurden.

Mißtrauisch äugte ich hinaus, wobei mich der bleiche junge Mann in beiger Lederjacke, der auf einem der Wartestühle Platz genommen hatte, freundlich, wenn auch ein bißchen gequält grüßte. Erleichtert öffnete ich die Türe ganz und trat ihm einen Schritt entgegen, da war es wieder …! Der gellende, langgezogene Pfiff und der scheppernde Lautsprecher, der ankündigte, daß der Regionalzug nach Zell am See auf Gleis 18 abfährt!

Der junge Mann zuckte genervt zusammen und schaute hinüber in die Ecke. Erst jetzt nahm ich einen großräumigen Vogelkäfig, man konnte schon fast von einer tragbaren Volière sprechen, wahr, der neben der Eingangstüre abgestellt stand.

Drinnen hutschte mit heftigen Bewegungen in einem Schaukelring ein prachtvoller und giftgrüner Amazonenpapagei und spuckte eine Sonnenblumenschale in Richtung des nicht weniger prachtvollen, rotgefiederten Aras, der mit den Klammerfüßen an den Vertikalstäben des Käfigs im Zeitlupentempo herunterrutschte und die Lautsprecheransage soeben mit dem knacksenden Geräusch eines weggelegten Mikrophons beendete.

Bevor ich vor Erstaunen irgendetwas sagen konnte, war der Jüngling aufgesprungen und deutete mit zitternder Hand auf die beiden, im wahrsten Sinne des Wortes, schrägen Vögel: „Da! Hören Sie, was die zwei aufführen! So geht das den ganzen Tag! Der da", er zeigte anklagend auf den Giftgrünen, „der da ist der Schlimmste!" Wie zur Bestätigung öffnete der solcherart Apostrophierte den Schnabel und begann erneut mit dem ohrenbetäubenden Trillerpfiff, der einem die Zahnwurzeln vibrieren ließ. Daraufhin holte der Mann mit der anderen zitternden Hand eine Decke hervor, auf der er inzwischen gesessen hatte, und warf sie schwungvoll und anscheinend bereits geübt über die Vogelbehausung. Der Pfiff brach ebenso abrupt, wie er begonnen hatte, ab.

Unter dem Vorhang herrschte tiefes Schweigen.

Der bleiche Jüngling, der mittlerweile um einiges gealtert schien, nahm mich beim Arm und führte mich in den Ordinationsraum, obwohl das eher meine Aufgabe gewesen wäre. Er schloß die Tür, sank erleichtert auf den Besuchersessel und wischte sich, noch immer zitternd, den Schweiß von der Stirn.

„Mein Name ist Dipl. Ing. Weichelt, und mein Problem brauche ich Ihnen wohl nicht extra mehr zu schildern. Meine Tante betrieb vierzig Jahre einen Reiseproviantkiosk am Salzburger Bahnhof und hatte die Tiere den ganzen Tag im Geschäft, weil die Kunden, vor allem die Kinder, davon so begeistert waren. Die zwei gefiederten Verbrecher haben aber dadurch die Geräuschkulisse gelernt und vertreiben sich damit die Zeit und die Langeweile, wenn sie Aufmerksamkeit erregen wollen.

Ich habe die beiden Papageien von meiner Tante geerbt, die sie begreiflicherweise nicht mit ins Altersheim nehmen konnte. Ins Tierschutzhaus wollte ich sie auch nicht geben, erstens täten sie mir da leid, und außerdem", er sah sich verschwörerisch um, ob wir eh keinen ungebetenen Zuhörer hatten, „außerdem könnte mir die Tante das verübeln, das waren doch ihre beiden Lieblinge, und ich erwarte mir eines Tages ihre gesamte Erbschaft, nicht nur die Vögel!" Er sah mich um Verständnis heischend an.

„Aber", fuhr er fort, „seit den zwei Wochen, in denen ich sie bei mir habe, gibt es natürlich nur Schwierigkeiten wegen des Lärms, vor allem mit den Nachbarn. Wir wohnen in einer Neubausiedlung, wo Hunde und Katzen sowieso nicht erlaubt sind, bei den Vögeln hat die

Hausverwaltung gnädig eine Ausnahme gemacht, aber nun sind schon mehrere Beschwerden eingegangen, und uns droht die Kündigung. Was meine Frau und ich in den eigenen vier Wänden phonmäßig mitmachen, davon will ich lieber ganz schweigen!"

Ich konnte mir das lebhaft vorstellen. Nach ein paar Wochen würde jeder Ohrenarzt mühelos Gehörschäden diagnostizieren. Der junge Diplomingenieur, er mußte veflixt schnell studiert haben, stöhnte: „Wenn man sie zudeckt, halten sie ja die ‚Goschen', entschuldigen Sie den rüden Ausdruck, aber ich kann sie ja nicht vierundzwanzig Stunden täglich im Dunkeln halten, schließlich sind das ja keine Champignons! Vielleicht wissen Sie eine Lösung?"

Ich strich mir gedankenvoll durch den Bart, dazu hat man ihn ja schließlich. „Mmh! An was hatten Sie denn gedacht?" Irgendwie hatte ich das Gefühl, er wäre mit einer bestimmten Vorstellung zu mir gekommen.

„Naja", er druckste ein bißchen herum, „in der Zoohandlung hat man mir gesagt, es gäbe zwar Sprechperlen, weil es sich die meisten Leute wünschen würden, daß ihre Vögel sprechen könnten, aber Nichtsprechperlen gäbe es nicht. Jetzt habe ich mir gedacht, wenn man vielleicht mittels einer kleinen Operation die Stimmbänder ein wenig lahm legen könnte …?"

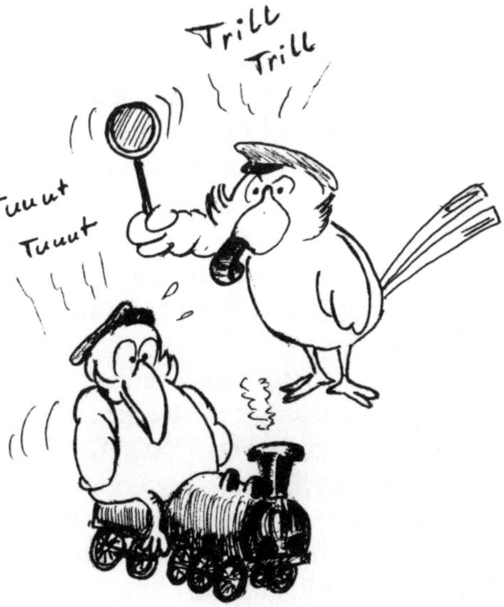

„Ausgeschlossen!“ wehrte ich ab, „ich bin zwar kein großer Vogelexperte, aber wenn mich meine Restkenntnisse aus Anatomie nicht im Stich lassen, besitzen Vögel keine Stimmbänder, sondern einen sogenannten *Syrhinx*, das ist ein Teil der Luftsäcke, und ob man das operieren kann, bezweifle ich. Außerdem ist so ein Eingriff aus Tierschutzgründen abzulehnen, denn die Lautäußerung ist immens wichtig für das Sozialverhalten!“

Er sackte zusammen.

„Vielleicht können Sie sie doch irgendwo unterbringen, nicht gerade im Tierheim, sondern privat, wo die Tiere wieder eine direkte Bezugsperson haben?“ versuchte ich gutes Zureden.

„Aber wer soll denn diese Krawallmacher freiwillig nehmen?“ jammerte er.

Das war allerdings ein guter Einwand, wie ich zugeben mußte. Bei der Vorstellung, daß ich sie beispielsweise zu mir nehmen müßte, konnte ich mir deutlich ausmalen, wie lange es dauern würde, daß ich mich nur mehr mit den Vögeln und dem Scheidungsrichter unterhalten würde können.

„Jetzt werfen Sie die Flinte nicht gleich ins Korn!“ Ich heuchelte Zuversicht. „Geben Sie mir ein paar Tage Zeit, vielleicht finde ich eine Lösung! In der Zwischenzeit“, ich versuchte einen verzweifelten Scherz, „genießen Sie den Vorteil, der sich aus der Situation ergibt.“

Er glotzte mich verständnislos an.

„Na ja“, ich rang mir ein Lächeln ab, „Sie brauchen jetzt immerhin nicht die Zugsauskunft bemühen …!“

Er schüttelte traurig den Kopf: „Leider haben sie die Fahrplanänderungen nicht mitgemacht. Der Grüne, Sie können das nicht wissen, weil er bringt die Nummer Gott sei Dank nur noch selten, beherrscht noch den Heulpfiff einer alten Dampflokomotive. Da gehen Sie die Wände hoch, wenn Sie im gleichen Zimmer sind!“

„Ein paar Tage nur!“ beschwichtigte ich und schob ihn sanft in den Warteraum, wo er den Käfig mit den zwei geflügelten Hobbyeisenbahnern aufhob. „Nur Mut!“

Durch die Glastür sah ich zu, wie er mühsam den Riesenkäfig auf dem Autorücksitz verstaute, wobei die Decke an der Vorderlehne hängenblieb und herunterrutschte. Das in der Dunkelhaft schmorende Imitatorenduo begrüßte das Tageslicht spontan mit einer ohrenbetäubenden Bahnhofszene, die sogar durch die Fensterscheiben noch schmerzhaft in meinen Ohren gellte. Wenn mich nicht alles täuschte, konnte ich sogar die Dampflok hören.

Herr Weichelt stülpte hastig den Überzug auf den Käfig und fuhr davon.

Ich konnte mir lebhaft vorstellen, daß er sich zum nächsten Weihnachtsfest keine elektrische Eisenbahn wünschte.

Leider hatte ich momentan keine Gelegenheit, mir die versprochenen Gedanken zu machen, denn der Ederbauer rief an und sagte, es sei dringend, seine beste Kuh, die *Glück*, hätte vor zwei Stunden *gekälbert* und, wie er jetzt bei Wiederbetreten des Stalles hat feststellen müssen, *aus'taucht*! Also ein Gebärmuttervorfall.

Ich wechselte wie ein Verwandlungskünstler vom Ordinationsgewand in die Praxiskluft und war schon unterwegs. Nach meiner telephonischen Instruktion war beim Eintreffen alles bestens vorbereitet, die Kuh stand mit heraushängender Gebärmutter, die zum Schutz gegen Verletzung und Austrocknung mit einem nassen Leintuch umwickelt war, in ihrem Stand und harrte geduldig der Ereignisse.

Da es sich um einen frischen Fall handelte und die kalte Kompresse ein weiteres Anschwellen des gestauten Uterus verhindert hatte, war es mir leicht und schnell möglich, die Gebärmutter wieder dorthin zu verstauen, wo sie von Mutter Natur eigentlich vorgesehen war.

Allerdings merkte ich, daß es mir unmöglich war, die beiden Uterushörner komplett auszurichten. Man muß sich das wie eine umgedrehte lange Unterhose mit unten zugenähten Hosenbeinen vorstellen. Wenn da am Ende noch eine kleine Einstülpung bestehen bleibt, kommt es zu reflexartigem Nachpressen, und die ganze Geschichte geht von vorne los. Daher ist es unter allen Umständen wichtig, die Hörner ganz auszustülpen. Hier handelte es sich um eine Kuh, die bereits ihr siebentes Kalb zur Welt gebracht hatte und eine dementsprechend große Gebärmutter mit langen Hörnern besaß.

Aber da gab es einen Trick. Ich wandte mich zum Ederbauern und grinste: „Könnte ich bitte eine leere, nicht allzu dicke Flasche mit langem Hals haben? Am besten eine alte, aber saubere Weinbouteille! Wenn Sie sie vorher austrinken müssen, helfe ich gerne!"

Der Ederbauer grinste zurück. „Tut mir leid, aber auf unserem Hof wird keinerlei Alkohol getrunken!"

Ich war ehrlich erschüttert. Da sieht man wieder, daß Abstinenzler auch nicht nur Vorteile haben.

„Na gut, dann irgendeine Limonadenflasche!" Mein Gott, etwas mehr Flexibilität konnte man doch voraussetzen.

Die Ederbäuerin schüttelte den Kopf. „Hab'n wir leider auch nicht. Wir kaufen keine Kunstlimonaden, wir pressen uns're Säfte selbst und füllen sie in Ballonflaschen. Servier'n tun wir sie im Krug! Alles Bio!"

Ich beobachtete durch das Stallfenster eine Amsel, die sich scheinbar sorglos auf einem noch kahlen Zweig vom Märzföhn das Gefieder durchpusten ließ, und bedauerte für einen Moment, daß man Existenzen nicht einfach austauschen konnte.

Da blieb nichts anderes übrig, als Nummer zwei aus der Trickkiste zu holen. Diese Methode hatte mir vor Jahren ein alter Tierarzt verraten. Man füllt die Gebärmutter mit warmem Wasser, dem man desinfizierende oder blutungsstillende Zusätze beifügt, und läßt die Kuh bergab traben. Durch die Schüttelbewegungen der Flüssigkeit, die danach wieder nach außen abfließt, werden die Hornenden in ihre korrekte Lage gedrückt.

Das Komplizierte bei dieser Anwendung war nur, daß das Tier durch den vorhergegangenen Kreuzstich, der zur Ausschaltung der Preßtätigkeit bei der Prolapsreposition unumgänglich ist, eine vorübergehende leichte Unsicherheit der Hinterbeine entwickelt. Daher muß ein kräftiger Mann fest den Kuhschwanz an der Wurzel packen und, den taumelnden Lauf der Kuh mitmachend, sie solcherart etwas stabilisieren.

Ein anstrengendes und heikles Unterfangen. Ich beschloß daher, selbst den Steuermann zu spielen.

Der Ederbauer hängte die alte Dame von der Halskette ab und öffnete die Stalltür. Die Kuh, sichtlich froh darüber, den Ort der Unannehmlichkeiten verlassen zu können, ließ sich nicht lange bitten und stürmte ins Freie. Ich hatte gerade noch Gelegenheit, die Schwanzwurzel zu erhaschen. In rasantem Schweinsgalopp ging es den abschüssigen Obstgarten hinunter, dessen Boden durch Nässe und Schneereste derart rutschig war, daß ich mit den Gummistiefeln hinter dem wie besoffen schwankenden Rindvieh mehr hinterher geschleift wurde, als eine aktive Stütze zu bieten. Plötzlich bemerkte ich mit Schrecken, daß unsere unkontrollierte Minipolonaise an Geschwindigkeit gewann und direkten Kurs auf den ehrwürdigen Zwetschkenbaum nahm. Obwohl ich die Augen zumachte, baute sich in mir das deftige Bild auf, wie wir beide mit gebrochenem Genick unter dem umgestürzten Baum herausgeschnitten wurden. „Loslassen!" hallte eine innere Stimme in mir, aber ehe ich mich dazu durchringen konnte, nahm mir die alte Kuh die Entscheidung ab. Mit einer unvermittelten Wendung um 90 Grad schrammte sie haarscharf am Baum vorbei. Leider traf das auf mich nicht zu. Die plötzliche Zentrifugalkraft wickelte mich um den rauen Stamm, daß mir Hören und Sehen verging. Den Schwanz mußte ich natürlich auslassen. Mit dröhnendem Schädel, aus einer Platzwunde rann mir Blut ins linke Auge, beobachtete ich hilflos, wie sich die nun allein dahinwackelnde Glück schlitternd auf die Grundgrenze zubewegte, wo ein dünner Stacheldrahtzaun das letzte Hindernis vor einem metertiefen Graben bildete.

Jetzt konnte der Kuh nur mehr ihr Name helfen!

Wieder bewies sie mir, wie sehr ich sie unterschätzte. Irgendwie schaffte sie eine Vollbremsung, machte kehrt und stapfte langsam Richtung Stall zurück, wobei sie mich, als sie an mir vorbeikam, interessiert musterte.

Ich hätte schwören können, einen schadenfrohen Ausdruck in ihren Augen gesehen zu haben.

Da ich nun genügend lange das bekannte Kinderbuch *Die Omama im Apfelbaum* nachgespielt hatte, begann ich vorsichtig meine Lösung von der Botanik, wobei mir nun klar wurde, warum beim Abschaben des Autobahnpickerls manchmal Reste kleben bleiben.

Gut fünf Minuten nach der alten Glück traf ich hinkend wieder im Stall ein und begann, meine Gerätschaften einzusammeln. Da es der Kuh augenscheinlich besser ging als mir und das sonst bei diesen Einsätzen offerierte Stärkungsstamperl hier ausfallen mußte, sah ich keinen Grund, meinen Aufbruch zu verzögern.

Die Ederischen bedankten sich herzlich und mitfühlend, während der kleine Stefan, hinter der Mutter versteckt, sich einen Ast lachte. Die Vorstellung schien ihm gefallen zu haben.

Die restlichen Tagesvisiten erledigte ich unter körperlichem Ach und Krach und war heilfroh, als ich in der Dämmerung die tröstlichen Lichter unseres trauten Heimes erspähte. Allerdings entdeckte ich beim Näherkommen auch die weniger tröstliche Beleuchtung des Warteraums, und daß jemand drinnen saß.

Da ich üblicherweise nur gegen Voranmeldung ordiniere, mag ich solche Überfälle gar nicht gern, besonders nicht nach einem solchen Tag.

„Wer ist denn da draußen?“ raunzte ich Karin mißgelaunt an, nachdem ich das Haus durch die Garage betreten hatte. „Wieder einer, der zu faul ist, sich anzumelden?“

„Nein, der alte Herr Berger sitzt drüben! Der Asta geht es gar nicht gut! Wie schaust denn du aus?“

„Besser, als ich mich fühle!“ versetzte ich. „Aber lassen wir das für später, ich geh’ gleich in die Ordination!“

Der alte Herr Berger war etwas anderes. Seit Jahren stocktaub, konnte er natürlich nicht telefonieren.

Seine Schäferhündin Asta zählte zu meinen frühesten Patienten, seit sie an der für Schäfer so typischen fortschreitenden Lähmung der Hinterhand durch Degeneration des hinteren Rückenmarks leidet: das gefürchtete Cauda-equina-Syndrom. Aber mit Homöopathie und vielen Vitamin-B-Tabletten hatten wir das während der letzten Jahre ganz gut im Griff behalten, sie schwankte zwar auch bisweilen beim Gehen, und vor allem, wenn sie schneller wurde, überholte sie manchmal das eigene Hinterteil, aber schließlich zählte die Gute auch schon fünfzehneinhalb Lenze.

Heute war es aber nicht das Hintergestell, wie ich am sorgenvollen Blick von Herrn Berger sofort ablesen konnte. Asta stemmte sich auch nicht wie gewöhnlich hoch, um mich schweifwedelnd zu begrüßen, sondern klopfte nur mit dem Wedel hörbar gegen den Topf der Zimmerpalme und hob leicht den Kopf.

„Seit gestern geht es ihr gar nicht gut, Herr Doktor“, begann Herr Berger, „sie frißt plötzlich nicht mehr, trinkt Unmengen von Wasser und erbricht gleich wieder, wobei Blut dabei ist! Ich mach’ mir solche Sorgen!“

Auch ich erschrak. Asta war, seit ich sie kannte, immer ein wenig mager gewesen, was ich für den Tribut an das Alter gehalten hatte, aber vor mir lag ein durch stumpfes Fell zusammengehaltenes Häufchen Knochen, und zwei übergroße Augen schauten mich aus einem Greisengesicht ängstlich, aber doch vertrauensvoll an.

Ich bückte mich und hob das kranke Tier auf, um es ins Ordinationszimmer zu tragen, dabei stieg mir der üble Geruch in die Nase, der dem ausgemergelten Körper entströmte.

Als ich Asta sacht auf den Untersuchungstisch gleiten ließ, spürte ich es: einen kinderballgroßen, höckerigen und derben Tumor hinter dem Rückenbogen.

Die Lidbindehäute waren intensiv gelb gefärbt! Ikterus, Gelbsucht!

Da mich Herr Berger nicht verstehen konnte, griff ich zum dafür bereitliegenden Zettelblock und schrieb, zwecks Lesbarkeit, in Großbuchstaben: ICH FÜRCHTE, ASTA HAT EINEN FORTGESCHRITTENEN LEBERTUMOR! DAS BESTE WÄRE, SIE ZU ERLÖSEN!

Die Augen des weishaarigen Mannes füllten sich mit Tränen: „Kann man denn gar nichts versuchen, Herr Doktor? Ich weiß, daß ich sie wahrscheinlich nicht mehr allzu lange haben werde können, aber schauen Sie, ich bin alt, und einen neuen Hund kann ich mir nicht mehr nehmen. Wenn ich die Asta jetzt verliere, bin ich für den Rest meines Lebens allein. Vielleicht kann man ihr doch noch einmal d'rüberhelfen. Allerdings, leiden soll sie natürlich auch nicht!"

Ich schüttelte resignierend den Kopf und schrieb weiter: DA IST NICHTS MEHR ZU MACHEN! IHR IST FÜRCHTERLICH SCHLECHT, UND SIE HAT SICHERLICH SCHMERZEN! GLAUBEN SIE MIR, WENN NOCH EIN FUNKEN HOFFNUNG BESTÜNDE, WÜRDE ICH SIE AN DEN BESTEN SPEZIALISTEN ÜBERWEISEN! ABER SO IST DAS EINZIGE, DAS SIE AUS DANKBARKEIT FÜR JAHRELANGE KAMERADSCHAFT NOCH FÜR SIE TUN KÖNNEN, IHR EINEN SANFTEN TOD ZU SCHENKEN! SEIEN SIE FROH, DASS DER ENDGÜLTIGE ZUSTAND SO PLÖTZLICH EINGETRETEN IST!"

Herr Berger starrte stumm auf seine teilnahmslos daliegende Gefährtin, und schließlich nickte er: „Na gut, wenn's sein muß! Ich darf nicht egoistisch sein! Tun Sie ihr den Gefallen!"

Asta winselte leicht, als ich ihr die Spritze mit dem Narkosemittel in den Oberschenkel drückte, wehleidig war sie immer ein bißchen. Nach einigen Minuten flachte die bisher angestrengte Atmung ab, und sie erbrach unter heftigem Würgen ein letztes Mal in die vorgehaltene Nierenschale eine dunkle blutige Masse, die faulig roch.

Dann war sie eingeschlafen. Herr Berger hatte ihr zwischenzeitlich den Kopf gestreichelt und immer wieder schluchzend gemurmelt: „Du warst ein guter Hund ...!"

Ich schickte ihn kurz hinaus und injizierte dem bewußtlosen Tier das Tötungsmittel direkt in das Herz, welches pochend in dem mageren Brustkorb zu spüren war.

Ein kurzes Strecken der Beine, ein leichter Seufzer, vorbei.

Ich holte den Besitzer wieder herein. Das leere Halsband und die Leine, die ich ihm reichte, lehnte er ab: „Die brauch' ich nicht mehr!" Er strich der toten Asta noch einmal über das Fell, gab mir die Hand und flüsterte: „Danke für Ihre Hilfe! Zahlen komm' ich morgen, jetzt kann ich nicht ...!"

Damit drehte er sich um, ich sah von hinten, wie seine Schultern zuckten, und verschwand in der Dunkelheit dieses traurigen Abends.

Ich blickte ihm nach, während ich mir über die ebenfalls feucht gewordenen Augen wischte. Es war immer das Gleiche, wenn man einem alten Menschen den letzten Partner nehmen mußte.

Am nächsten Morgen kam ich kaum aus dem Bett. Jeder Muskel tat mir auf der Treppe weh, die ich hinunterstakste wie der hölzerne Pinocchio, der gerade gehen gelernt hatte. In der Küche saß Karin am Frühstückstisch und schaute fasziniert auf meinen Oberkörper, allerdings nicht, weil er direkte Ähnlichkeit mit dem von Arnold Schwarzenegger aufwies, sondern weil ihm zahlreiche Hämatome das Aussehen einer karibischen Seekarte verliehen hatten.

„Wahnsinn, das sind ja nicht nur blaue Flecken, sondern sogar zwetschkenblaue!" konstatierte sie und biß genußvoll in ihr Honigbrot.

Diese sarkastische Nüchternheit kränkte ein bißchen. „Sie wären genauso blau, wenn es sich um einen Kirschbaum gehandelt hätte!" schnappte ich.

„Deinem Kopf nach zu schließen, hätte es sogar ein Birnbaum sein können!"

Da außer einem starken Kaffee hier nichts weiter zu holen war, brach ich bald danach zu den mühsamen Morgenvisiten auf.

Kurz vor Mittag klingelte mein Handy, und Herr Weichelt meldete sich: „Herr Doktor, ich will nur fragen, ob Sie schon etwas wegen meiner Vögel erreicht haben?"

Jössas na! Die Papageien! Die hatte ich aufgrund der Ereignisse der letzten 24 Stunden völlig vergessen. „Äh, ehrlich gesagt, leider noch nicht!"

„Das hab' ich mir eh gedacht", meinte er enttäuscht. Offenbar rief er aus dem Büro an, denn seine Stimme klang klar, ohne Bahnhofshintergrund.

Dieses „eh gedacht" wurmte mich. Schließlich hatte ich ihn um ein paar Tage Frist gebeten und nicht um ein paar Stunden, zweitens fühlte ich mich selbst nicht wohl und drittens, na lassen wir das …

Etwas eisig frug ich: „Herr Diplomingenieur, sagen Sie, wie hat es denn Ihre Tante mit diesen Viechern ausgehalten?"

„Die ist von der Natur begünstigt, sie ist seit langem äußerst schwerhörig!"

Hier verwechselte er wohl Ursache mit Wirkung. Vermutlich erwarb die alte Dame ihren Gehörschaden im Laufe der Zeit durch die ständige Gesellschaft der beiden Phon-Terroristen.

Aber jetzt hatte ich die Lösung! Warum nicht die Verhältnisse umdrehen?

Ich rief: „Rufen Sie mich am Nachmittag nochmals an, vielleicht kann ich Ihnen dann eine positive Nachricht geben!"

Ungeduldig wartete ich daheim auf den Besuch von Herrn Berger. Pünktlich um zwei betrat er, selbstverständlich immer noch geknickt, die Praxis und fragte: „Was bin ich Ihnen schuldig?"

Ich schrieb die Summe auf einen Zettel und die Frage hinterher: WIE GEHT ES IHNEN HEUTE ?

„Nicht gut, Herr Doktor! Die erste Nacht allein im Haus war furchtbar! Überall habe ich geglaubt, jeden Moment muß die Asta auftauchen. Es ist ein Kreuz!"

HÄTTEN SIE LUST, ZWEI PAPAGEIEN ALS GESELLSCHAFTER ZU ENGAGIEREN? VÖLLIG KOSTENLOS! SIE SUCHEN DRINGEND EINEN GUTEN PLATZ, UND ALLLEN WÄRE GEHOLFEN!

Zum ersten Mal seit gestern ging ein freudiger Zug über sein runzeliges Gesicht: „Papageien? Nichts lieber als das! Einen jungen Hund mit seinem Bewegungsbedürfnis kann ich mir nicht mehr zulegen, aber Papageien, ja. Dann wäre ich nicht so allein, und diese Vögel sollen ja sehr drollig sein!"

ÄUSSERST DROLLIG, DAS VERSICHERE ICH IHNEN! ICH GEBE MIT IHRER ERLAUBNIS DEM VOGELBESITZER IHRE ADRESSE, UND ER WIRD IHNEN DIE TIERE VORBEIBRINGEN: HEUTE NOCH, DAS VERSPRECHE ICH.

Sichtlich aufgemuntert, machte sich Herr Berger auf den Heimweg und ebenso fröhlich Herr Weichelt, nachdem ich ihn instruiert hatte, auf den abendlichen Papageientransport.

Einige Wochen später kam ich zufällig am Berger'schen Haus, welches recht isoliert am Rande einer kleinen Siedlung stand, vorbei und beschloß, ähnlich einer verantwortungsbewußten Heiratsvermittlerin, nachzusehen, wie es in der angebahnten Beziehung so lief.

Ich drückte den Klingelknopf, von dem ich seit früheren Hausbesuchen wußte, daß er mit Lämpchen in allen Räumen gekoppelt war, die mit ihrem Aufleuchten dem Hausherren einen Besuch ankündigten. Der alte Beethoven hatte sich seinerzeit noch mit einem wedelnden Fuchsschwanz begnügen müssen.

Wahrscheinlich hätte man eine Türglocke nicht gehört, denn der Lärm der zwei Vögel war selbst durch die stabile Tür noch vernehmbar.

Diese öffnete sich, und Herr Berger begrüßte mich freudig überrascht: „Oh, kommen Sie herein, das ist eine Freude, Ihr Besuch!"

Er ließ mich ins Wohnzimmer vorausgehen, wo sich die gefiederten Lautsprecher anscheinend gerade in Höchstform befanden, denn der Geräuschpegel in dem kleinen Raum war nahezu unerträglich. Soeben ließ der Ara einen Schnellzug abfahren, was der grüne Amazone mit der Trillerpfeife quittierte. Mir dröhnten die Ohren, und ich mußte mich am Bücherregal anhalten.

Herr Berger ließ sich mit seligem Lächeln in seinen altväterischen Ohrensessel, der direkt neben dem Käfig stand und mit Körnerschalen übersät war, niedersinken und sagte zu mir: „Aber nehmen Sie doch Platz, Herr Doktor!"

Ich fühlte, daß ich in dem Wirbel keine fünf Minuten unbeschadet überstehen könnte, ohne Schicksalsgenosse von Herrn Berger zu werden, und lehnte dankend ab.

Auf einen Zettel schrieb ich: KEINE ZEIT! WOLLTE MICH NUR ERKUNDIGEN, WIE ES IHNEN MIT IHREN VÖGELN GEHT.

Herr Berger blickte liebevoll auf die akustischen Atombomben und schüttelte freudestrahlend den Kopf. Ich mußte mich vorbeugen, um ihn nur einigermaßen zu verstehen.

„Ich weiß nicht, wie ich Ihnen danken soll, Herr Doktor! Diese zwei sind die beste Medizin gegen Trübsal!"

Ein leicht wehmutsvoller Zug erschien auf seinem Gesicht, als er auf seine Ohren deutete und fortfuhr: „Leider bin ich ja stocktaub! Ich wüßte nur zu gerne, ob einer von den beiden vielleicht ein Wörtchen sprechen kann!"

Wien, nur du allein …

Daß man früher oder später über Herrn Augustin stolperte, war an sich nichts Außergewöhnliches, sondern lediglich die logische Konsequenz aus seiner Natur, die man mit nichts anderem als „G'schaftlhuberei" umschreiben konnte. Höchstens die Umstände des Kennenlernens stellten sich manchmal als berichtenswert heraus.

Ich machte seine Bekanntschaft vor dem Supermarkt.

Herr Augustin hieß mit bürgerlich vollständigem Namen Augustin Korzinec, legte aber Wert darauf, ähnlich wie Kellner oder Friseure der guten alten Zeit, mittels Vornamen tituliert zu werden.

Das kam daher, daß Herr Augustin erstens Wiener, zweitens Pensionist und drittens ehemaliger Fahrschullehrer war, eine für arglose Zeitgenossen wahrhaft brisante Mixtur, was die Kontaktfreudigkeit anbelangte.

Ich, selbst Wiener, darf das getrost behaupten.

Er vertraute mir später, sozusagen „unter uns" einmal mit verschwörerischer Miene an: „Wiss'n S', de do aum Laund kennan olle ned autofoahrn! Wo de eanare Füahra'scheine herkriag'n, dad mi intarresian! Na bumsti, bei mia, glau'bn 'S ma's, war do kana durchkumman! Des war jo direkt verauntwortungslos, weu mit so ana Foahrarei aum Gaudenzdorfer Gürt'l war'n de olle nach hechst'ns fuffz'g Metta massakriat!" Zum verständnislosen Kopfschütteln wackelten seine blaugeäderten Hamsterbacken vorwurfsvoll.

Ich versuchte eine ironische Verteidigung meiner Wahlheimat und sagte: „Natürlich beherrscht nicht jeder sein Auto so gut, wie der Großstädter bei einem Zentimeter Neuschnee", aber Ironie ist einem berechtigt erregten goldenen Wienerherz ebenso wilkommen wie ein Eisstanitzel einem Erfrierenden.

Dieses offensichtlich automobilistische Untermenschentum der lokalen Bevölkerung hielt Herrn Augustin jedoch nicht ab, jedes Jahr vier Wochen Sommerfrische in dem kleinen Bergdorf, welches ich tierärztlich mitbetreute, zu verbringen. Hiezu kleidete er sich standesgemäß: Eine schwarze oder grüne Stoff-Kniebundhose über roten oder blauen Stutzen mit Zopfmuster, ein mehr oder weniger kariertes Hemd und, je nach Witterung, einen Lodenjanker mit Plastikhirschhornknöpfen und einen grünen Filzhut mit Gamsbart, der aber so aussah, als wäre er in einem Farbgeschäft auf der Thaliastraße gefertigt worden, da er eine verblüffende Ähnlichkeit mit jenen breiten Bürstenpinseln aufwies, mit denen man Holzgartenzäune zu streichen pflegt.

In dieser Adjustierung stand er vor dem Supermarkt, als ich vorbeikam. Ich hatte unser Auto vor der Eingangstür entdeckt, was bedeutete, daß Karin soeben mit der Vorratsbeschaffung für das Wochenende beschäftigt war.

Ausnahmsweise ließ mir der Visitenkalender eine Verschnaufpause, und so beschloß ich, sie zu fragen, ob sie mit mir ins Café gegenüber auf einen Schluck gehen wollte.

Ich parkte meinen Praxisbus fünf Plätze weiter und schlenderte vor die Glastüre, durch die ich meine liebe Frau ziemlich weit hinten in der Schlange vor der Kassa eingepfercht entdeckte. Sie winkte mir zu und deutete mir, draußen zu warten. Ich lehnte mich daher bequem an unser Auto, stopfte mir gemütlich ein Pfeifchen und genoß den Sonnenschein.

Aber nicht lange!

Plötzlich stand der erwähnte Herr neben mir und forderte energisch: „Hearn'S', Sie! Laanan Sie sich do net aun des Auto au'!"

Etwas überrascht nahm ich die Pfeife aus dem Mund und fragte: „Wie bitte?"

„Sie soll'n sich do ned aun des Auto do aunlanan, hob i g'sogt! Des g'heart jo ned Ihnan! Sie keenan do ned in a wüüdfremdes Auto a Waa (Delle, für Nichtwiener oder solche aus Nobelbezirken) einemoch'n oda an Krotzer in 'n Lack!" Dabei sah er mich herausfordernd an.

Ich steckte die Pfeife wieder in den Mund, kuschelte mich behaglich an die warme Scheibe hinter mir und begütigte. „Sie irren sich, mein lieber Herr, das ist mein *Auto*!"

Der Mann wurde krebsrot im Gesicht und brüllte. „Hear'n S', pflanz'n kennan S' Ihna Großmuatta! I bin net Ihna lieber Herr! Se san do mit dera weiß'n Tsches'n durt'n vor fünf Minut'n kumman, i hob's genau beobachtet, und der Wag'n da hat zuföllich a Weana Nummerntaferl."

Ach so! Wir hatten ja noch das Wiener Kennzeichen dran, und offensichtlich hatte dieses den rustikal gekleideten Choleriker zu einer Solidaritätsaktion veranlaßt. Ich versuchte es nochmals begütigend. „Trotzdem ist das mein Auto, glauben Sie mir, weil ich bin ...", ich wollte erklären, daß meine Wiege auch an der schönen blauen Donau gestanden hatte und meine Frau gewöhnlich unseren Wagen benützte, aber mein Gegenüber fiel mir aufgebracht ins Wort und schrie, indem er mich am Ärmel faßte und mich wegzuziehen versuchte, was aber aufgrund der verschiedenen Kräfteverhältnisse nicht funktionierte: „I sog's Ihnan zum letzt'n Mal, gengan's weg von dem Auto, sunst, meiner Seel, ich renn' ume und hol de Gendarmerie und zag Ihnan au. Sowas hat de Wöld no ned g'seh'n! Es G'schert'n glaubt's aa, es kennt's mit uns Stadtleut' alles probier'n …!"

G'scherter! Das war zuviel. In mir erwachte mein eigener Lokalpatriotismus, außerdem schauten schon alle Leute, auch solche, die mich kannten, zu uns herüber, so daß ich beschloß, die Sache zu beenden und mein Inkognito zu lüften. Ich stach ihm mit dem Pfeifenstiel gegen den obersten Plastikhirschhornknopf und raunzte ihn mit meinem breitesten Wienerisch an: „Heast Oida, waunst ned glei deine *Klebln* wegnimmst, daun druck i da ane, daß d' deine *Glur'n* east wieda aufbringst, wauns d' dahaam aum Praterstern aufwachst und des Tegetthoffdenkmal für'n Kalafati hoitst! Vielleicht geht des in dein Wasserschäd'l eine, daß ma zwaa Autos hob'n kau, und des is zuföllig mei Krax'n, ob's d'as jetzt schnallst oda ned!"

Die Wirkung war verblüffend. Dem Verteidiger des Großstadtbleches sank die Hand herunter, er trat völlig erstaunt zwei Schritte zurück und sagte völlig zerknirscht: „Na, da bin i jetzt baff! Sie san jo aa a Weana, jessas na, a Laundsmaunn! Warum hab'n S' des ned glei' g'sagt? Entschuldig'n S' schon, Herr Nachbar, aber des kaun i ja net schmeck'n! Nix für ungut, wissen S' was, gemma da ume ins Kaffeehaus, i lad' Ihnan auf a Achtl ein …!"

Ich nahm die Entschuldigung großmütig an, aber da Karin eben mit erstauntem Blick, sie hatte die Szene von drinnen beobachtet, auf den Gehsteig trat, bedauerte ich, keine Zeit zu haben.

Er musterte meine Frau mit anerkennendem Blick und sagte: „Schod! Na daun a aunder's Mal. Mir seh'n uns sicher no, nachdem i jetz' waaß, wer Sie san!"

Dieses gutgemeinte Versprechen konnte als gefährliche Drohung gelten.

Während wir beim Kaffee saßen, erzählte ich Karin von der Begegnung und meinte vorwurfsvoll: „Wegen deines unbändigen Hanges, die Wiener Autonummer zu behalten, wär' ich beinahe der Lynchjustiz anheim gefallen!"

Sie lachte: „Das kommt davon, weil du inzwischen nicht einmal mehr sprachlich von einem Pongauer zu unterscheiden bist!"

Wie zu befürchten war, lief mir Herr Augustin während der nächsten Wochen ständig über den Weg.

Die Einheimischen nahmen ihren langjährigen und treuen, aber ebenso nervenaufreibenden Sommergast mittlerweile resignierend gelassen hin wie Gewitter zur Heuernte. Und Herr Augustin erwies sich manchmal noch viel schlimmer.

Kürzlich hatte er gutmeinend und unabsichtlich den Gockel vom Wiesbauer, auf dessen prachtvollem Hof er immer Quartier bezog, mit dem Wurf eines beachtlichen Holzprügels erschlagen.

„Wissen S', es tut ma ja laad um des Viecherl, aber des Gfrast, dieses Mordstrumm, is allerweil auf die armen klan' Hendl'n auffeg'hupft und hat s' beim Hals peckt, daß nur so gackert hab'n! Des wollt' i eam ab'g'wöhnen! Daß i eam glei so triff, war ned beabsichtigt!“

Der Wiesbauer, der erst einige Wochen zuvor den teuren Zuchthahn erworben hatte, kippte zur Beruhigung ein Stamperl und weihte Herrn Augustin in die raffinierte Erotik des Hühnervolkes ein, ehe er daran ging, den sorgsam errichteten Holzstoß wieder aufzuschlichten, der durch das Herausziehen des Prügels ins Wanken gekommen und in sich zusammengestürzt war.

Auch den Jagdstammtisch nervte er mit seinen Kommentaren. Als die erfolgreichen und nicht mehr ganz nüchternen Waidmänner mit dem kapitalen Hirsch auf der Ladepritsche des Geländewagens vor dem Kirchenwirt eingetroffen waren, hüpfte Herr Augustin um das Auto und sprudelte von sich. „Na, also so an schönan Hirsch, na so was. Also i könntat ka Viecherl daschiaß'n, naa i net!“ Und den Tannenzweigbruch im Äser des erlegten Tieres bemerkend, fügte er vorwurfsvoll hinzu: „Na und g'rad beim Fressn haum's eam umbring'n müss'n, de herzlos'n G'frastsackl'n!“

Ich hatte soeben den dreizehn neugeborenen Ferkeln des Kirchenwirtes ein Eisenpräparat gespritzt, weil Jungschweine häufig mit Eisenmangel auf die Welt kommen und die sogenannte Ferkelanämie entwickeln, wodurch die Krankheitsanfälligkeit und Frühsterblichkeit ansteigt. In manchen Regionen hilft es, wenn man den Muttersauen Erde zu fressen anbietet, aber in Gebieten mit bodenständigem Eisenmangel ist die Injektion die beste Prophylaxe. Der Kirchenwirt hatte mich im Anschluß auf ein Achtel Rot eingeladen, und ich saß bereits gemütlich in der Gaststube, als Herr Augustin eintrat. Als er mich erblickte, nahm sein Gesicht einen freudig überraschten Ausdruck an, er holte sich schnell ein Viertel von der Schank und kam zu mir herüber.

„Erlauben, daß ich Platz nimm'?"

Da er schon saß, blieb mir nur mehr die formale Bestätigung. Er trank einen Schluck und sagte: „I waaß jetzt, wer Sie san. Entschuidigen S', aber i mecht Sie jetzt was frag'n, Herr Dokta! Dauernd hört ma von da Umwöldverschmutzung und von dem Artensterb'n, aber neilich hab' i g'les'n, daß wo im Urwald an neich'n, bisher unbekannt'n Frosch entdeckt hab'n! Jetzt frag' I Sie, als g'schdudierter Mensch, woher wiss'n mir, daß der ned eascht unlängst entstand'n is, ha?"

Ich nahm ebenfalls einen Schluck zur Stärkung und erwiderte mit seriösem Kopfwiegen: „Na ja, bei niederen Lebensformen, wie Viren und Bakterien, können natürlich spontan und relativ rasch neue Arten entstehen, aber bei mehrzelligen Lebewesen, und ein Frosch gehört somit schon zu den sehr komplizierten Formen, dauert es nach dem alten Darwin schon einige hunderttausend Jahre, bis etwas Neues entsteht. So gesehen ist jedes Verschwinden einer Spezies ein unwiederbringlicher und bedauernswerter Verlust für unseren Planeten!"

Herr Augustin fixierte mich wie einen Führerscheinprüfling in der Rossauerkaserne: „Na dann sag' i' Ihnen jetzt was, Herr Dokta! Schaun' Sie, die Dinosaurier! De san doch ausg'storb'n, oder?"

Ich konnte diesmal nur beipflichten.

„Na seh'n S', Herr Dokta!" triumphierte er. „Jetzt frag' ich Sie! Gehngan die uns heut' viellleicht ab?"

Während ich noch verzweifelt nach einer Erwiderung rang, kam bereits die nächste Attacke. „Herr Dokta, mochat's Ihnan was aus, wauns mi amol mitnehmen tät'n? I kunnt' Ihnan vielleicht behülflich sein!"

Eine innere Stimme warnte mich zwar, aber umgekehrt konnte die Begleitung dieses Originals sicherlich für etwas Heiterkeit im Tagesablauf sorgen. Ich sagte zu, und wir verabredeten uns für den nächsten Tag.

Ich holte Herrn Augustin, der pünktlich zur Stelle war, am Wiesenhof ab. Das erste, was er beim Einsteigen bemängelte, war, daß ich nicht angeschnallt war. Ich antwortete, daß es sich bis zum nächsten Bauern nicht auszahlen würde, was er grummelnd zur Kenntnis nahm. Nach zwei Kilometern platzte er heraus: „Hearn's, da war a Stoppschild!"

Ich entgegnete, daß ich die Straße kannte, auf der noch nie wer dahergekommen sei, und außerdem jeder Querverkehr schon von weitem zu sehen wäre.

Als wir die kurvenreiche Grabenstraße hinunterfuhren, herrschte er mich an: „Geb'n S' eam doch de Zweite, Sie fahr'n z' schnell!"

Ich bremste ab und wandte mich freundlich zu ihm: „Herr Augustin, ich fahre sechzigtausend Kilometer im Jahr, und wenn Sie glauben, mir Fahrunterricht geben zu müssen, dann ersuche ich Sie höflichst, unter penibler Einhaltung aller Verkehrsregeln zu Fuß nach Hause zu gehen!"

Das Beleidigtsein hielt nur bis zum Eintreffen am Truderhof an. Eine Kuh hatte eine massive Euterentzündung, und während ich mich bemühte, die Milch aus dem erkrankten Viertel abzumelken und gleichzeitig den Fußtritten des im wahrsten Sinne des Wortes schmerzlich berührten Tieres auszuweichen, schaute sich Herr Augustin mißbilligend im Stall um und äußerte: „Na. So dreckige Viecher! Und da soll'n mir a Mülli trink'n!"

Die Truderbäuerin schaute wild um sich. Der Truderehof war gewöhnlich einer der gepflegtesten Ställe, nur hatte an diesem Tag ein Stromausfall die automatische Entmistung, die Melkmaschine und die elektrische Viehbürste lahmgelegt.

Dazu kam, daß der Truderbauer gerade mit einem Liegegips im Schlafzimmer und die jüngste Tochter mit Keuchhusten im Kinderzimmer lagen.

Ich schob Herrn Augustin aus dem Stall und sagte: „Solange ich Sie kenne, habe ich Sie noch nie Milch trinken gesehen!"

„Des macht nix", antwortete er, „bei mein' Weinbauern in Retz hab'n die Rebläus aa kann dreckig'n Oasch!"

Beim Bachlbauern fütterte er den Hofhund mit Karamellbonbons, worauf der die Zähne nicht mehr auseinander bekam und ich eine Viertelstunde darauf verwenden mußte, das Gebiß wieder freizukratzen, um den vierjährigen Sprößling zu beruhigen, der heulend dastand, weil sein ‚Rexi' verzweifelte Kaubewegungen machte und sich ständig winselnd mit der Pfote über die Schnauze fuhr.

Als er schließlich beim Holterbauern in einer frischen Kuhflade am Stallgang ausrutschte und dabei die gläserne Infusionsflasche zu Bruch ging, welche er mir unbedingt, um sich nützlich zu machen, nachtragen wollte, war ich froh, daß der Vormittag beendet war, umso mehr, als er den Kuhmist trotz ambitionierter Reinigungsversuche von seiner Kehrseite auf meinen Beifahrersitz übertrug.

Am nächsten Tag, ich war nicht unglücklich, wieder allein unterwegs zu sein, rief der Eggbauer, der Nachbar vom Kirchenwirt, an. Seit der

Früh wäre eine Kalbin in Geburt, es „gehe aber nichts weiter", und sie hätte einen Riesenbauch!

Beim Eintreffen schaute ich mich vorsichtig um, ob Herr Augustin um die Wege war, aber die Luft erwies sich als rein, und so betrat ich erleichtert den Stall. Der Eggbauer befand sich in hellster Aufregung, so etwas hätte er noch nie gesehen, und er befürchtete einen Kaiserschnitt.

Tatsächlich stand eine zierliche Fleckviehkalbin vor mir mit einer beidseitigen Auswölbung des Abdomens, als hätte sie einen Kleinwagen quer verschluckt, und preßte verzweifelt.

„Handtuch, warmes Wasser und einen Stuhl!" kommandierte ich. Es war immer das Gleiche! Obwohl jeder Bauer in seinem Leben schon öfter tierärztliche Geburtshilfe in Anspruch nehmen mußte, war meistens nichts vorbereitet. Auf manchen Höfen mußte erst das Wasser aufgesetzt werden.

Während der Eggbauer ins Haus wieselte, zog ich mir den Geburtsmantel an und musterte meine Patientin.

„Na, altes Mädel, wenn das keine Zwillinge sind, sondern ein Einzelkalb, haben wir beide ein Problem!"

Die Kalbin sah mich vertrauensvoll an und muhte zustimmend.

Der Bauer schleppte die gewünschten Utensilien heran, und ich schob meinen desinfizierten Arm vorsichtig in den Geburtskanal. Kaum hatte ich die pralle Fruchtblase nur angetippt, platzte sie und entließ einen oberschenkeldicken Strahl, der zwischen Bauer und mir in den Stallgang prasselte.

Aber entgegen der maximal dreißig Sekunden, in denen so eine Fruchtwasserentleerung für gewöhnlich abriß, hielt der unaufhörliche Strom in Stärke und Konstanz unvermindert an. Im selben Maße wurde die Kalbin dünner und dünner, sie schien geradezu zu schrumpfen, ich erkannte verschwommen durch die Gischt das ratlose Gesicht des Eggbauern auf der anderen Kuhseite.

Nach schier endlosen zwei Minuten wurde der Strom schwächer und versiegte schließlich unter abgehacktem Geplätscher in die riesige Lacke, in der wir drei uns mittlerweile befanden. Die Kalbin schien irgendwie erleichtert zu sein, kein Wunder, von dem enormen Bauch war nichts mehr zu sehen.

Ich nickte: „Bauchwassersucht! Eine abnorme Vermehrung des Fruchtwassers! Das ist aber meistens höchst ungünstig für das Kalb!"

Ich tauchte mit dem Arm wieder in das Innere des Tieres und fand meine Diagnose bestätigt. Ganz unten ertasteten die Finger zwei zarte, viel zu kleine Füßchen und den winzigen Kopf eines toten Kalbes.

„Durch den steigenden Flüssigkeitsdruck kann sich die Frucht nicht entwickeln und stirbt ab“, erklärte ich dem Eggbauern. „Aber keine Angst, das Kalb ist sehr klein, das kriegen wir schnell heraus!“

Ich nahm die Augenhaken und befestigte sie in den Augenhöhlen des Ungeborenen. Augenhaken sind scherenartige, gekrümmte Metallhaken, die in den innneren Augenwinkeln der Jungtiere, welche sich sträuben, von selbst das Licht der Welt zu erblicken, eingehängt werden. Damit hat man mittels sanftem Zug eine gute Führung des Kopfes in den Geburtskanal, so daß sich der Hals nicht nach der Seite abbiegen kann.

Für den Laien und Studenten, der das zum ersten Mal sieht, erscheint es unglaublich, daß dabei keine Verletzungen entstehen, aber bei sachgemäßer Anwendung ist die Methode vollkommen unschädlich für das Neugeborene und außerdem unabdingbare Voraussetzung für die Mehrzahl der Geburten, wo tierärztliche Hilfe vonnöten ist.

Obwohl sich das Köpfchen im Mutterbauch ziemlich weit unten befand, war es leicht, den Augenhaken anzubringen. Am daran befindlichen Geburtsstrick befestigte ich ein Querholz, um einen besseren Griff zu erreichen. Ebenso verfuhr ich mit den beiden Vorderfüßen, und dann befahl ich dem Eggbauern, kräftig zu ziehen.

Nach der Größe des Kalbes würde das Tierchen fast von selbst herausflutschen, sagte mir meine Erfahrung.

Erfahrung ist gut, die Realität etwas anderes. Irgendwie klemmte der Kopf auf der rechten Seite am Beckenknochen der Kalbin. Während ich wieder hineingriff, lockerte der Bauer den Zug am Augenhaken, so daß dieser aufgrund des ungewöhnlich schmalen Augenabstandes aufging und der Kopf wieder nach unten sank.

Ich fluchte ein bißchen und befestigte in einem zweiten Anlauf erneut das Instrument am Schädelknochen.

So, jetzt mußte es gehen! Der Eggbauer zog wieder an, aber es war wie verhext! Jetzt sperrte der Kopf links im Becken. Das gibt’s doch nicht! Ich hatte schon im Vergleich dazu wahre Elefanten mit dieser Methode zur Welt gebracht, und dieser Winzling wollte nicht und nicht schlüpfen.

Ich befahl dem Eggbauern, diesmal nicht locker zu lassen, damit der Kopf heroben bliebe, und tastete den Schädel von allen Seiten ab: Da war es! Ich hatte begreiflicherweise immer nur die Augenöffnungen gesucht und gefunden, und hatte dabei einmal die des rechten und einmal des linken Schädels erwischt. Das Kalb besaß nämlich zwei Köpfe!

Eine Mißgeburt! Jetzt war das Geburtshindernis bekannt!

„Was mach'n wir denn da?" frug der Eggbauer desperat, als ich ihm die Sachlage auseinandersetzte.

„Tja, die beiden Köpfe am Hals abschneiden, dann können wir sie der Längsachse nach ausrichten und herausziehen. Der Rest ist dann ein Kinderspiel, vorausgesetzt, das Vieh hat keinen zweiten Hintern!"

Ich bereitete das Foetotom vor. Das ist ein röhrenförmiges Instrument, durch welches eine Drahtsäge läuft.

Die Sägeschlinge wird um den abzutrennenden Körperteil des Ungeborenen geschlungen, das Foetotom in das Becken des Muttertieres eingebracht und von außen an den beiden Drahtenden der Sägeschlaufe mittels schnellen Zugbewegungen der Schnitt durch den Foetus im Bauchinneren durchgeführt.

Eine Totalembryotomie, wobei das gesamte Kalb in Einzelstücke zerlegt werden muß, ist eine manchmal Stunden dauernde, höchst anstrengende und nicht ganz risikolose Arbeit, hier genügten jedoch einige energische Sägebewegungen, um den dünnen Hals zu durchtrennen. Mühelos ließ sich nun der Doppelkopf kippen und herausziehen, ebenso mühelos folgte der kleine Rumpf.

Nachdem sich während der Vorbereitung das Ereignis bereits herumgesprochen hatte, der Eggbauer hatte seine Frau informiert, staunte die im Halbkreis versammelte Nachbarschaft über die Mißbildung des armen Tieres.

Nachdem ich der Kalbin antibiotische Stäbe in die Gebärmutter eingelegt hatte, lief ich zum Auto und holte die Polaroidkamera, die ich von Karin zum Geburtstag geschenkt bekommen hatte. Es war wirklich bemerkenswert. Die beiden Schädel waren am Hinterkopf im rechten Winkel symmetrisch zusammengewachsen, so daß das innere Ohr exakt in der Mitte lag und keinem der beiden Hälften zuzuordnen war.

Während sich das Foto selbst entwickelte, machte ich einen Sprung hinüber zum Kirchenwirt, um mich nach der Anstrengung ein wenig zu stärken. Dort hatte man die Sensation ebenfalls bereits vernommen, und der Wirt und seine Frau sowie die Rosl, die Kellnerin, drängten sich in der noch leeren Gaststube, um das Bild zu sehen. Plötzlich, wie aus dem Boden gewachsen, stand Herr Augustin da. Er griff nach dem Foto und rief begeistert: „Jessas na, a Mißgeburt! A

Käub'l mit zwaa Köpf'! Des miaßt's zum neich'n Buagamasta wähl'n, weil mit zwaa Köpf is' des sicher da G'scheiteste vom gaunz'n Ort, a waun's a Rindviech is!"

Der Kirchenwirt, der gleichzeitig Bürgermeister war, soff schnell ein Achtel, um eine auf der Zunge liegende Beleidigung des Stammgastes hinunterzuspülen.

Während dessen konnte sich Herr Augustin nicht beruhigen: „Da muaß i glei' umegeh'n, des muaß i ma original geb'n! Da werd'n s' dahaam schaun, de Spezln, waun i eana des dazöö!"

Ich mußte seinen Enthusiasmus etwas dämpfen. „Ich glaube kaum, daß Sie noch Glück haben! Der Eggbauer hat das Kalb bereits in einen Sack gesteckt und ist zum Kadavercontainer gefahren, als ich noch am Hof war."

Herr Augustin verzog das Gesicht: „Na geh! Schad! Dabei hätt' i des soo gern g'sehn'! Na, daun schau i halt morg'n ume, vielleicht hot er da wieder a so a Krüpperlviech, a so a Mißgeburtl!" Mit diesen Worten verließ er sichtlich entäuscht den Schankraum.

Ich sah ihm fassungslos nach: „Sagenhaft, der denkt wirklich, solche Mißbildungen kommen täglich vor!"

Der Kirchenwirt, der den doppelköpfigen Bürgermeister noch nicht gänzlich verwunden hatte, knurrte: „Waun dea a ordentliche Mißgeburt seh'n wüü, daun braucht a sich nur in da Frua in Spiagl z'schaun ..., der Bazi!"

Die Rosl schlug die Hände über den Kopf zusammen und rief: „Bloß net! Waun der no so an Kopf hätt', war's überhaupt nimmer zum aushoit'n mit dem!"

Und das war das Treffenste, was man über Herrn Augustin sagen konnte.

Auf Willi ist Verlaß

Aus! Schluß! Mir reichte es. Ich schaute auf die Uhr! Vier vorbei! Sonntag nachmittag! Seit halb neun Uhr morgens saß ich mit kurzen Unterbrechungen vor Papierstößen. Rechnungen an mich. Rechnungen an andere, Mahnungen an mich, Mahnungen an andere, Gutachten, Bestätigungen, neue Verordnungen, alte Preislisten, es war zum Aus-der-Haut-fahren. Und das am einzigen freien Tag in der Woche.

Als Studenten in Wien waren wir um diese Uhrzeit gerade auf dem Weg in unsere Stammbeiseln, wenn wir nicht noch vom Vortag dort saßen, und den Montag erklärten wir kurzerhand zum Feiertag, so daß wir gut ausgeschlafen am Dienstag die Arbeitswoche beginnen konnten, außer wir befanden, das zahlte sich eigentlich nicht mehr aus. Ach, war das schön!

Ich brauchte jetzt dringend ein Bier oder zwei, und so steckte ich meinen Kopf in Karins Arbeitszimmer, wo meine Angetraute ebenfalls am Schreibtisch saß und sich für die Schulwoche vorbereitete.

„Was ist, geh'n wir auf einen Sprung ins ‚Tröpferl'?"

Sie drehte sich um: „Furchtbar gern', aber ich hab' noch eine Menge zu erledigen ...!"

„Na und? Glaubst du, ich nicht? Aber ein einziges Leben ist sowieso viel zu kurz für diesen ganzen Papierkram! Man versauert dabei, wird älter, und wenn man am Ende stirbt, stellt sich heraus, daß das menschliche Dasein durch die ganze Makulatur selbst zu einer geworden ist!"

Wenn ich in Fahrt bin, neige ich immer zu philosophischen Betrachtungen.

„Also gut, aber ich muß zuerst duschen!" Karins Widerstand war erstaunlich schnell gebrochen.

Während sie im Bad verschwand, begann ich, meine Vorbereitungen für's Fortgehen zu treffen.

Als erstes füllte ich in die kleine Vorratsdose Pfeifentabak nach. Dabei ließ es sich nicht vermeiden, daß mehrere Krümel auf den Boden fielen, was Karin, wie ich wußte, nicht besonders schätzte. Da ich großen Wert darauf legte, sie nicht unnötig zu belasten, hob ich den Teppich am Eck auf und schob die Brösel mit dem Schuh darunter. Ein echter Perser wird wohl etwas Orienttabak vertragen. Dabei bemerkte ich, daß ich diese Prozedur offensichtlich schon einige Male angewendet haben mußte, der Teppich bildete nun nämlich eine kleine Ausbuchtung, so daß ich in aller Stille beschloß, morgen der Frau König, unserer Putzfrau, einen kleinen Tip zu geben.

Sodann wählte ich sorgsam aus meiner umfangreichen Sammlung jene vier Pfeifen aus, die die Ehre hatten, heute abend dran zu sein, und fühlte mich ein bißchen wie ein Sultan, der seinen Harem vorbeidefilieren ließ, um seine Favoritin für die Nacht zu küren.

Da läutete es an der Türe.

Verdammt, wer will am Sonntag was von mir? Ich gedachte, die Störung zu ignorieren.

Jedoch, die Person war hartnäckig. Wieder und wieder ertönte das Summen, schließlich gab ich nach. Das tut der Klügere bekanntlich immer, und bei Störenfrieden handelte es sich klarerweise stets um ausgewachsene Trottel.

Als ich ärgerlich die Tür öffnete, fiel mein Blick auf eine dicke Mercedeslimousine auf dem Vorplatz, allerdings nur ganz kurz, denn im nächsten Moment wurde ich von einem noch dickeren Weibsbild, das plötzlich vor mir auftauchte und mir jede Aussicht raubte, umarmt: „HANS! Wie geht's dir denn? Kennst du mich noch?"

Weder bekam ich Luft, um irgendetwas zu sagen, noch hätte ich die Angreiferin identifizieren können, denn ich hatte das Gefühl, vor der Leinwand eines Autokinos erste Reihe fußfrei zu sitzen. Der kleine Ausschnitt, den ich wahrnahm, beschränkte sich auf zwei kleine freundliche Augen und einer blonden Locke, die mich an der Stirn kitzelte.

Ich drückte die Dame etwas auf Distanz und musterte sie angestrengt. Irgendetwas an diesem Gesicht kam mir bekannt vor, aber was?

„Na, kennst du mich nicht mehr? Gelt, ich hab' mich leider ein wenig verändert?" lächelte die Besucherin.

Während ich mir das Hirn zermarterte, log ich: „Öh, aber nein, von wegen, ganz und gar nicht, vielleicht … äh, zum Teufel, ich geb's auf!"

Sie lachte: „Daß man seine Jugendliebe derart vergessen kann, tz, tz! Ich bin's, Verena!"

Verena! Achtzehn Jahre hatten wir einander nicht mehr gesehen, und mir war bisher nicht bewußt, was für eine lange Zeit das sein kann.

„Weißt du, Bernd, mein Mann", sie zeigte auf einen fetten Kerl, der mißmutig hinter dem Lenkrad saß und nun notgedrungen Anstalten machte, aus dem Auto zu klettern, was mich angesichts seines Leibesumfanges trotz der großzügig bemessenen Nobelmarkentüröffnung an eine Schwergeburt erinnerte und ich schon versucht war, die Augenhaken zu holen, „Bernd hat am diesjährigen Ärztekongreß teilgenommen, und da wir so in der Nähe waren, hab' ich zu ihm gesagt, jetzt müssen wir aber unbedingt bei Hans vorbeischauen!"

Dabei drückte sie sich wieder an mich, daß sowohl mir als auch Bernd unbehaglich wurde.

Verena war wirklich meine intime Jugendfreundin gewesen („Mit der Kuh auf Du", in dem das nachzulesen ist, ist der Titel, nicht die Bezeichnung für unser Verhältnis!), und Bernd, den übergewichtigen Arztsohn aus der Nachbarschaft, hatte ich schon damals von Herzen verabscheut, was hervorragend auf Gegenseitigkeit beruhte.

Verena hatte mich damals wegen eines Meerschweinchens stehen gelassen und bald darauf Bernd, ein ebensolches, geheiratet, und wenn sie nun auch vielleicht in Gütergemeinschaft lebten, der Eiskasten gehörte sicher nicht dazu, denn beider Körperumfang nach zu schließen, benötigte jeder seinen eigenen.

Man möge mir die verbitterten Kommentare verzeihen, aber damals hat sie mir wirklich etwas bedeutet.

„Na, das ist aber schön, daß Ihr da seid!" stammelte ich, noch immer nicht ganz vom Schrecken erholt, „aber bitte, kommt doch rein!"

„Wir wollen aber nicht stören!"

„Ihr stört doch nicht! Kommt doch herein, Karin, meine Frau, müßt ihr unbedingt kennenlernen." ‚Damit Ihr sie später als Täterin identifizieren könnt für den Fall, daß sie mich erschlägt, wenn ich sie von der Arbeit abhalte und dann nicht mit ihr ausgehe', dachte ich.

Ich sah Bernds Mimik an, daß er lieber die nächsten Stunden auf einer Station für offene TBC verbracht hätte als in meiner Gesellschaft, aber Verena ließ sich nicht zweimal bitten.

Karin balancierte gerade in einem Stöckelschuh, um den anderen anzuziehen, als wir in das Vorzimmer strömten.

„Oh, hallo! Grüß Gott!" sagte sie überrascht.

Ich stellte gegenseitig vor, und Karin wurde sofort zur liebenswürdigen Gastgeberin, obwohl ich wußte, daß sie sich auf das Gasthaus gefreut hatte. Für diese verständnisvolle Eheführung liebe ich sie!

Wir versammelten uns um den Eßzimmertisch bei Kaffee, Wein und Cognac, so daß ich mich im Laufe des Abends besorgt fragte, wer von den beiden um Himmelswillen noch Auto fahren wollte. Gästezimmer besaßen wir nämlich keines. Der größte Teil der Unterhaltung wurde von der unbefangenen Verena bestritten, während Bernd, mich ignorierend, Karin gegenüber die Liebenswürdigkeit in Person mimte. Mit verstecktem Augenrollen gab sie mir zu verstehen, daß sie die Schmierenkomödie durchschaute.

Sie entzog sich dieser für eine Weile, indem sie etwas zu Essen herrichtete, war aber danach wieder dem Redefluß von Verena und der schmalzigen Aufdringlichkeit seitens Bernds ausgesetzt.

Vor allem mir fiel unangenehm auf, daß mein verflossener Jugendschwarm, von ihrem Mann wußte ich es ja bereits, ebenfalls den Hang zur Angeberei entwickelt hatte.

„Wißt Ihr", flötete Verena, „Bernd hat die kleine Praxis seines Vaters vor drei Jahren übernommen und hat daraus eine überaus florierende Großpraxis gemacht. Wir können uns vor Patienten kaum retten!" Bernd, der bereits die zweite Weinflasche ausgesoffen hatte, warf sich stolz in Positur, so daß der arme Sessel unter ihm krachte, und bemerkte schon etwas undeutlich: „Ja, durch mich ist die Praxis wirklich was geworden."

Dabei warf er Karin einen triumphierenden Kalbsblick zu.

Da ich mich bisher nur sporadisch an der Konversation beteiligt hatte, sah ich den Moment gekommen, die Dinge geradezurücken. „Einen Augenblick, bitte! Soviel ich weiß, war Bernds Vater schon immer der angesehenste Arzt über die Bezirksgrenzen hinaus und ein vermögender Mann gewesen, sonst hätte er sich das dreimalige Sitzenbleiben und insgesamt fünfzehnjährige Medizinstudium seines Sprößlings nicht leisten können. Ihr tut gerade so, als hätte der arme Bernd eine abgewirtschaftete Klitsche hochbringen müssen!" Ich wandte mich an Verena: „Ich versteh' nicht, daß du deinem Schwiegervater gegenüber so ungerecht bist!"

Bernd schaute mich an, und seine Kalbsaugen voll Imponiergehabe verwandelten sich in bösartige Schweinsäuglein.

Verena zögerte: „Erstens hat Bernd nur dreizehneinhalb Jahre studiert und, na ja, gar so klein war die Praxis nicht, zugegeben, aber immerhin hat Bernd den Standard halten können, das ist doch auch eine Leistung, oder?"

„Das ist für Bernd sogar eine ungeheure Leistung!" pflichtete ich wahrheitsgemäß bei, den ermahnenden Blick von Karin ignorierend. „Aber sag' mal, du wolltest zu unserer Zeit doch auch Tierärztin werden? Warum hast du das aufgegeben oder nicht was anderes studiert?"

Verena lächelte verlegen: „Ich habe sogar inskribiert, aber dann kam der Heiratsantrag von Bernd, und er wollte nicht, daß ich weiterstudiere!"

Natürlich nicht, dachte ich, wär' ja schön blamabel, wenn die Frau doppelt so schnell fertig wird wie der eingebildete Göttergatte. „Na, mit jemandem wie Bernd verheiratet zu sein, kann man sicher auch als eine Art aktive Veterinärmedizin betrachten …!" Diesmal erschrak ich unter dem furiosen Blick, den mir Karin zuwarf, und merkte, daß es Zeit war, die Kurve zu kratzen: „Äh, ich meine damit, daß man als Arztfrau ja schließlich auch Berührungspunkte mit der Medizin hat, denn Medizin und Veterinärmedizin sind ja sozusagen Geschwister, ha, ha …!" Die lahme Ausrede stockte mir das Lachen im Hals.

Bernd fixierte mich mordlüstern, während er ein weiteres Viertel ex soff, aber plötzlich lehnte er sich in unnachahmlicher Arroganz zurück und tönte mit schwerer Zunge: „Ich und meine Kollegen fragen uns immer, woher Ihr Tierärzte die Stirn hernehmt, Euch als vollwertige Mediziner darzustellen. Ihr gebt Euren Viechern ein paar Spritzen, und wenn es nichts wird, laßt Ihr sie notschlachten. Ich hingegen trage Verantwortung über Leben und Tod!" Dabei grinste er herablassend.

Jetzt konnte Karin schauen, wie sie wolllte, der Burgfriede war gebrochen. Über meinen Beruf schimpfe ich selbst, da brauch ich keine Außenstehenden.

„Mein lieber Bernd, das *lieber* nimm bitte rethorisch", ich fuchtelte mit dem Speckmesser vor seinem Doppelkinn herum, daß Verena erschrocken dreinblickte, „Folgendes zur Kenntnis: Wir stehen im Stall und haben kaum diagnostische Hilfsmittel außer unsere fünf Sinne zur Verfügung, da würdet Ihr Apparatemediziner schön schauen! Unsere Patienten können nicht sprechen, daher ist die Anamnese verdammt schwierig! Und schließlich trägt jeder Tierarzt mit Fleischbeschau oder Lebensmittelkontrolle die gleiche Verantwortung für die menschliche Gesundheit und sorgt dafür, daß deinem Körper nur unbedenkliche Nahrung zugeführt wird. Allerdings", schränkte ich ein, „das gilt nur für die Qualität, die Quantität liegt außerhalb unseres Einflusses." Dabei musterte ich anzüglich seine Speckwülste.

„Außerdem kann die Arbeit auch ganz schön gefährlich sein", sekundierte mir plötzlich Karin und deutete auf meine in Abheilung befindliche Stirnwunde.

„Gefährlich? Aber ich bitte Euch!" prustete Bernd los, „die degenerierten Hausviecher, die angebunden herumstehen? Ja, ein Zootierarzt, der mit Wildtieren zu tun hat, meinetwegen, aber ein gewöhnlicher Tierarzt, der nur fette Hunde und Katzen behandelt oder seit Jahrhunderten domestizierte Kühe? Macht Euch doch nicht lächerlich!"

„Wenn du willst, kannst du mich ja morgen begleiten, dann wirst du schon sehen!“ schnappte ich im Übereifer, bereute es aber sofort. Zu spät!

„Ja wirklich?“ strahlte Verena, offensichtlich froh, von dem unguten Streit loszukommen. „Ja, das mache ich gerne, das interessiert mich, vielen Dank!“

Bernd zog eine saure Miene: „Du weißt doch, daß wir morgen früh fahren wollten …!“

„Ach was, fahren wir halt erst morgen nachmittag, das laß’ ich mir nicht entgehen, in der Praxis ist eh nicht viel los …!“

Hoppala, dachten ich und Karin unisono, dem Gesichtsausdruck nach Bernd ebenfalls.

„Also bis morgen!“ Ich stand auf: „Jetzt ruf’ ich Euch ein Taxi!“

„Quatsch, ich kann noch prima fahren“, wehrte Bernd ab, wobei er im zweiten Versuch aufstand.

Verena zischte ihn an: „Kommt nicht in Frage! Willst du den Führerschein wieder für ein paar Monate abgeben? Das Taxi bitte!“

Interessant, dachte ich, während ich die Nummer wählte, vielleicht hat er ihr noch das Studium verbieten können, aber mittlerweile sah es ganz danach aus, als hätte sie daheim die Hosen, allerdings in Übergröße, an.

Als wir später im Bett lagen, fragte Karin: „Und die hat dir einmal gefallen?“

„Du kannst dir gar nicht vorstellen, was für ein entzückendes Mädchen das einmal war!“ (Ich konnte es selbst fast nicht glauben.) „Aber wenn man mit so einem Ekel wie Bernd zusammenleben muß, färbt das offensichtlich mit der Zeit ab, und ihre Korpulenz ist wahrscheinlich der reinste Kummerspeck!“

„Also bevor so eine Veränderung bei mir eintritt, reich’ ich die Scheidung ein, darauf kannst du dich verlassen!“ lachte Karin. „Die arme Verena!“

„Wenn du einmal so auszusehen beginnst“, grinste ich, „mach’ ich das schon selbst, aber im Moment, Gott sei Dank, ist bei dir noch alles in Ordnung!“ Und mit zartem Streicheln prüfte ich die Richtigkeit meiner Behauptung nach.

Montag, acht Uhr, stand Verena pünktlich vor der Tür. Sie trug rosa Gummistiefelchen, wodurch eine entfernte Ähnlichkeit mit Miss Piggy nicht zu leugnen war. Was da neben ihr stand, war zwar grün im Gesicht, aber nicht Kermit, sondern Bernd.

Statt daß er im Bett seinen Kater auskuriert hätte, mußte der eifersüchtige Trottel unbedingt mitfahren. Dabei war die Gefahr einer Neuerflammung zwischen seiner Frau und mir, wenigstens meinerseits, so groß wie die Wahrscheinlichkeit einer Kernfusion in der Mikrowelle. Aber bitte!

„Die Dame nach vorne!" riß ich den Wagenschlag wie ein gelernter Chauffeur auf.

„Und wo soll ich sitzen?" protestierte Bernd.

In Stein an der Donau, dachte ich: „Tut mir leid, mein Auto ist nur ein Zweisitzer. Wenn du mitkommen willst, mußt du schon hinten auf der Medikamentenkiste Platz nehmen!"

Othello zwängte sich ächzend in den Fond, wo er in gebückter Haltung kauerte. Ich hoffte insgeheim, die Kiste würde unter der Last zusammenbrechen und er mit dem Hintern in den Glassplittern landen, das wäre mir einige Medikamentenfläschchen schon wert gewesen, aber bedauerlicherweise handelte es sich hier um grundsolide Tischlerarbeit. Wir fuhren los.

Die Liste der Vormittagsvisiten erwies sich zwar als lang, aber ebenso langweilig. Kein einziges Mal hatte ich Gelegenheit, Karins Behauptung vom Vorabend, die tierärztliche Tätigkeit wäre auch mit Gefahren verbunden, zu untermauern. Alle Patienten verhielten sich lammfromm, so daß ich nach einer Stunde den geradezu perversen Wunsch hatte, wenigstens bei der Besamung möge eine Kalbin ausschlagen. Selbst beim Haubenbichler, dessen Mutterkuhstall vor Mistviechern gewöhnlich nur so strotzte, mußte ich einen Fall von fortgeschrittenem Milchfieber, bei dem die Kuh bekanntlich im Koma liegt und kaum zu Abwehrreaktionen fähig ist, behandeln.

Das Ärgerlichste war jedes Mal, Bernd zu beobachten, der ganz fleischgewordener Hohn an den diversen Stalltürstöcken lehnte und dabei grinsend die breiten Vorderzähne fletschte.

„Hallo, Daktari!" begrüßte er mich, als ich mit dem blutigen Infusionszeug an ihm vorbei zum Wagen ging, und blieb mir auf den Fersen: „Das war ja der reinste Gladiatorenkampf mit Bestien wie seinerzeit im Kollosseum vom alten Rom! Ich fürchte, das Jäger- oder Anglerlatein wird künftig dem Tierärztelatein weichen müssen …!"

‚Affenschädel', dachte ich grimmig, während ich mißmutig den Heimweg einschlug. Da stach mir plötzlich eine alte Werbetafel ins Auge, auf der für Bockbier geworben wurde, und schlagartig wurde mir klar: Willi mußte mir aus der Patsche helfen!

„Gehen Sie nur rein, er tut nichts!“ lachte Herr Gstättner, der Hobbyzüchter, als ich mich seinerzeit zum ersten Mal vor der Box befand, in der einige Geißen nervös ihre Runden drehten und ein mächtiger Ziegenbock mit gewaltigen Hörnern von der Art, wie sie auf Salzburger Krampusmasken zur letzten Ehre kamen, mich stoisch musterte.

„Ja aber, wollen Sie mir nicht helfen und den Bock halten?“ frug ich etwas verunsichert.

„Nur reingeh’n und eam das Jaukerl geb’n, da brauchts kein Halten!“ ermunterte mich der Tierhalter.

Mißtrauisch betrat ich den Verschlag, verriegelte die Türe hinter mir und näherte mich dem Geißbock, die Spritze mit dem Entwurmungsmittel in der Hand.

Er musterte mich aus seinen klugen dunklen Augen und zuckte nicht einmal mit der Wimper, als ich das Medikament subcutan injizierte. Wirklich erstaunlich.

Selbstsicher trat ich den Rückzug an und wollte die Boxentür öffnen. Sie klemmte, und ich benötigte beide Hände, um den Riegel zu fassen. In dem Moment traf mich ein wuchtiger Stoß in den verlängerten Rücken, der mich gegen die Balustrade schleuderte. Es tat weniger weh, als es in seiner Vehemenz überrascht hatte. Der große Bock stand vor mir, er war mir gefolgt, und schaute mich nicht unfreundlich an, abwartend, was ich zu tun gedächte. Ich drehte mich um und versuchte, den verdammten Riegel aufzukriegen, da erhielt ich erneut einen Rammstoß, diesmal etwas höher.

Sofort danach verharrte der Bock wieder in seiner aufmerksamen Gespanntheit.

„Was zum Teufel soll das?“ keuchte ich und rappelte mich aus der Bauchlage hoch.

Herr Gstättner lehnte gemütlich an der Boxenwand und lachte: „Willi meint’s nicht ernst. Er ist so gutmütig, daß er nur spielen will und Angst hat, seinen Spielgefährten zu verlieren. Sobald Sie die Türe angreifen, fordert er Sie auf seine Art auf, dazubleiben, was ihm offensichtlich gelingt. Bei mir macht er es genauso!“

„Und wie kommen Sie dann heraus?“ fragte ich, im Stroh sitzend.

„Oh, Sie müssen ihm nur, bevor Sie ihm den Rücken zudreh’n, eine Ordentliche auf die Nas’n versetzen. Das verblüfft ihn für fünf Sekunden, und in der Zeit hab’n Sie Gelegenheit, das Türl aufzumach’n. Keine Angst, das schad’t ihm nicht, und er ist nicht nachtragend. Vermutlich hält er das auch für ein Spiel!“

„Wieso konnten Sie mir das nicht vorher sagen?" Ich stand auf und fixierte Wiili, der seinerseits mich belauerte.

„Weil ich immer der Meinung war, die Menschheit lernt nur durch Erfahrung", feixte der Gstättner: „So, jetzt können S' rauskommen!"

In Anbetracht meiner schmerzenden Kehrseite versetzte ich Wiili einen Nasenstüber, der ihn nicht nur für fünf, sondern für ganze zehn Sekunden außer Gefecht setzte, entriegelte das vermaledeite Tor und stand aufatmend draußen.

Schade, schien sich Willi zu denken, während er gedankenvoll ein Heubüschel aus der Raufe herauszog.

Seither hatte ich Willi zweimal jährlich allein entwurmt, und mit der Nasenstübermethode waren wir beide immer gut ausgekommen.

Für mich stand fest: Willi mußte es richten, denn Bernd mußte ich den Trick ja nicht gleich verraten.

Ich wandte mich an meine Beifahrer: „Ich muß noch einen Ziegenbock entwurmen, aber dabei muß mir Bernd helfen, denn der Besitzer ist untertags nicht daheim!"

„Was, ich?" kam prompt der Protest von hinten, „da stink' ich ja danach!"

„Verlangst du das etwa von Verena?" kam meine vorwurfsvolle Gegenfrage.

Bernd grummelte noch immer, als wir auf dem Gstättnergütl vorfuhren.

Ich zog ihn mit mir mit in die Box und ließ Verena vom Stallgang aus zuschauen.

„Du mußt ihn gut an den Hörnern festhalten, während ich ihm die Spritze verabreiche, ja nicht loslassen", ermahnte ich ihn.

Bernd packte den ob der ungewohnten Prozedur erstaunten Willi an seinen sekundären Geschlechtsmerkmalen und rief: „Na los doch, ich hab ihn!"

Lässig spritzte ich das Wurmmittel und sagte, während ich durch die Boxentür hinausschlüpfte: „Erst auslassen, bis ich soweit bin!"

Bernd hatte vor lauter Anstrengung schon einen roten Kopf, seine Fingerknöchel traten weiß hervor, und er knurrte ungeduldig: „Na mach,' schon, beeil' dich!"

„Tu' ich ja!", antwortete ich in Sicherheit, „du kannst jetzt nachkommen!"

Bernd ließ den verdutzten Willi aus, drehte sich um und schlenderte gemütlich zum Boxenausgang: „Na, das war wohl die reißendste Bestie in deinem Repertoir. Ich muß schon sagen, das Wildeste an diesem Vieh ist sein Gestank ...“

Mit diesen Worten griff er nach dem Riegel, und im nächsten Moment klatschte er gegen die Holzwand wie eine überreife Khakifrucht.

„Aua!“ schrie er, „bist du deppert?“ Er drehte sich zu Willi um, der abwartend hinter ihm stand.

„Blödes Vieh!“ Er packte erneut den Türverschluß und erhielt sofort den nächsten Hornstoß, der ihn wiederum umwarf: „Was hat denn das Miststück?“ heulte er, indem er abwehrend die Hand gegen den Bock erhob.

„Ach ja,“ warf ich beiläufig ein, „ich habe vergessen, dir zu sagen, daß er zwar jeden in die Box hineinläßt, aber keinen mehr heraus. Du mußt ihn einfach wieder bei den Hörnern nehmen, dann kann er dir nichts tun!“

Bernd stolperte hoch und faßte Willi an seinem Geweih.

„Und wie geht's jetzt weiter“, greinte er.

Ich nahm Verena, die leicht amüsiert den Kampf verfolgt hatte, galant am Arm und grinste: „Jetzt fahr' ich mit deiner Frau erst einmal auf einen Kaffee ins nächste Dorf, und du kannst derweilen ein bißchen das Vokabular des Tierärztelateins üben!“

Damit schob ich sie aus dem Stall, von wo uns Bernds Gewinsel verfolgte: „Bist du denn komplett übergeschnappt, Ihr könnt mich doch nicht allein mit dieser Bestie lassen, kommt sofort zurück! Hiiilfe!“

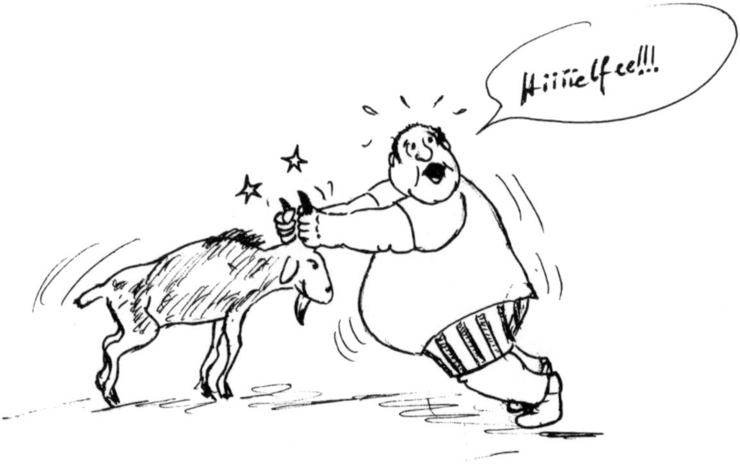

„Keine Angst," beruhigte ich Verena, während wir in gemächlichem Tempo dahinfuhren: „Es kann ihm nichts passieren! Und solange er nicht versucht, die Boxentüre zu öffnen, bräuchte er Willi gar nicht festzuhalten, aber ich dachte, eine kleine Lektion könnte nicht schaden!"

„Oh, Hans! Du bist schon ein Hund!" gurrte sie und schien gar nicht unzufrieden.

Nachdem wir einige Mokka und Verena zusätzlich zwei Apfeltorten mit Schlag (von nichts kommt nichts) verputzt hatten, traten wir die Rückreise an.

Aus dem Stall drang leises Wimmern, und Bernd lag auf den Knien, noch immer das Gehörn von Willi krampfhaft umklammernd. Der, die seltsame Behandlung gar nicht schätzend, versuchte inzwischen durch heftiges Kopfschütteln der Dauerfixation zu entgehen. Wer einen ausgewachsenen Ziegenbock mit seiner kräftigen Halsmuskulatur schon einmal so zu halten gezwungen war, kann ermessen, welch unmenschliche Kraftleistung der arme Bernd in seiner Panik vollbrachte. Sicher hatte er mittlerweile einige Kilo verloren.

Ich ging in die Box und sagte zu dem dahinschluchzenden Nobelmediziner: „Hallo, Daktari!" Dann löste ich unter Aufbietung all meiner Kräfte den Klammergriff seiner Finger, die bereits blau angelaufen waren, von Willis Kopfschmuck, haute dem verdutzten Bock eins über die Nase und verließ mit dem völlig gebrochenen Bernd das Ziegengehege.

Tröstend nahm ihn Verena in ihre Arme, aber er ließ sich nur kraft- und saftlos auf die Medikamentenkiste schieben.

Während der Heimfahrt, ein Triumphzug Cäsars konnte nicht schöner gewesen sein, jammerte er unaufhörlich, daß seine Hände für alle Zeiten kaputt seien und er ab morgen den Beruf aufgeben müßte.

„Hör mal, du Memme", fuhr ich ihn mitleidlos an, „das war nur ein kleiner Vorgeschmack dessen, was wir, deiner Meinung nach angeberische Tiermediziner, tagtäglich zu leisten haben. Verschone uns bitte mit deiner Wehleidigkeit, wenn schon nicht mir zuliebe, dann wenigstens aus Haltung deiner Frau gegenüber!"

Als wir ihn vor unserem Haus in seinen Mercedes auf den Beifahrersitz verstauten, er konnte das Lenkrad nicht halten, reckte er noch immer seine steifen Krallenhände wie Nosferatu in einem alten Stummfilm anklagend in die Höhe. Nachdem ich mich von der kichernden Verena verabschiedet hatte, gurtete ich Bernd selbst an, um sicherzugehen, daß er wirklich mitkam, und beugte mich zu ihm nieder: „Das war Lektion eins im Umgang mit Tieren, mein Alter!“

Er schaute mich giftig an und schnaubte: „Arschloch!“

Ich grinste: „Genau! Das spielt in unserem Beruf auch eine große Rolle! Diesen Begriff nehmen wir dann in Lektion zwei durch!“

Im Nachwinken nahm ich mir vor, demnächst bei Willi vorbeizuschauen.

Er hatte sich eine Karotte verdient!

Hypochonder leben länger

Der Weg zum Köchelgut wand sich malerisch an Felshängen entlang und bot eine prachtvolle Sicht auf das weite Tal. Allerdings war man gut beraten, neben dem atemberaubenden Ausblick auch ein wenig die Schotterstraße im Auge zu behalten, sonst war man schneller wieder unten, als beabsichtigt.

Vorbei ging es an knorrigen, sturmerprobten Lärchenbäumen, durch das steinige Bett zweier kleiner Wildbäche, die die schmale Fahrbahn kreuzten, und dann erreichte man schwungvoll das Hochplateau, wo der schmucke Hof, inmitten saftiger Blumenwiesen eingebettet, lag. Bei meinem ersten Besuch an diesem strahlenden Frühsommertag war ich von dieser Idylle begeistert, was sich allerdings nach der ersten Wintervisite schnell ändern sollte.

Auch an diesem Tag verflog meine Hochstimmung ziemlich rasch, als mich die Köchlbäuerin, eine kleine, noch junge, quirlige Person, die sich allerdings als eine der dicksten Frauen, die ich kenne, entpuppte, freundlich besorgt in Empfang genommen und mich in den Stall geführt hatte.

Die Patientin war eine kleine Pinzgauerkuh, die aufgebläht und teilnahmslos dalag und mit den Zähnen knirschte. Speichel tropfte ihr aus dem Mund.

Die Köchlin jammerte. „Heut' in der Nacht is' sie von der Kett'n ab'kommen (hat sich losgerissen) und is' über's Kraftfutter 'kommen! Zum Glück war da Sack nimmer ganz voll, aber so a dreiß'g Kilo wird s' schon g'fress'n hab'n!"

Dreißig Kilo Kraftfutter auf einen Sitz! Da bestand akute Lebensgefahr! Das Zeug beginnt im Pansen zu gären und verursacht eine sogenannte Azidose, das heißt, es kommt zur überschießenden Säureproduktion, wodurch nicht nur der PH-Wert des Magens drastisch absinkt, sondern auch das Blut sauer wird, welches dann die Zellen aller Organe schädigt, vor allem die der Leber und der Nieren.

Ich schob ohne Gegenwehr des Tieres die Augenlider hinunter und starrte auf die Schleimhautfarbe: allertiefstes Ziegelrot. Der Kreislauf war dementsprechend im Keller, und im Rektum fand ich nur wenig Kot mit Schleimbeimengungen. Also eine veritable Futtervergiftung mit Ansatz zum Darmverschluß!

Mein Gesichtsausdruck, als ich mich der Köchlin zuwandte, mußte dem der Kuh geähnelt haben, denn sofort schrie sie auf: „Um Gott's Will'n', gibt's denn gar ka Hilf' nimmer?"

Ich wackelte skeptisch mit dem Kopf: „Wissen Sie, bei einer so schweren Azidose weiß man nie, wieweit bereits irreparable Organschäden eingetreten sind, aber eine gewisse Hoffnung besteht noch. Ich müßte den Bauch aufschneiden und den Magen ausräumen, und vor allem versuchen, den Säuregrad zu stabilisieren. Allerdings beträgt die Prognose höchstens 50:50, und auch das nur, wenn wir sofort was tun!"

„Ja, Herr Doktor, machen S', was Sie für richtig halt'n! Hauptsach', die Gretl wird wieder g'sund! Mir is a schon so schlecht!"

Ich wußte zwar nicht, was diese Zusatzinformation für den Moment bedeuten sollte, machte mich aber an die Arbeit. Mit beiden Händen schöpfte ich die gärende, sauer stinkende Masse aus dem Pansen, prüfte, ob vielleicht schon Schleimhautablösungen vorlägen, in diesem Fall hätte sich jede weitere Therapie erübrigt, fand aber nichts, und so gab ich reichlich Natriumbicarbonat zur Säurepufferung und Bierhefe als Ernährung für die wichtigen Magenbakterien ein, bevor ich die Kuh wieder zunähte.

Dann bekam das Tier mittels Infusion einen Cocktail aus Leberschutzmitteln, Bicarbonat, Entzündungshemmern und Kreislaufmitteln und noch ein paar guter Dinge.

„So", sagte ich, während ich verzweifelt, aber ziemlich ergebnislos meine Arme bis zu den Achselhöhlen schrubbte, um den Gärgeruch loszukriegen, „jetzt können wir nur noch abwarten, wie die Gretl darauf anspricht! Ich komme morgen auf jeden Fall nochmals vorbei, um nach ihr zu schauen!"

Die Köchlin sah mich dankbar an: „I' glaub', daß Sie sie durchbringen!" Sie verzog das Gesicht: „Jetzt müass'n Sie mich aber entschuldigen, mir is' selber so schlecht!" Damit ließ sie mich mit der Kuh, die ein bißchen frischer wirkte, allein.

‚Komische Frau', dachte ich und packte meine Sachen zusammen.

Am nächsten Tag empfing mich die Köchlin sichtlich aufgekratzt: „Der Gretl geht's heut' schon sehr vüüh besser, Herr Doktor! Ka Vagleich zu gestern! Sie is' schon aufg'standn und hat sogar a wengerl Heu g'nascht! Nur an Durchfall hat s' jetzt g'kriagt!"

Erleichtert untersuchte ich die Gretl und stellte fest, daß sie sich tatsächlich auf dem Weg der Besserung befand. Auch der Darmverschluß war behoben, wie große Mengen gelbgrüner Fladen hinter der Kuh bezeugten.

„Der Durchfall ist in solchen Fällen normal und hat sogar den Vorteil, daß der ganze Dreck aus dem Darm herausbefördert wird!"

Ich wiederholte sicherheitshalber die Infusion und schärfte der Bäuerin ein, während der nächsten Tage nur gutes Heu zu verfüttern, nichts anderes.

„Apropos, ist Ihre Übelkeit auch vorbei?" fragte ich beiläufig.

„Aber ja, vollständig!" strahlte sie und verzog sogleich das Gesicht, „nur Durchfall hab' i' jetzt a bissl!"

„Na", lachte ich, „da haben Sie ja sozusagen eine Parallelkrankheit zur Gretl!" und wußte nicht, wie recht ich damit haben sollte.

„Ein's noch, Herr Doktor, können S' mir dahinten in der Box das Kaibl spritzen? Ich moan, des hat Würm!"

„Aber sicher! Wieviel Kilo hat's denn?"

„Na so hundertachtzig!"

Ich zog das Wurmmittel in der Spritze auf und kletterte in die Box. Dort glotzte mich ein Kalb an, das das angegebene Gewicht schon vor Wochen hinter sich gelassen hatte. Jetzt hatte ich zu wenig Medikament in der Spritze.

Innerlich fluchend stieg ich wieder heraus und ging zum Auto, um aufzufüllen.

Dabei sagte ich zur Köchlin: „Um hunderachtzig Kilo kauf' ich Ihnen das Kalb sofort ab! Das Vieh wiegt mindestens zweihundertundfünfzig Kilo!"

„Aber gehn' S'!" Die Bäuerin schaute ziemlich skeptisch.

„Sie können sich drauf verlassen!" versicherte ich: „Beim Gewichtschätzen bin ich ziemlich gut, wenn Sie wollen, können Sie ja nachmessen, ich bin nicht beleidigt!"

„Jetzt bin i aber g'spannt!", sagte die Köchlin und rannte um das Maßband, mit dessen Hilfe man aus dem Brustumfang das Gewicht ablesen konnte, sozusagen ein Bodymaßindex für Tiere.

Das Ergebnis waren 255 Kilogramm!

„Ich hab es Ihnen ja gesagt, beim Schätzen bin ich gut!" lächelte ich nicht ganz uneitel.

„Na wirklich wahr, des hätt' i' net denkt!" staunte die Bäuerin, aber plötzlich schaute sie mich schalkhaft an und grinste spitzbübisch, „aber vielleicht war's auch nur a Zufall, werd'n wir gleich sehn!" Sie stellte sich in Positur und fragte: „Na Herr Doktor, wie schwer schätze'n S' denn mi', ha?"

Teufel, jetzt hatte ich, wie man schön sagte, den *Scherm* auf! Ich gab der Köchlin locker hundertzwanzig Kilo, ein für ihre bescheidene Körpergröße geradezu unverschämtes Gewicht, wobei sie aber nicht als fett, sondern kernig zu bezeichnen war, beweglich, flink, eigentlich den Eindruck eines fröhlichen Volleyballs vermittelte.

Aber wenn ich mich täuschte, konnte die Sache peinlich werden, immerhin ist der Körperbau von Mensch und Tier gewöhnlich doch etwas unterschiedlich.

Ich beschloß daher, lieber meine Reputation als Schätzmeister aufs Spiel zu setzen, als eine Dame zu beleidigen, und daher sagte ich vorsichtig: „Na, vielleicht fünfundneunzig Kilo?“

Sie lachte laut und gab mir einen freundschaftlichen Stups mit der Hand: „Hab' ich's doch g'wußt, alles nur Zufall! Fünfundneunz'g Kilo, ha! Hundertzwarazwanz'g Kilo hab' i'! Na, was sag'n S' jetzt!“

„Na wirklich wahr, des hätt' i' net denkt“, log ich.

Einige Wochen später wurde ich zu einer Geburt gerufen und lernte den Köchlbauern kennen, ein blonder, langer und ziemlich dünner Mann, das genaue Gegenteil zu seiner Frau, aber ebenso freundlich.

Während wir uns mit vereinten Kräften bemühten, das Kalb aus der Kuh herauszubekommen, wunderte ich mich, daß die Bäuerin nicht im Stall war, mußte mich aber auf die Arbeit konzentrieren.

Nach der geglückten Entbindung wuschen wir uns, und der Köchl zauberte aus der Stallapotheke eine Schnapsflasche mit dem Etikett ‚Nicht für Tiere‘ hervor und sagte: „So, jetz' trink ma auf guate Z'sammarbeit, hiazt und in Zukunft!“

Der Enzian rann erdig die Kehle hinunter. „Wo ist denn eigentlich Ihre Frau?“

Ein verschmitztes Lächeln des Bauern war die Antwort, dann sagte er: „Na, Sie wird'n es eh bald merken, wann Sie öfters do san! Mei Frau is' die Beste, aber sie hat an Fehler: sie is' a große Hippochondarin, aber nur bei d' Viecher! Wann an Viech was fehlt, hat sie sofort aa die Symptome und leidet an da gleich'n Krankheit. Wann des Viech wieder g'sund is', geht's ihr aa wieder guat! Des is' net g'spielt, des is' a so. Mir in da Familie hab'n uns schon d'ran g'wöhnt, mir denk'n uns gar nix mehr dabei! Und so eine Kälberei, natürlich da leid't sie mit die Wehen mit, des kann man an Fremd'n gar nicht darzähln! Und drum geht sie bei so was gar nicht in den Stall!“

Jetzt wurde mir schlagartig klar, warum die Köchlin bei der Gretl zuerst über Übelkeit und am nächsten Tag über Durchfall geklagt hatte. Das war eine interessante Form der Hypochondrie. Gewöhnlich zeigen solche Personen eine Identifikationstendenz zu anderen Menschen und übernehmen deren Krankheitsbilder, aber daß diese Ausrichtung auch, und in diesem Fall nur, für Tiere bestehen kann, war mir neu.

Während der nächsten Besuche fand ich die Worte ihres Ehemannes bestätigt. Hatte ein Kalb Husten, hustete die Köchlin ebenfalls. Lahmte eine Kuh, empfing mich die Bäuerin hinkend, und fraß einmal eines der beiden Ferkel nicht, klagte ihre Besitzerin über Appetitlosigkeit. Weitere Krankheitsbilder überlasse ich der Phantasie der Leser!

Erstaunlich war, daß die Wehwehchen anderer Leute die gute Köchlin völlig ungerührt ließen, der Briefträger zum Beispiel, der öfters über seinen Ischias jammerte, bekam zwar jedesmal ein Stärkungsstamperl mit auf den Weg, ebenso aber die Ermahnung, ‚nicht so wehleidig zu sein'!

Und wenn es ihren Ältesten, Matthias, beim Krampuslauf infolge Eisplatte und Glühwein aufs Kreuz gehaut hatte, bekam er zwar liebevoll mütterliche Einreibungen, aber nie wäre es ihr eingefallen, selbst einige Tage steif einherzugehen. Das geschah beiliebe nicht aus Kaltherzigkeit, einen herzlicheren Menschen findet man schwer, sondern eben aus der seltenen Form ihrer Eigenart heraus.

„Herr Doktor, bitte dringend auf die Alm kommen!" flehte mitten im Sommer ihre Stimme am Telephon. „Wir hab'n seit a paar Tag a Kalbin vermißt, und jetzt hab'n wir sie g'fund'n, ganz schwach, und sie *soacht* ganz rot!"

Ich ratterte auf die Köchlalm und dachte weniger an meine Stoßdämpfer als an das kranke Tier. Roter Harn um diese Zeit klang nach Piroplasmose, einer Krankheit, die durch Parasiten ausgelöst wird.

Infolge Zeckenbisses gelangen die Piroplasmen ins Blut, befallen die roten Erythrozyten und lassen diese platzen. Dadurch wird das Hämoglobin, der Blutfarbstoff, frei, der für den Sauerstofftransport im Körper notwendig ist, außerhalb der Blutzelle auf andere Gewebe aber giftig wirkt. Der Farbstoff gelangt durch die Nierenfilter in den Harn und färbt diesen rot. Wenn eine Behandlung mit einem Piroplasmenmittel frühzeitig erfolgt, übersteht das Tier die Krankheit ohne Nachwirkungen. Im fortgeschrittenen Verlauf allerdings stirbt der Patient an Organversagen und Anämie.

Das letzte Stück mußte ich zu Fuß gehen, da die Kalbin in einem kleinen Waldstück lag. Sepp, der jüngste Köchlbauernsproß, war mir als Begleitung zugeteilt worden und half mir, die Infusionsflaschen zu tragen.

Die Familie stand versammelt um das Tier, das vom moosigen Boden nicht mehr aufstehen konnte. Es keuchte schwer und machte einen apathischen Eindruck.

Die Schleimhäute waren papierweiß mit gelber Tönung.

Ich stand auf: „Ich fürchte, wir kommen zu spät! Sie hat eine ziemliche Blutarmut und Gelbsucht. Wenn wir noch einen Versuch wagen wollen, dann muß ich eine Bluttransfusion machen. Dazu brauche ich eine gesunde, starke Kalbin! Aber wie gesagt, es ist nur ein Versuch!“

Der Köchl war ein Mann schneller Entschlüsse. „Probier'n wir's! Los Buam“, knurrte er. Er nahm den Salzkübel mit etwas Gerstenschrot, um die Tiere anzulocken, zwei Stricke, seine beiden Buam als Hilfsjäger und marschierte auf die Gruppe der restlichen Kalbinnen zu, die fünfhundert Meter oberhalb friedlich grasten.

Seine Frau hingegen wankte wortlos und kreidebleich hinüber zur kleinen Almhütte, um sich niederzulegen.

Es dauerte eine geraume Weile, bis das Expeditionskorps mit einer heftig widerstrebenden Kalbin am Halfter den Hang herunterstolperte. Ich hatte meiner Patientin inzwischen Traubenzucker und Kreislaufmittel infundiert, ohne eine Besserung erreicht zu haben.

Die unfreiwillige Blutspenderin wurde an einen der Bäume gebunden und von den Köchlischen mühsam ruhig gehalten. Ich zapfte ihr zwei Liter Blut in eine Flasche ab, in die ich zuvor Heparin getan hatte, um das Gerinnen zu verhindern, entließ die sichtlich beleidigte Kalbin wieder in die Freiheit und verabreichte der rekonvaleszenten Stallgenossin das Spenderblut.

„Am besten, Sie lassen sie hier! Mehr können wir im Moment nicht tun, jetzt kommt es darauf an, wie sie die Nacht übersteht! Geben Sie mir morgen bitte Bescheid!“

Der Köchl nickte, und ich machte mich mit meinem treuen Träger Sepp an den Abstieg zum Auto.

Am nächsten Tag rief die Köchlbäuerin an, ich hörte an ihrer Stimme, wie fertig sie war: „Die Kalbin hat's leider nicht g'schafft, in der Früh war s' schon tot! Aber wir hab'n noch zwaa entdeckt, die san aber no net so schlecht bei'nand, mir hab'n sie mit'n Hänger hoam transportiert, sie steh'n bei uns im Stall! Wenn S' aber trotzdem bald kommen!“

Eine Stunde später war ich am Köchlgut. Der Bäuerin konnte man ansehen, wie sie litt. Sie tat mir von ganzem Herzen leid, aber das einzige, was ich tun konnte, war, möglichst schnell die Kalbinnen gesund zu bringen.

Die beiden waren offensichtlich erst im Anfangsstadium, ihr Harn war zwar schon rotbraun, aber die übrigen klinischen Befunde noch in Ordnung bis auf ein bißchen Fieber.

„Gut gemacht!" lobte ich, „daß Sie die zwei so rasch ausfindig gemacht haben! Dadurch werden sie ruckzuck wieder in Ordnung sein."

„Wirklich?" hauchte die Köchlin.

„Mein Wort darauf", versicherte ich und injizierte das Piroplasmosemittel. „In so einer frühen Phase genügt eine Injektion, da braucht man keine weitere Behandlung! Ein bis zwei Tage Stallruhe, und die Tiere können wieder auf die Alm. Aber hören Sie, wenn auf Ihrer Weide offenbar so eine große Infektionsgefahr besteht, wäre es besser, alle Tiere zu impfen!"

„Kann man das?"

„Ja, es gibt einen Impfstoff! Nicht ganz billig, aber sehr wirkungsvoll! Ich müßte ihn allerdings erst bestellen, das dauert ein paar Tage! Außerdem dürfen Sie ein paar Tage die Milch nicht liefern!"

„Bestell'n Sie Ihn, Herr Doktor! Hauptsache, diese grausliche Krankheit hört auf!"

Ich verabschiedete mich: „Sobald ich ihn habe, rufe ich an. Bis dahin kontrollieren Sie täglich die übrigen Tiere auf der Alm, damit wir im Falle eines Falles sofort therapieren können. Nur Mut!"

Der Impfstoff kam nach vier Tagen. Inzwischen war noch ein weiteres Tier, diesmal eine Kuh, erkrankt gewesen. Die Kalbinnen impfte ich auf der Weide, was einem mittleren Rodeo gleichkam, die Milchkühe knöpfte ich mir am Abend im Stall vor.

Eigentlich hatte ich erwartet, von einer gelösten Köchlbäuerin, die das Ende ihrer Leidenszeit herannahen sah, in Empfang genommen zu werden, aber statt dessen traf ich auf eine vollkommen desperate Frau, die am ganzen Körper zitterte und sich kaum auf den Beinen halten konnte.

„Was ist denn geschehen?" fragte ich verstört. „Ist denn schon wieder eine Kuh krank?"

Sie klammerte sich tränenüberströmt an mich und stammelte: „Nein, Herr Doktor! Diesmal bin's ich!"

„Was haben Sie denn um Himmels Willen?“ schluckte ich in der Erwartung einer niederschmetternden Diagnose eines Arztes. „So reden Sie doch!“ schrie ich, es jetzt auch mit der Angst zu tun bekommend.

„Ich …, ich …, i' hab' mi bei die Küah ang'steckt!“ schluchzte sie.

„Was bei den Kühen, Sie meinen Piroplasmose?“

Sie nickte stumm, während Weinkrämpfe sie schüttelten.

Ich wollte schon aufbrausen und sie anfahren, sie möge mich bitte nicht mit so einem ausgewachsenen Blödsinn in Schrecken versetzen, da sah ich das Bündel Elend vor mir und legte ihr beruhigend den Arm um die Schulter:

„Aber Frau Pfeiler“, so hieß sie mit bürgerlichem Namen, „glauben Sie mir, Piroplasmose ist eine reine Rinderkrankheit, nicht einmal Pferde oder Hunde können sie kriegen, geschweige denn ein Mensch! Woher nehmen Sie denn überhaupt den Verdacht, daß Sie sich damit angesteckt haben könnten?“

„Wann ich's Ihnen doch sag', Herr Doktor! Vorhin, wia ich auf Sie g'wart hab', war ich am Klo, und da war mein ganzer Urin so rot als wia bei die Küah!“ schluchzte sie.

Ich stand etwas verwirrt, noch immer die tröstliche Umarmung aufrechterhaltend. Blutiger Harn ist gewiß was Bedenkliches, aber Piroplasmose – undenkbar.

Während ich krampfhaft überlegte, wie ich ihr schonend beibringen könnte, möglichst schnell einen Arzt aufzusuchen, ohne sie weiter zu beunruhigen, wenn das überhaupt noch möglich war, öffnete sich die Stalltür, und Anna, die Tochter, kam herein, einen Kübel in der Hand, den sie schwungvoll in den Schweinetrog leerte, worauf sich dessen Benutzer quiekend und schmatzend darüber hermachten.

Ich hatte gedankenverloren die Prozedur verfolgt und mußte plötzlich herzhaft auflachen, so herzhaft, daß sogar die Köchlin für einen Augenblick aus ihrer Desperation herausgerissen wurde und mich befremdlich ansah.

In Annas Augen stand sowieso zu lesen, was von einem erwachsenen Menschen zu halten war, der sich beim Anblick fressender Schweine auf die Schenkel klopfte.

Ich aber hatte keine Zeit zu verlieren und zog die Köchlin zum Trog und deutete hinein: „Frau Pfeiler, wenn Sie das nächstemal eine Piroplasmenepidemie im Stall haben, tun Sie mir bitte den Gefallen und essen zu Mittag keine roten Rüben!“

Als der Köchlbauer die Geschichte berichtet bekam, sagte er zu seiner Frau: „Alte, mit dir muaß ma si' schaman!" Dabei lachte er und auch die Bäuerin kicherte über ihren hysterischen Anfall und gelobte Besserung.

Zwei Wochen später war ich wieder am Hof. Eines der Ferkel hatte Rotlauf. Matthias zeigte mir das Tier, das über und über mit roten Flecken bedeckt war und fiebrig in der Ecke lag. Ich stach die Nadel langsam, bei Schweinen darf man nicht ruckartig stechen, in die Muskulatur am Ohrgrund und injizierte das Antibiotikum.

Dabei fragte ich: „Ist die Mutter gar nicht da?"

„Doch, aber die liegt im Bett mit Rotlauf!"

Ich richtete mich ehrlich empört auf: „Also jetzt übertreibt sie aber, findest du nicht auch? Außerdem hat sie nach der Roten-Rüben-Krise versprochen, sich nicht mehr so beeinflussen zu lasssen!"

Matthias lachte und schüttelte den Kopf: „San S' net so streng mit da Muatta, Herr Dokta! Diesmal kann s' wiaklich nix dafüa, sie hat den Rotlauf! Heut' Vormittag war s' bei da Doktarin, weil ihr da Fuaß so weh tan hat, und die Doktarin hat s' ang'schaut und hat gfragt, ob mir'n Tierarzt scho verständigt hab'n. D' Muatta hat g'sagt: ‚Naa, warum?' Da hat die Doktarin g'sagt: ‚Weil Sie hab'n 'n Rotlauf, und wahrscheinlich hat'n da *Fak* dahaam aa.' Ja, und d'rum hab'n mir Sie ang'ruafn!"

Das war bisher, soweit ich mich erinnere, der einzige Patient, der mir von humanmedizinischer Seite her überwiesen wurde.

Liebe ist nicht käuflich

Es gibt Tage, die sollte man gar nicht erst beginnen, indem man das Bett verläßt. Leider war mir in der Frühe dieser Fehler unterlaufen, und so kiefelte ich schon den ganzen Vormittag an den Folgen. Nach der ersten Visite ein ‚Patschen' am linken Vorderrad durch einen Nagel, dann eine komplizierte Geburt, anläßlich der ich bemerkte, daß ich meinen Geburtsmantel am Vortag beim Halterbauern zum Trocknen über den Zaun gehängt und dort vergessen hatte, und deshalb gezwungen war, in Fruchtwasser und künstlichem Gleitschleim gebadet, mit bloßem Oberkörper das tote Kalb zu extrahieren. Danach hatte sich Karin ausnahmsweise geirrt und mich zum Stiegenbauern in die Nachbargemeinde geschickt, obwohl der Stiegenbauer am Berg oberhalb von uns schon dringend mein Kommen erwartete, und als ich schließlich fix und fertig von der Hetzjagd zu Mittag heimkam, froh, die nassen klebrigen Klamotten mit ekeligem Gefühl abzulegen wie ein Politiker nach der Wahl die Volksverbundenheit, rief der ziemlich weit entfernte Obersalzachbauer an, um nachzufragen, ob ich auf ihn denn gänzlich vergessen hätte, er hätte es am Morgen schließlich eher dringend gemacht.

Kleiderwechsel war zeitlich drin, Mittagessen nicht.

Daher überraschte es mich während der nachmittäglichen Ordinationszeit überhaupt nicht, als sich beim wortlosen Eintritt des mittelgroßen, sonnengebräunten Herren in blauem Salonlodenjanker ein ungutes Gefühl bei mir einstellte.

Er führte eine junge Gebirgsschweißhündin an der Leine, die mich freundlich schweifwedelnd ansah, ganz im Gegensatz zu ihrem Herrn, wobei ich diesbezüglich nur auf etwas mehr Freundlichkeit wert gelegt hätte.

Er musterte mit abweisendem Blick mich und schließlich die Ordination in derart aufdringlicher Art, daß man den Eindruck haben könnte, er wollte sie kaufen und abreißen lassen.

„Einen guten Tag wünsche ich zuerst", unterbrach ich frostig seine Besichtigungstour. Er wandte sich mir zu und sagte langsam mit kalter Betonung: „Guten Tag, Herr Doktor! Mein Name ist Dr. Zimmermann!" Dabei starrte er mich herausfordernd an, wie ich auf diese sensationelle Eröffnung reagieren würde.

Am liebsten hätte ich geantwortet, daß es mir ein Bedürfnis wäre, ihm zu zeigen, wo sein Namensvetter das Loch gelassen hatte, aber ich riß mich zusammen und nickte trocken: „Unerhört erfreut! Was kann ich für Sie tun?“

„Groß ist Ihre Ordination ja nicht“, bemerkte er, ohne auf meine Frage einzugehen.

Ich zuckte die Schultern: „Für den täglichen Gebrauch genügt sie. Elephanten sind hier in dieser Gegend eher rar!“

Mein Sarkasmus irritierte ihn, und er zog unwillig die Augenbrauen zusammen, aber genau wie ich nahm er sich krampfhaft zusammen: „Ich bin mit meiner Hündin normalerweise bei Dr. Fürst in Betreuung!“ betonte er noch immer so langsam, als hätte er es mit einem Grenzdebilen zu tun, für den er mich offensichtlich auch hielt.

„Ah, bei Harry! Ein ausgezeichneter Kleintierspezialist, keine Frage!“ bekundete ich ehrlich.

„Gewiß!“ bestätigte mein seltsamer Besucher in kühlem Ton. Der Kerl war die Unverbindlichkeit in Person! „Bedauerlicherweise befindet sich Dr. Fürst im Augenblick auf längerem Urlaub, so daß ich auf seine Hilfe nicht zählen kann, und da die Angelegenheit keinen Aufschub duldet, bin ich gezwungen, mich an Sie zu wenden!“

Wenn er das Wort ‚gezwungen‘ noch ein wenig stärker betont hätte, ich schwöre es, ich hätte ihn mit meinem chinesischen Kräutermörser erschlagen.

„Nun, gezwungen sollen Sie sich nicht fühlen! Es gibt ringsum genügend gute Kleintierpraktiker!“

„Die sind aber weiter weg, und ich kann nicht den ganzen Tag vertrödeln“, schnappte er.

Ich wurde des Spiels langsam müde: „Also, wenn Sie die Liebenswürdigkeit besäßen, mir endlich das Problem zu schildern, könnte ich Ihnen darüber Auskunft geben, ob ich Ihren hohen Erwartungen Genüge tun kann!“

Er fixierte mich wie ein vollgefressener Königspython, der überlegte, ob er das letzte Wasserschwein auch noch schlucken sollte.

„Meine Hündin Aisha ist läufig, und ich beabsichtige, sie von einem Champion decken zu lassen, und möchte zu diesem Zweck einen preisgekrönten Rüden in Hamburg aufsuchen.

Da die Kosten sehr hoch sind, will ich sichergehen und den genauen Deckzeitpunkt bestimmen lassen. Können Sie diese Untersuchung durchführen?“

Ich hätte jetzt einfach nein sagen können, dann wäre es für ihn die Bestätigung dessen gewesen, wofür er mich offensichtlich hielt, und ich wär’ den Kerl los gewesen.

Eine innere Stimme warnte mich, aber der Mensch hatte mich seit seinem Eintritt wie eine akademische Türmatte behandelt, und ein bißchen Stolz hat schließlich jeder. „Wenn's weiter nichts ist!“ tat ich ungerührt und griff zum Scheidenspekulum: „Setzen Sie Aisha bitte auf den Tisch!“

Ich spreizte die Labien und musterte das Scheideninnere: Die Schleimhautfelderung war eindeutig.

Sicherheitshalber nahm ich noch einen Abstrich. „So, den färbe ich jetzt und schaue ihn mir unterm Mikroskop an. Am Abend teile ich Ihnen das Ergebnis mit!“

„Kann ich mich darauf verlassen?“ frug er mit dem mißtrauischen Unterton eines Großinquisitors, der Zweifel am Abfall von der Ketzerei seitens des gefolterten Delinquenten hegte.

Ich beschloß, auf diese neuerliche Frechheit nicht näher einzugehen, sondern setzte mich einfach an den Schreibtisch und antwortete, ohne aufzusehen: „So sicher wie auf die Honorarnote, guten Tag!“

Kaum hatte er Gott sei Dank die Ordination verlassen, läutete das Telephon. Der Oberforstbauer aus dem Nachbartal war dran, der mich nur sporadisch zu speziellen Fällen wie Euterentzündungen holte: „Grüß Gott, was verschafft mir die Ehre?“

„Herr Dokta, mach'n Sie einen Aderlaß? Mir hab'n eine Jungstute, die schon dreimal *zualass'n* (gedeckt) word'n is', unsa Tierarzt hat schon Ultraschall g'macht und eine Gebärmutterbehandlung, und g'spritzt hat er s' aa, aber sie nimmt uns net auf. Sie is' ziemlich *foast* (fett) und dadurch hitzig, und mein Vatta hat g'moant, s' Beste wär a Aderlaß, aber von die jungen Tierärzt heutzutag kann den keiner mehr, jetzt wollt'n mir Sie frag'n, ob Sie an mach'n, weil mir wiss'n, daß Sie die alt'n Methoden oft noch praktizier'n tan …!“

Erbaulich, nicht mehr zum jungen Gemüse gerechnet zu werden! Aber es stimmt, der Aderlaß ist aus der Mode gekommen, obwohl er bei bestimmten Indikationen, vor allem bei Kreuzschlag oder Hufrehe, äußerst wirkungsvoll ist. Früher hatten die alten Roßbauern das Blutauslassen selbst in die Hand genommen, da hatte es wahre Spezialisten gegeben mit dem *Fliat'l.* Leider gibt es auch kaum mehr brauchbare Aderlaßnadeln auf dem Markt. Ich selbst hatte mir die Methode von einem alten Tierarzt beibringen lassen und danach auch sein bewährtes Instrument geschenkt bekommen. Ich möchte ihm an dieser Stelle danken.

Vor dem Roßstall des Oberforstbauern stand eine kräftige Fuchsstute, die knirschend am Gebiß kaute und mit den Hufen auf den Boden stampfte, daß Staubfontänen aufstiegen. Der Jungbauer, nicht minder kräftig, und sein Schwager hielten das Roß mühsam am Halfter, während der alte Oberforst den Kübel bereithielt, in dem das Blut zwecks Mengenkontrolle aufgefangen wurde. Nach der kurzen gegenseitigen Begrüßung, die seitens der Stute vermittels Biß in meinen Oberarm erfolgte, schritt ich zur Tat.

Die Staukette wurde angelegt, so daß die Ader dick aus dem muskulösen Hals hervortrat, eine kleine Haarschur über der geplanten Einstichstelle, Desinfektion, und mit kräftigem Ruck stieß ich die dicke Nadel mit der messerscharfen, trapezförmig geschliffenen Spitze in die Vene. Mit lautem Wiehern wollte die Stute vorne hochsteigen, aber sie war im hölzernen Deckstand kurz angebunden, und die beiden Männer hängten sich mit ihrem vollen Gewicht an den Kopf des Pferdes. Ein bleistiftdicker, fast schwarzer Blutstrahl prasselte auf den Boden des Blecheimers. Das Tier stand jetzt ruhig, nur das nervöse Ohrspiel verriet seine Erregung. Die Sonne heizte ganz gewaltig auf unsere Rücken, der Schweiß tropfte von den Stirnen, und fette Schmeißfliegen, vom Blutgeruch angezogen, umkreisten uns mit dumpfem Brummen. Nach einigen Minuten begann der Strahl schwächer zu fließen, jetzt war der Zeitpunkt gekommen, den Druck künstlich zu erhöhen. Ich schob dem Pferd einen harten Haselnußstecken zwischen die Zähne, worauf es sofort begann, fest zuzubeißen. Im selben Moment erhielt der Strahl seine ursprüngliche Stärke zurück. Nach fünf Litern wollte ich Schluß machen, da diese Menge für eine Sterilitätsbehandlung ausreichte.

„Nix da!“ kommandierte der alte Oberforst. „Der braucht no was!“ Die Roßbauern sprachen immer von ‚er‘, auch wenn es sich vorwiegend um weibliche Tiere handelte.

Ich schaute mir die Stute an. Sie stand jetzt ruhiger, aber ohne zu schwanken, der Kreislauf war gut, also konnte ich eine Fortsetzung verantworten und fügte mich. Stetig plätscherte das Blut in den Eimer, wo der rote Schaum immer höher stieg. Nur das Summen der Fliegen störte die friedliche Atmosphäre.

Nach acht Litern sagte ich: „Genug!“

Der Vampir in Gestalt des Oberforst schüttelte den Kopf: „No net, da Küb’l muaß voll werd’n!“

Ich kam in Gewissenskonflikt. Einerseits war die abgezapfte Menge überreichlich, andererseits, wenn ich jetzt abbrach und die Stute blieb wieder *galt* (leer), hieße es sicher: „Hätt’ ma no die paar Liter ausg’laß’n!“

Mein ehemaliger Professor an der Universität möge mir verzeihen, aber er würde es schließlich hernach nicht mit dem alten Oberforst und seiner sagenhaften Grobheit zu tun bekommen, ich seufzte und sagte: „Also gut, weiter!“

Besorgt beobachtete ich das Roß und war froh, als der Blutspiegel den Eimerrand erreichte: „So, jetzt reicht's! Einen Gupf machen wir nicht mehr!“

Auch der Blutdurst des alten Oberforst schien endlich befriedigt. Er zog der Stute den Haselnußstock aus dem Maul, ich öffnete die Staukette, entfernte die Nadel und komprimierte die Wunde mit einem vorbereiteten Desinfektionstupfer für ein paar Minuten, um ein Hämatom durch Nachbluten zu vermeiden.

Dann entließ ich das Pferd, wohin es der alte Oberforst höchstpersönlich führte. Bei der Stalltür blieb die Stute kurz mit dem rechten Hinterhuf am Türstaffel hängen, ein Zeichen, daß sie doch einigermaßen benommen war.

Als der Oberforst wieder heraus kam, legte er den Kopf schief, blinzelte im grellen Sonnenlicht und grinste mich an: „Na, jetzt hat's do schon ein bißl g'wack'lt!“

Die Sache schien ihm imponiert zu haben, denn er zahlte ohne das übliche Gejeier: „Teuer seid Es schon, es Tierärzte!“

Versöhnt mit dem Tag, erledigte ich die restlichen Abendvisiten und begab mich in die häusliche Zuflucht, wo noch der Scheidenabstrich meines kritischen Blickes harrte. Eindeutiges Schollenstadium! Die Epithelzellen der Vaginalschleimhaut bilden nämlich kurz vor dem Eisprung große, an Eisschollen gemahnende Formen aus, wenn diese vorliegen, bedeutet das: Start frei!

Ich teilte das Ergebnis Herrn Dr. Zimmermann telephonisch mit, erhielt die erwartete Replik „Und Sie sind völlig sicher?“, dachte mir das Götzzitat, wünschte gute Reise und legte krachend auf.

Drei Wochen waren ins Land gezogen, als ich gerade vor dem Postschalter in der Warteschlange stand, um ein an mich gerichtetes Einschreiben persönlich zu beheben.

Das Handy fiepte, und der Oberforst war am anderen Ende der Verbindung: „Herr, Dokta!“ schrie er ins Kastl, daß man es im Umkreis von fünf Metern hören konnte, „Sie erinnern sich doch an unsa Stuatn, de mit'n Aderlaß? I' wollt' Ihnan nur ausricht'n, daß mir an Erfolg g'habt hab'n, den Moment hab'n mir an Ultraschall g'macht und sie is' trächtig!!! Des wollt' i' Ihnan nur sag'n! Versteh'n'S mi'? Ja? Also dann viel'n Dank no'!"

Nicht nur ich, das gesamte Postoffice hatte ihn verstanden. Ich hatte schon befürchtet, er wollte mich zur Schnecke machen, aber so konnte ich gegen sein überlautes Organ keinerlei Einwände erheben.

Einige Umstehende nickten mir anerkennend zu.

Jene fünf Zentimeter, die ich dadurch gewachsen war, schrumpfte ich sofort wieder, als mir die Schalterbeamtin den Brief aushändigte, der als Absender den Kopf einer Rechtsanwaltskanzlei Wanker trug.

Darin teilte mir Dr. Wanker mit, daß er im Namen seines Klienten Dr. Zimmermann Folgendes begehrte: Die von mir als deckbereit erklärte Hündin sei mit dem dazu auserwählten Rüden in Hamburg drei Tage lang in einem Raum verbracht worden, wo es aber nicht zur Deckung kam, denn die Hündin hätte den Rüden stets aggressiv abgewiesen, und am Morgen jeden Tages seien beide in gegenüberliegenden Ecken liegend angetroffen worden, wobei der Rüde einen zunehmend frustrierten Eindruck gemacht und daraufhin der Rüdenbesitzer aus Sorge um seinen Hund weitere Versuche verweigert hätte. Dr. Zimmermann fordere nunmehr von mir die Auslagen für die Reise, den Zeitentgang, den Hotelaufenthalt, die Decktaxe, Schmerzensgeld für die Unannehmlichkeiten mit dem Rüdenbesitzer sowie das Entgeld für die offensichtlich falsche Diagnose zurück.

Das Sümmchen all dieser Einzelposten plus Anwaltshonorar war im nächsten Absatz angeführt und ließ mich nach Luft schnappen.

Als ich Karin daheim das Schreiben zeigte, fragte sie: „Spinnt der?" Ich zuckte die Achseln.

Zwar war ich mir sicher, die Diagnose richtig gestellt zu haben, aber das war meine erste Konfrontation mit einem Kunstfehlervorwurf, und so wußte ich momentan nicht weiter.

Ich beschloß, vorerst nicht auf den Brief zu reagieren, sondern auf Harrys Rückkehr in einigen Tagen zu warten, denn mein Freund besaß als Fachtierarzt für Kleintiere auch die Zulassung als gerichtlicher Sachverständiger, welche er auch schon des öfteren ausgeübt hatte, wie mir bekannt war.

Trotzdem war mir nicht wohl in meiner Haut, und die tägliche Arbeit litt unter dieser Nervenbelastung.

Am Tag der geplanten Rückkehr Harrys drückte ich jede Stunde die Rufwiederholung und war kolossal erleichtert, als ich endlich gegen sieben Uhr abends Claudias vertraute Stimme hörte: „Oh, servus Hans, ja, wir sind soeben eingetroffen, Harry ist noch vor dem Haus und holt die Koffer aus dem Auto, ich ruf' ihn gleich!" Eine Minute später knurrte er ins Telephon: „Zum Kuckuck, bleibt man nicht einmal in den letzten Urlaubsstunden unbehelligt? Wer stört?"

„Hallo Kofferträger! Wieder im Lande?"

„Ach so, Hans! Du bist's! Wenn du dich für die Karte bedanken willst, ich habe keine geschrieben!"

„Weiß ich doch! Wie war's in der Karibik? Sind dir einige Kokosnüsse auf den Kopf gefallen?"

„Dauernd! Aber sie sind gleich aufgeplatzt und waren sofort eßfertig. Sonst war es traumhaft! Du solltest schwimmen lernen und auch mal dorthin fahren!"

„Danke, im Moment schwimme ich hier genug! Hör' mal, es tut mir leid, dich gleich nach Eurer Ankunft belästigen zu müssen, aber ich kann seit Tagen nicht mehr schlafen …!" Ich erzählte ihm von meinem Problem.

„So so, der Zimmermann! Na, der kann schon ein schwieriger Kerl sein! Hab' selbst einige Zeit gebraucht, bis ich ihm seine Unverschämtheiten mir gegenüber ausgetrieben hatte! Eine Frage: Hast du das Ergebnis von einem Labor zusätzlich überprüfen lassen?"

„Nein! Erstens war ich mir sicher, zweitens war keine Zeit dazu, den Abstrich einzuschicken, sonst wäre der Ovulationszeitpunkt womöglich verpaßt worden …!" rechtfertigte ich mich.

„Schon gut, war, wie gesagt, nur eine Frage! Du machst jetzt einmal gar nichts, außer in einem kurzen Antwortbrief an den Anwalt die Forderungen kategorisch abzuweisen. Es ist Sache dieser Brüder, dir eine Fehldiagnose zu beweisen. Du hast das gelernt, du kannst das, und du warst dir deiner Sache sicher! Außerdem, wie du weißt, gibt es kein Verfahren, welches eine hundertprozentige Garantie gewährleistet, sowohl die Vaginoskopie als auch die Zytoskopie wie auch der Progesterontest weisen eine Schwankungsbreite von einigen Prozenten auf. Indem du sowieso zwei Verfahren kombiniert hast, hast du der allgemeinen Sorgfaltspflicht genüge getan. Darüber besteht immer noch die Möglichkeit, daß sich die beiden Köter einfach nicht füreinander erwärmen konnten, das gibt es auch! Hau dich auf's Ohr und schreib' morgen dem Rechtsverdreher! Vielleicht war's auch nur ein Schuß ins Blaue, und die denken gar nicht daran, dich vor Gericht zu zerren!"

„Vielen Dank, alter Freund!" sagte ich mit Wärme, „die Chance besteht wohl nicht, daß du im Falle einer doch stattfindenden Klage als Sachverständiger berufen wirst?"

Er lachte: „Ach, die Gutachtertätigkeit habe ich schon vor einem Jahr wieder aufgegeben! Du weißt ja, zu viele Kokosnüsse! Nein, Scherz beiseite, keine Zeit! Aber wie gesagt! Mach' dir keine unnötigen Sorgen!"

In einem Punkt irrte Harry leider. Schon eine Woche nach dem Absenden meiner Ablehnungsantwort an die Kanzlei Wanker erhielt ich von dort die Nachricht, daß man leider gezwungen sei, die Klage zu beantragen.

Irgendwer von der Gegenseite brauchte anscheinend dringend Geld.

Weitere Wochen verstrichen, Karin war für ein paar Tage nach Kärnten zur Schwiegermutter gefahren, ich saß eines Abends allein, aber nicht gerade entspannt im Wohnzimmer und verfolgte mit einem Auge einen faden Film im Fernsehen, während das andere bereits müde die Fleischbeschauabrechnung kontrollierte, als das Telephon läutete. Ich fuhr hoch und schaute auf die Uhr: Verdammt, Viertel vor elf!

Mißmutig hob ich ab: „Ja, was gibt's?"

„Ich bin es, Harry!" klang die fröhliche Stimme an mein Ohr, „entschuldige bitte die späte Störung, ich weiß, daß man Euch Großtierpraktiker um diese Uhrzeit nicht mehr anrufen sollte, weil Ihr armen Schweine dann glaubt, ausrücken zu müssen wie die freiwillige Feuerwehr, aber ich dachte, in diesem Fall könnte ich eine Ausnahme machen! Oder soll ich lieber doch bis morgen warten?"

„Spuck's schon aus", sagte ich gespannt. Wenn der Kerl nicht total besoffen war, mußte er eine gute Nachricht haben.

„Eine sehr gute Nachricht sogar!" triumphierte Harry, der offensichtlich in der Karibik Gedanken lesen gelernt hatte, „rate mal, wer soeben die Ordinationstür hinter sich zugemacht hat?"

„Dr. Zimmermann?" fragte ich tastend.

„Der Zimmermann!" bestätigte Harry mit Befriedigung in der Stimme, „und jetzt rate noch mal, weil du offensichtlich gerade gut in Form bist, an wem ich soeben einen Kaiserschnitt verübt habe, um sie von sieben quicklebendigen, wenn auch ziemlich monströsen Welpen zu befreien?"

„Nein!" sagte ich.

„Doch, doch", kicherte er, „der gute Dr. Zimmermann hat mir gerade gestanden, daß er seine kostbare Aisha, der du so trefflich ihre fruchtbaren Tage prophezeitest, am zweiten Tage im Grüngürtel von Hamburg spazieren geführt hatte, weil er der Meinung war, etwas Bewegung und frische Luft könnten die Libido steigern, und dabei war sie ihm abhanden gekommen und eine Dreiviertelstunde ohne Alibi! Er war schon völlig verzweifelt und vor lauter Schreien heiser gewesen, du mußt dir das vorstellen, den Hund in einer fremden Stadt zu verlieren, als die pelzige Sünderin plötzlich zwischen ein paar Büschen wieder zum Vorschein gekommen war. Wahrscheinlich hat sie zwischenzeitlich einen kleinen Umweg über die Reeperbahn genommen und sich einen richtigen Straßenrüden aus dem Hafenviertel vergönnt und nicht so einen aristokratischen Pfeffersack-Waldi mit einem Stammbaum bis hinunter zu Klaus Störtebeker!"

„Und da gibt es keinen Zweifel, daß da ein anderer Hund im Spiel war?" fragte ich erleichtert.

„Na hör mal! Diese Welpen sind alles andere als reine Schweißhunde, falls der Vater zufälligerweise Bordhund auf irgendeinem Schiff ist, muß es sich, wenn man von den Sprößlingen auf die Größe des Erzeugers schließt, sogar um ein ziemlich großes Schiff handeln, sonst hängt der Schwanz des Rüden dauernd ins Meer!"

Harry war aufgekratzt wie selten. Es mußte ihm eine unerhörte Genugtuung sein. Wahrscheinlich hatte er auch schon unter der Art von Dr. Zimmermann gelitten.

„Außerdem", fuhr er fort, „ist das doch ganz wurscht, von wem der Nachwuchs stammt, die Hauptsache ist, daß zu dem strittigen Zeitpunkt die Hündin konzeptionsbereit war, was sie hinlänglich bewiesen hat. Damit ist deine Diagnose glänzend bestätigt, die Klage kannst du vergessen, der Zimmermann hat sie auf mein dringendes Anraten bereits ad acta gelegt und denkt darüber nach, wie er den Rechtsanwalt bezahlen wird. Wie ich gesagt habe, der Rüde war der Hündin einfach nicht sympathisch. Liebe ist halt nicht käuflich!"

„Herzlichen Dank für alles Harry, und besonders, daß du mich gleich verständigt hast!" Ich war gerührt.

„Nicht der Rede wert, Alter! Es war mir ein Bedürfnis, dir so schnell wie möglich mitzuteilen, daß du im Recht gewesen bist! Ich glaube, mit der Zeit wird noch ein ganz brauchbarer Tierarzt aus dir!"

Dem Veterinär ist nichts zu schwer

Eines der großen tierärztlichen Probleme unserer Zeit ist nicht nur der von wild gewordenen Bürokraten verordnete, überbordende Papierkram, auch nicht bloß die immer größer werdende Preisschere zwischen den Kosten für Medikamente, Instrumente und Auto und dem immer geringeren Ertrag der Bauern aus ihren Produkten und der daraus resultierenden Wertabnahme des Einzeltieres, sondern schlichtweg die Tatsache, daß es durch die große Anzahl an Nebenerwerbsbetrieben kaum noch möglich ist, die kurative Tätigkeit über den Tag zu verteilen, da einfach niemand da ist, der einem die Tiere hält.

Die meisten Bäuerinnen bemühen sich zwar aus Leibeskräften, dieses Manko auszugleichen, aber die Frauenrechtlerinnen aller Länder mögen mir verzeihen, beim Fixieren eines Ochsen ist ein Mann immer noch ein Mann! Vor allem, wenn es sich um Tiere aus einem Laufstall handelt, die bis dato noch nie einen Strick zu Gesicht bekommen hatten. Das anschließende Rodeo ist eine schweißtreibende und letztlich nicht ungefährliche Angelegenheit für Mensch und Tier, und ich überlege oft, ob der gutmeinende und selbstverständlich zu bejahende Tierschutz in dieser Frage richtig liegt, wenn er sogar die zeitweilige Anbindehaltung ablehnt und dafür in Kauf nimmt, daß bei der ersten notwendigen Manipulation, zum Beispiel einer Blutprobe, die Tiere in Panikreaktionen verfallen und durch geschlossene Glasfenster springen, sich ohne Fremdeinwirkung Beine brechen oder infolge Stresses an Herzversagen sterben. Ohne auch nur im geringsten irgendeine Beschwichtigung wirklich skandalöser Zustände zu tolerieren, kann ich mich in diesem Punkt des Eindrucks nicht erwehren, daß ahnungslose Zeitgenossen zwar das Beste für das Tier wollen, aber nicht beurteilen können, worin dieses besteht, und jede Kritik daran als interessensgesteuert zurückweisen, ganz nach dem Motto: Tierschutz muß sein, auch wenn das Vieh dabei draufgeht!

Diese trüben Gedanken schossen mir durch den Kopf, als frühmorgens der Lahnbauer anrief und meinte: „I' hätt' dringend a paar Fak'ln zum Eisenspritz'n, aber mei' Frau und i' san heut' erst wieder umma sechse am Abend dahoam, mir müass'n auf d' Landwirtschaftsmess'!"

Ich verzog das Gesicht. Der Lahnhof, der seinen Namen aufgrund der exponierten Lage besaß und im neunzehnten Jahrhundert zweimal von der *Lahn* (Lawine) erwischt worden war, lag ziemlich abseits meiner üblichen Route, und ausgerechnet heute vormittag hatte ich in der Nachbarschaft zu tun, so daß die weite Fahrt in einem Rutsch gegangen wäre.

„Na, Sie könnan schon kommen, Herr Dokta! D' Muatta is' eh dahoam, de kann Ihnan schon helf'n! Sie müass'n ihr halt nua zoag'n, wia s' de Fakln halt'n soll!"

Ich dachte an die kleine zarte Frau mit weißen Haaren in ihrer blauen Kleiderschürze, die ich öfters im Hühnerstall rumoren gesehen hatte: „Aber Ihre Mutter ist doch schon so um die siebzig?" zweifelte ich.

„Dreiasiebz'g!" röhrte der Lahnbauer, „aber ka Sorg', die is' stärker als mir zwoa z'samm'! Nua G'wicht hat s' halt kan's mehr!"

Offensichtlich auch einer, der täglich betete: Gott erhalte mir meine Gesundheit und die Arbeitskraft meiner Mutter!

Da aber das Angebot zu verlockend war, fuhr ich auf den Lahnhof. Das alte Haus mit seinen dicken Mauern und kleinen Fenstern leuchtete schon von weitem gelb in der Vormittagssonne.

„Grüß Gott", betrat ich die Küche, wo der gemauerte Herd mit dem eingebauten Wasserschiff bereits holzscheiterkrachende Wärme verströmte.

„Ah, der Herr Dokta!" begrüßte mich das alte Weiblein, das emsig mit Reindln hantierte, freundlich: „Da Sohn hat mir schon g'sagt, daß Sie wahrscheinlich komman werd'n und daß i' Ihnan helfen soll! Also, geh'n mir's an!"

Sie blies eine Haarsträhne aus der Stirn und trippelte vor mir her über den leicht morastigen Hof in den mächtigen Holzstall. Dabei erklärte sie: „Wissen S', bei der Sau müass'n mir a wengerl obacht geb'n, die is' nämlich a ziemlich a bissig's Luader!"

Das auch noch, seufzte ich im Stillen. Insgeheim bereute ich bereits, mich auf das Abenteuer eingelassen zu haben, und frug vorsichtig: „Meinen Sie nicht, es wär' besser, ich würde nochmals kommen, wenn der Bauer wieder daheim ist?"

„Was fallt' Ihnen denn ein?" antwortete sie entrüstet, „am End' glaubt der Bua dann, i' wär' zu gar nix mehr nutz!"

Sie führte mich zu zwei nieder eingefaßten Holzboxen, an deren Bretterwänden schon Generationen von Schweinen ihre Beißspuren hinterlassen hatten. Die linke Box war leer, in der anschließenden lag eine sprichwörtlich fette Sau, umwuselt von ungefähr zwölf rosa Ferkeln, und linste tückisch zu uns herüber.

Die Altbäuerin schob mit einem Besen einen kleinen Holzschieber an der Verbindungswand beiseite, der einen schmalen Durchschlupf öffnete und bugsierte die protestierenden Ferkel wie ein gewiefter Croupier seine Jetons flink und geschickt eines nach dem anderen durch das Loch in die andere Box hinüber. Kein Zweifel, im Minigolf hätte sie mich geschlagen. Die Sau hatte mit Mißvergnügen das Schwinden ihrer Kinderschar bemerkt, sich hochgerappelt und geiferte uns unter mächtiger Speichelbildung laut grunzend an, wobei sie hektisch versuchte, in den Besenstiel zu beißen.

„So!" Das letzte Ferkel war drüben angekommen, und Großmutter schloß den Schuber. Dann trippelte sie durch den Stall, und ehe ich mich versah, schleppte sie schwankend einen schweren Leka-Ziegel herbei, unter dessen Gewicht sie sich ein paar Mal fast um ihre eigene Achse drehte.

„Um Gottes Willen, lassen Sie mich doch helfen!" Ich stürzte auf sie zu, aber sie war schon am Ziel. Dicht an der Boxenwand ließ sie den Block fallen, fast auf meine Zehen, und schnaufte: „Geht schon, jetzt müssen S' mir nur noch ein biss'l rüberhelfen, in der Box da is' nämlich kein Türl!" Dabei stieg sie auf den Ziegel wie auf eine Stufe und, während ich sie am Arm stützte, überkletterte sie die Holzplanke.

Voll Bewunderung folgte ich nach, ordnete die Flaschen mit dem Eisenpräparat und der Vitaminlösung sowie dem Farbstift zur Markierung der bereits behandelten Ferkel auf die breite, von alten Spinnweben graue Fensterbank und haschte nach dem ersten Kandidaten.

Ich drückte der Großmutter das quietschende Ferkel mit dem Kopf nach unten und der Bauchseite zu mir, so daß ich die Medikamente sicher in die Oberschenkel injizieren konnte, in die Hände.

Diese, mager und weißlich mit hellblauer Äderung, umklammerten die Beine des strampelnden Tierchens mit derartiger Kraft, daß ich dem Lahnbauer recht geben mußte.

Das zweite Ferkel war noch schwerer, aber auch das präsentierte mir das erstaunliche Weiblein mit festem Griff. Das schrille Ferkelquieken und das grunzende Geblaff der wütenden Sau daneben gellte in unseren Ohren, und ich beeilte mich, das nächste Tier zu erwischen.

Während ich zum Fenster gewandt die Spritzen nachfüllte, hörte ich aus dieser Geräuschkulisse plötzlich ein dumpfes Krachen, und als ich mich umdrehte, bemerkte ich mit Schrecken, daß sich die Sau entschieden hatte, aktiv mitzumachen. Sie hatte bereits ihren gesamten schweren Körper über die niedere Boxenwand gewuchtet und hing

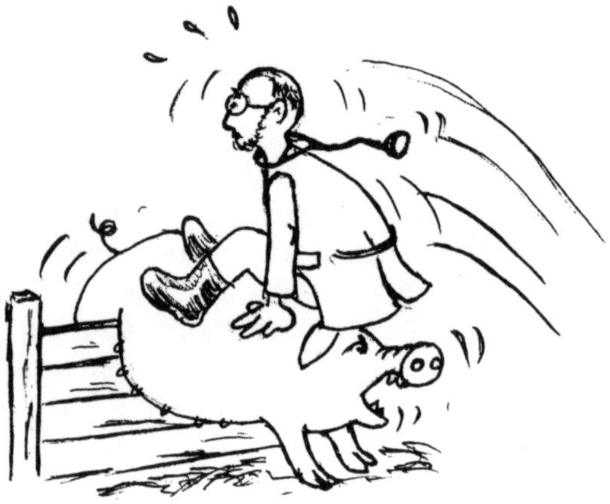

lediglich mit den Kniefalten der heftig rudernden Hinterbeine an der Holzkante fest, wobei ihre gelben Zähne schon ziemlich nahe dem Stoff der Kleiderschürze gekommen waren, während die Großmutter von der drohenden Gefahr in ihrem Rücken noch nichts bemerkt hatte und mir unerschütterlich das impfbereite Ferkel präsentierte wie ein tapferer Zinnsoldat sein Gewehr! Es konnte sich nur noch um Augenblicke handeln, bis das vor Wut besinnungslose Tier seine restliche Schwarte freibekommen und über uns herfallen würde.

Ich ließ die Spritzen fahren, packte die verdutzte, aber glücklicherweise federleichte Großmutter an den Hüften und hob sie schwungvoll an der Reichweite des schnappenden Schweineschädels vorbei über die Trennwand in die andere Box.

Keine Sekunde zu früh! Die Sau hatte das linke Hinterbein nachgezogen, und in dem Moment, in dem sie auch das rechte herüberschwang, setzte ich, mich mit den schweißnassen Händen am unter mir wegtauchenden Hinterteil des rasenden Tieres abstützend, mittels fulminanten Bocksprunges, den mein armer Turnlehrer während der gesamten Schulzeit von mir nicht zu sehen bekommen hatte, ebenfalls über die Begrenzung in die andere Bucht.

Nach dieser Königsrochade waren die ursprünglichen Verhältnisse wiederhergestellt. Die Sau mit ihren Jungen in der einen Box vereint, Großmutter und ich mit schlotternden Knien in der anderen.

Kraftlos stieß ich die Tür des Kobels auf und führte die Großmutter heraus.

„Ich glaube, angesichts dessen ist es wirklich besser, wir setzen fort, wenn Ihr Sohn wieder da ist!"

Diemal hatte sie keinen Einwand, sagte aber: „Kommen S' doch in die Kuchl, die Händ' waschen, und a Stamperl auf den Schreck'n hab'n wir uns a verdient!"

Sie schenkte uns beiden je ein ziemlich großes Glas ein, und während ich den aromatischen Obstler langsam auf der Zunge zergehen ließ, kippte sie ihr Stamperl ex und füllte nach. Das machte sie dreimal, bis ich mit meinem fertig war, dann goß sie mir wieder ein und schluckte ihrerseits erneut zwei Gläschen.

‚Hoppla', dachte ich, offensichtlich war das ihre Art von Doping.

Die Hitze in der Küche war unerträglich, und ich brauchte dringend frische Luft, also erhob ich mich. Sie stand ebenfalls auf, ich wollte schon sagen „Bitte bleiben Sie doch sitzen!", da geriet sie plötzlich ins Taumeln und schlug der Länge nach hin. Ob vom Alkohol, der Raumtemperatur oder dem überstandenen Schrecken weiß ich nicht. Ich sprang hinzu und hob sie zum zweiten Mal hoch, diesmal auf den geblümten Küchendiwan. Sie war bei Sinnen, hatte aber eine häßliche Platzwunde auf der Stirn und war käseweiß.

„Haben Sie sich etwas getan?" fragte ich panisch.

Sie schüttelte sacht den Kopf, stöhnte aber leise und sagte mit schwacher Stimme: „Nein, aber mir is' so schwindlig!"

Ich holte nasse Geschirrtücher und machte ihr kalte Kompressen um Kopf und Hals und lagerte ihre Beine hoch. Dann rief ich nach dem Notarzt, schließlich konnte ich die alte Dame nicht mit einer Gehirnerschütterung den ganzen Tag allein auf dem Hof zurücklassen.

Als der Rettungswagen eintraf, ging es ihr zwar schon sichtlich besser, der junge schwarzhaarige Doktor, den ich kurz ins Bild setzte, entschied aber resolut: „Keine Widerrede, Sie kommen jetzt mit uns zur Beobachtung!" Dann fiel sein Blick auf die leeren Schnapsgläser, und er setzte aus den Mundwinkeln leise zu mir nach: „Und zur Ausnüchterung!"

Im Konvoi verließen wir den Lahnhof, nachdem ich den Bauersleuten eine kurze Nachricht auf dem Küchentisch hinterlegt hatte.

Zwei Kurven weiter meldete sich Karin am Telephon: „Du mußt sofort auf die Hirschalm, beim Maderbauer ist eine Geburt!"

Verflixt noch mal, das Tagesprogramm geriet bedenklich ins Wanken! Die Hirschalm erreichte man nur über einen äußerst desolaten Weg mit tiefen Schlaglöchern und herausstehenden Steinmugln.

Trotzdem hatte ich die Strecke in einer knappen halben Stunde geschafft.

Die junge Maderbäuerin kam mir hochschwanger entgegengeeilt und sagte: „Tut mir leid, daß wir Sie extra heraufplagen mußten, aber eine Kalbin hat ein ziemlich großes Kalb, und mein Mann hat sich nicht mehr zu helfen gewußt!"

„Schon gut", winkte ich ab und deutete auf ihren Bauch: „Und wann ist's bei Ihnen soweit, wenn ich fragen darf?"

Sie strahlte: „In einer Woche!"

„Na, dann viel Glück, daß es nicht so groß ist wie bei der Kalbin!"

Im kleinen Almstadl war schon alles vorbereitet, der Maderbauer hatte recht: Es handelte sich um ein relativ massives Kalb, aber ich war mir sicher, daß es ohne Kaiserschnitt abgehen würde. Allerdings allein hatte der Bauer keine Chance, das Tier herauszuziehen, und mit dem Flaschenzug ging es nicht, denn der bewegte beide Beine gleichzeitig und bei dieser Beckenenge mußte man immer einen Fuß nach dem anderen versetzt mobilisieren. Das gelang uns auch unter Einsatz von reichlich Gleitgel ganz leidlich, aber schließlich blieb das Becken des Kalbes stecken. Wir versuchten es mit Drehen und gegenläufigem Zug, jedoch schien es, als ob das Jungtier in der Kalbin angenagelt war.

Die Maderbäuerin stand ungeduldig dabei und fragte: „Soll ich mitanziehen?"

„Bitte gar schön, ja nicht in Ihrem Zustand!" wehrte ich entsetzt ab.

Keuchend probierten wir es wieder und siehe da, plötzlich bewegte sich der Körper des Kalbes ein wenig. „Jetzt geht's gleich", schnaufte ich. Da griff die Jungbäuerin, die nicht mehr an sich halten konnte, ohne auf unsere Proteste achtend, zu und hängte sich mit ihrem Gewicht an den Kopfstrick.

Das Kalb flutschte aus der Mutter heraus, und wir drei verloren im nassen Stroh den Halt und kugelten hintenüber. Plötzlich stöhnte die Bäuerin. Ihre Latzhose verdunkelte sich in einem nassen Fleck!

„I' glaub, mir is' die Fruchtblas'n g'sprungen!" ächzte sie.

„Des hast davon!" schimpfte ihr Mann, „weil du muaßt ja unbedingt mitziag'n!"

„Los, das Keppl'n hat jetzt keinen Wert!" kommandierte ich, „packen Sie Ihre Frau ins Auto und schau'n Sie, daß Sie runter ins Spital kommen!"

„Ja, aber Sie müassn mitkommen, Herr Dokta! Für unterwegs, wann was passiert!" Die Maderbäuerin schaute mich flehend an.

Ich war entsetzt! Das hatte mir gerade noch gefehlt! „Aber wo denken Sie denn hin, ich bin schließlich Tierarzt und keine gelernte Hebamme!"

„Wann man in der Zeitung lest, daß Gendarmen schon bei Geburt'n g'holf'n hab'n oder Feuerwehrleut', dann werd'n Sie als Mediziner des wohl aa noch z'sammbringen! Außerdem hab'n Sie uns immer 'predigt, daß zwischen Mensch und Viech gar net soviel Unterschied is', wia sich manche Leut' einbüüd'n!" Dem Bauern war es ernst. Während er um den Wagen lief, half ich der Bäuerin, die sich unter den Wehen krümmte, auf die Beine, wusch mir die Arme und verstaute Desinfektionsmittel und sterilen Zellstoff in meiner Tasche.

Die vorzeitig werdende Mutter kam auf die Rückbank, und wir brausten los! Über Stock und Steine!

„Nicht so schnell!" ächzte die Kreißende.

„Schneller!" feuerte ich panisch den Maderbauern an, der mit der Konzentration eines Rallyefahrers um die Kehren driftete.

Ungefähr einen Kilometer vor Erreichen der Asphaltstraße schrie die Bäuerin: „Halt!"

Der Bauer latschte auf die Bremse. Wir drehten uns um und blickten ihr angstvoll in das schweißtriefende Gesicht. „Es geht nicht mehr, es geht los", stöhnte sie.

„Los, Dokta!" rief der Bauer und verließ fahnenfluchtartig das Auto. Ich schob die Vordersitze gegen das Armaturenbrett, um mehr Platz zu haben und wickelte die Bäuerin aus ihrer Hose. Für falsche Schamgefühle war jetzt nicht der richtige Moment. Die Sache schien schon ziemlich weit gediehen, denn ich konnte bereits den spärlich mit Haaren bedeckten Kindsscheitel in der Vulva erkennen.

Dummerweise erblicken Menschensäuglinge mit dem Kopf voran das jeweilige Licht der Welt, während in der Veterinärmedizin die ausgestreckten Vorderbeine den Normalfall darstellen, so daß man etwas zu ziehen hatte. Ich beschloß daher, vorerst einmal nicht zu intervenieren und der Natur ihren Lauf zu lassen. Schließlich hatte die Maderbäuerin, wie ich wußte, bereits zwei kleinen Söhnen das Leben geschenkt, so daß zumindest sie dem informierten Kreis zuzurechnen war.

„Pressen! Atmen!" riet ich ihr, wie ich es aus den täglichen Seifenopern des Fernsehens flüchtig kannte.

Sie befolgte brav meine Anweisungen, und ich ermunterte sie dazwischen mit enthusiastischen „Hoppauf-Rufen", wobei ich mir eher wie auf dem Fußballplatz, denn auf einer improvisierten Entbindungsstation vorkam.

Aber wie im Sport die massive Zuschaueranfeuerung ungeahnte Kräfte freimachen kann, zeigte sich auch hier der Erfolg psychischer Unterstützung: Langsam, aber stetig erschien ein krebsroter, verschrumpelter Kopf, und als die Schultern sichtbar wurden, griff ich sachte zu und beendete die Auftrittszeremonie der neuen Erdenbürgerin.

Den obligatorischen Klaps auf den Hintern brauchte es nicht, die junge Dame bewies ein angeborenes Mundwerk und brüllte los wie am Spieß.

Ich nabelte die jüngste Maderin ab, wobei ich sicherheitshalber noch genügend Nabelstrang übrigließ, der, wie man mir später von ärztlicher Seite bestätigte, für drei Geburten ausgereicht hätte, und verschloß ihn nach ausgiebiger Desinfektion mit einer sterilen Klemme, die man üblicherweise für Fohlen verwendete.

Erleichtert überreichte ich der frischgebackenen Mutter die Kleine, und während der Maderbauer glückselig seine Tochter bewunderte, flüsterte seine Frau: „Vielen Dank, Herr Doktor, das war die schnellste und leichteste meiner Geburten!"

Eigentlich gebührte der Dank dem schlechten Almweg, aber ich nahm ihn huldvoll an.

Zu viert setzten wir den Weg ins Krankenhaus fort, wo Mutter und Tochter Aufnahme fanden und ich eine Möglichkeit suchte, mir erneut das blutige Fruchtwasser abzuwaschen. Da ich noch meine Gummistiefel anhatte, vermied ich es, das Krankenhaus zu betreten, und fragte in der Garage für die Rettungsfahrzeuge nach dem Waschraum. Auf dem Weg dorthin begegnete mir der schwarzhaarige Notarzt vom Lahnhof. Bei meinem Anblick stutzte er und fragte: „Was in aller Welt tun Sie hier?"

„Ich habe mich soeben als Geburtshelfer in Ihrem Metier betätigt!" antwortete ich fröhlich.

„Nicht wirklich!"

„Doch! Fragen Sie auf der Station nach!"

„Nicht zu glauben!" schüttelte er den Kopf.

„Wenn Sie es noch nicht wissen sollten: Dem Veterinär ist nichts zu schwer!" erwiderte ich selbstbewußt.

Der Maderbauer brachte mich wieder auf die Alm, wo ich in mein Auto umstieg und endlich meine Visitenliste fortsetzte. Unterwegs erkundigte ich mich telephonisch nochmals bei der Maderbäuerin, ob alles wohlauf sei.

Sie bedankte sich nochmals und setzte hinzu: „Wir werden sie Christine nennen!"

Offensichtlich sah sie auch die amerikanischen Kitschserien! „Um Himmels willen, doch nicht nach mir! Das wär' mir peinlich!"

Sie lachte: „Nein, keine Angst! Den Namen haben wir uns schon vorher zurechtgelegt, wenn es ein Bub geworden wäre, hieße er Christian!"

Gegen Abend fuhr ich nochmals auf den Lahnhof, um die begonnene Ferkelaktion zu beenden. Die Großmutter saß bereits, mit einem Turban versehen, wieder auf der Hausbank, die unverwüstliche Person hatte im Krankenhaus einen derartigen Aufstand provoziert, daß die Familie sie auf dem Heimweg abholen mußte.

Jetzt sah sie kritisch zu, wie der Holzbichler Simon, ein pensionierter Maler, auf einem niederen Holzgerüst stehend, ein idealisiertes Landschaftsbild mit Wasserfall und Rehfamilie über das steingefaßte Haustor pinselte. Der Holzbichler verdiente sich einen Gutteil der Rente durch Lüftelmalerei, die er gekonnt und stets den Publikumsgeschmack treffend vielerorts ausführte.

Wir kannten einander vom Sehen, und er grüßte herunter: „Griaß Gott, Herr Dokta!" Dabei drehte er sich halb herum, verlor das Gleichgewicht und stürzte aus zwei Metern Höhe rücklings auf den, wie erwähnt, zum Glück ziemlich weichen Hofgrund.

‚Nicht schon wieder!' dachte ich. Der Lahnbauer und die Bäuerin stürzten herbei, die Großmutter wackelte auch hinzu, und ich kniete neben dem Holzbichler und riß ihm den Kragen auf, da er kurz benommen war.

„Kaltes Wasser!" schrie ich.

„Gebts ihm an Schnaps", riet die Großmutter.

Ich hob vorsichtig, man kann wegen der Wirbelsäule keine großartigen Bewegungen riskieren, die Beine an und rief: „Ruft den Notarzt!" Meiner Ansicht nach war der linke Knöchel gebrochen.

„Gebts ihm doch an Schnaps!" ließ sich die Großmutter vernehmen.

„Wo bleibt denn das kalte Wasser, zum Kuckuck!" fluchte ich, obwohl der Holzbichler bereits wieder die Augen offen hatte und betropezt um sich schaute.

„Mir sollten ihm an Schnaps geb'n!" Die Großmutter war beharrlich.

Da platzte dem Lahnbauer der Kragen: „Muatta bitte! Hör' endlich mit Dein'm Schnaps auf! Hast eh heut' bei dir g'sehn, was d'raus 'word'n is'!"

Der verunfallte Holzbichler setzte sich plötzlich ruckartig auf, griff schmerzvoll an seinen Knöchel und stöhnte vorwurfsvoll: „Warum huarcht denn kana von Euch Oberg'scheit'n auf d' Muatta?"

Daraufhin bekam der abgestürzte Michelangelo seinen Schnaps, obwohl ich Einwände erhob, daß Alkohol vor einer möglichen Operation nicht unbedingt ratsam wäre. Da kam ich aber schön an.

„Wann's nach dem geht, Herr Dokta", blaffte er, „hätten s' vorher aa ka Chance g'habt zum oparier'n!"

Vor der Wucht dieses Argumentes flüchtete ich mich mit dem Lahnbauern in den Schweinestall, wo er mittlerweile die Boxentrennwand unter Aufstockung mit stabilen Holzpfosten unüberwindlich gemacht hatte. Die restlichen Ferkel hatten wir in einer Viertelstunde gespritzt.

Als wir wieder den Hofplatz betraten, wo der im Sitzen trinkende Holzbichler bereits einen langen Schatten an die Hausmauer warf, bog soeben der Rettungswagen ums Eck. Heraus stieg …, erraten, mein Notarzt! Nach dem heutigen Tag durfte ich ihn ruhig als *meinen* Notarzt titulieren.

Er zuckte kurz zusammen, als er meine Anwesenheit bemerkte, widmete sich aber dann dem Verletzten und sagte: „Knöchelbruch! Wir nehmen ihn mit zum Röntgen!"

Er stand auf und schlenderte grinsend auf mich zu: „Sagen Sie, haben Sie heute noch Arbeit oder sind Sie fertig?"

Ich zuckte die Schultern: „Eigentlich wollte ich für heute Schluß machen! Warum, wollen Sie mit mir auf ein Bier gehen?"

Er grinste noch stärker: „Bedaure, aber mein Dienst geht noch ein paar Stunden. Ich dachte nur, wenn Sie noch irgendwohin müßten, wäre es vielleicht einfacher, ich komme gleich mit!"

Maskenball im Rinderstall

Drei Monate, bevor ich die Praxis übernommen hatte, hatten sie beim Bachwirt mit der Viehwirtschaft Schluß gemacht. Nach der Übergabe des Gasthofes durch die alten Bachwirtsleute wollte der Sohn die Doppelbelastung Land- und Gastwirtschaft nicht mehr weiterführen und verpachtete gegen den heftigen Widerspruch der Alten die Felder. Die Viehhändler gaben sich einige Tage hindurch gegenseitig die Türklinke in die Hand, und nach nicht einmal zwei Wochen stand der riesige Stall, der auf mächtigen Steinfundamenten ruhte, bis auf zwei uralte Kühe leer. Die Almerin und die Glocknerin bildeten die letzte Nachhut der ehemals fünfundzwanzigköpfigen Herde guter Milchkühe, die einst den Stolz des Bachwirtehepaares dargestellt hatte. Der Bachwirt und seine Frau, besonders sie, waren im Herzen immer eher Bauern als Wirtsleute gewesen, aber was sollten sie ausrichten gegen den Junior, der das genaue Gegenteil darstellte. Die Zeit ließ sich eben nicht aufhalten, auch wenn der Senior öfters seufzte: „Wann i' ma so die Rindviecher im Kuahstall und de in da Gaststub'n anschau', ka Vergleich!"

Allerdings hatte der frischgebackene Bachwirt bei den beiden Altkühen keine Chance. Gegen den Vater hätte er sich vielleicht noch durchgesetzt, bei der Mutter, einer großgewachsenen, resoluten Frau mit graublonden Haaren, riskierte er, daß sie ihm noch mit vierzig eine oder sicherheitshalber zwei Ohrfeigen verabreichte, wenn er weiter darauf bestanden hätte, die zwei Veteraninnen dem Schlachter zu überantworten. Denn die Glocknerin war der erklärte Liebling der Bäuerin, „a so a brave Kuah hab' i' mei Lebtag net g'habt, de kriegt des Gnad'nbrot bei uns, und de Almerin is' iah best' Freindin g'west, de bleibt aa do, daß s' a G'sellschaft hat, weil Geld kriagt er für de Zwoa vom Metzga eh koans! Außerdem glaub'n dann de Hausgäst', daß a echte Milch in eanan Kaffee kriag'n und net des Packlzeug aus'n Supermarkt!" fügte sie verächtlich hinzu.

So verblieb das betagte Duo in trauter Zweisamkeit in dem weiten Stallgebäude auf ihren bequemen Ständen und fraß würziges Heu im Überfluß, während ringsum die unbenutzte Rohrleitung der Melkanlage, die metallenen Freßgatter und die überflüssigen Tränkbecken unter Rost und Spinnweben versanken. Im hinteren Bereich, wo sich die Kälberboxen befunden hatten, parkten jetzt zwei unmoderne und schäbige Wohnwagen und vervollständigten das Bild vom zeitgeistigen Niedergang eines stolzen Bauernhofes.

Leider wußte ich zu Anfang der Praxis nichts von dieser Änderung der Verhältnisse, sah beim Vorbeifahren auch nicht den grasig verwachsenden Misthaufen an der Gebäuderückseite und ärgerte mich daher jedes Mal, daß ich noch nicht Zugang zu diesem imponierenden Betrieb gefunden hatte, denn jeder ambitionierte Tierarzt empfindet es als leichte persönliche Kränkung, im eigenen Praxisgebiet von einem anderen konkurrenziert zu werden, da können verschiedene Kollegen das Gegenteil behaupten, so oft sie möchten.

Daher war ich auch hoch beglückt, als eines schönen Morgens der Bachwirt am Telephon war und hineinnuschelte: „Mir brauchat'n Sie, Herr Dokta! Unsa Kua, die Glocknerin, is' seit da Fruah stockkrank! A Euterentzündung hat's, a saubere! Und mei Frau is' net da!"

Na endlich! Ich wußte zwar momentan nichts mit dem resignierten Hinweis auf die Abwesenheit der Frau Gemahlin anzufangen, das störte mich aber nicht weiter.

Übermütig stürmte ich in die Küche, packte Karin von hinten an der immer noch schlanken Taille, übersah, daß sie gerade ein halbvolles Kaffeehäferl in der Hand hielt, schwenkte beide im eleganten Bogen herum, wobei der Kaffee einen ebenso eleganten Halbkreis auf den Fußboden beschrieb, küßte meine im Augenblick *nicht* liebe Frau auf die Stirn und beeilte mich, die neue Kundschaft nicht zu lange warten zu lassen.

Auf der sonnigen Hausbank saß schon der alte Bachwirt, ein rotgesichtiger, gedrungener Mann mit Vollglatze, dem eine großväterliche Gesteckpfeife aus Hirschhorn unter dem walroßartigen Schnauzbart vom Mund herunter hing. Was mich allerdings einigermaßen aus der Fassung brachte, war der Umstand, daß er eine buntgemusterte Kleiderschürze trug und ein abgetragenes Kopftuch in der Hand hielt.

Vorsichtig, wie immer bei Menschen mit abartigen Neigungen, gab ich ihm die Hand.

Er lächelte verlegen, ohne die Pfeife aus dem Mund zu nehmen, und sagte. „Ich hab' Ihnen ja g'sagt, daß mei' Frau net da is'! Um die Zeit fahrt sie immer für drei Wochen auf Kur. Des Problem is', daß die Glocknerin eine reine Weiberkuah is', des heißt, sie laßt keinen Mann an sich heran und schlagt, sobald aner ihr nahe kommt. Daher muaß i' mi' immer in dera Zeit zum Melk'n die Wäsch' von meiner

Alt'n anziag'n und darf ka Wört'l red'n, dann laßt sie sich das ohne weiters g'fall'n! I' muaß Sie leider bitt'n, Herr Dokta, daß Sie sich aa a Kladerschüarz'n anleg'n und a Kopftuach aufsetz'n!"

Ich schielte skeptisch auf die dargebotene Second-Hand-Ware, der intensive Kochdünste entstiegen: „Lippenstift haben Sie keinen für mich?" Ein bißchen Sarkasmus konnte ich mir nicht verkneifen.

Er lachte und band sich sein Kopftuch um die Glatze: „Naa, aber glaub'n S' mir, Herr Dokta, so is' 's besser für unsare G'sundheit! Und ja nix red'n!"

Seufzend schlüpfte ich in die Arbeitsmontur einer ehrbaren Küchenmaid mit dem Gefühl, an einem Perchtenlauf teilzunehmen.

Der als Bachwirtin verkleidete Bachwirt musterte kritisch meine Adjustierung, zupfte mein Kopftuch etwas weiter nach vorn ins Gesicht und sagte mit einer zufriedenen Miene: „Fesch schau'n S' aus! Also gemma!"

Wir wollten gerade unseren medizinischen Faschingsumzug starten, als vom Gastgarten her jemand höhnisch rief: „Hallo, Ihr zwaa Sexbomb'n! Wia waar's denn heut' auf d' Nacht mit uns!"

Wir drehten uns um ... Natürlich, der Haunschmied, der ortsbekannte Tunichtgut, als Briefträger eine Schande seiner Zunft!

Für seine tägliche Runde brauchte er immer den ganzen Tag, selbstverständlich nur streng bis Dienstschluß, weil er überall zukehrte und ein Bier, ein Achtel oder einen Schnaps ‚zur Gelenksölung' vertilgte. Am Nachmittag war die Posttasche meist noch halbvoll, worauf er dem letzten Empfänger das gesamte Briefkonvolut in die Hand drückte mit der Aufforderung, dieses in den nächsten Tagen an die Nachbarn weiterzuverteilen, in so einem kleinen Ort trifft man sich ja glücklicherweise allenthalben.

Obwohl er schon längst keine Geldbeträge mehr austragen durfte, infolge der emsigen Ölungen waren diese manchmal an den falschen Adressaten gelangt, war es ein Rätsel, wieso er überhaupt noch Dienst versehen durfte, aber offenbar hielten die Weingeister ihre schützende Hand über ihn.

Der Bachwirt knurrte: „Halt's z'samm', du alter Tag'dieb! Schau liaber, daß du dei' Sach' fertig bringst und laß anständige Mensch'n in Ruah!"

Ein meckerndes Lachen war die Antwort: „Sei net so grob! In Dein' Alter kriagt ma nimmer so schnell a so a Angebot!"

„Wann'st jetzt net glei dei' Papp'n hoitst, wirst du mei Alter gar net erreichen, du Nixnutz!" schimpfte der Bachwirt.

Ich zog meinen aufgebrachten Partner am Schürzenärmel mit mir fort, denn bekanntlich wartete eine schwerkranke Kuh auf mich.

Unterwegs knurrte der Bachwirt: „Wissen S' eh, was ma sich von dem Falott'n dazööt? Daß er einmal am Nachmittag in an Biergart'n aufgsprungan is wia a Narrischer und auf an Schneck' hin und hat des Viech voller Wut weit in die Wies'n eineg'haut. Wia eam ana g'frogt hat: ‚Sag Friedl, bist jetzt ganz deppat', hat er g'sagt: ‚Naa, aber des Luada is ma schon den ganz'n Tag nachg'rennt!'"

Ich kannte den Witz bereits, lachte aber trotzdem herzhaft, denn er typisierte den Haunschmied ganz hervorragend. Inzwischen waren wir beim Stalleingang angelangt.

Der Bachwirt legte nochmals beschwörend den Zeigefinger auf die Lippen und öffnete die knarrende Stalltür.

Er führte mich durch den angenehm kühlen, dämmerigen Stall zu einer gescheckten Kuh mit weitausladenden Hörnern und einer bauchigen Glocke um den Hals, der es sichtlich schlecht ging, da sie unsere Ankunft kaum zur Kenntnis nahm. Daneben stand eine hellbraune, kleinere, die sich neugierig nach uns umdrehte, die Almerin.

Der Bachwirt deutete auf das schon weit sichtbar geschwollene rechte Hinterviertel.

Ich näherte mich behutsam dem männerfeindlichen Tier, das kurz einen mißtrauischen Blick riskierte, aber offenbar tat die Maskerade ihre Wirkung. Sie wandte sich wieder ab und stierte trübselig vor sich hin.

Langsam und vorsichtig beugte ich mich nieder und tastete das Euter ab. Als ich das erkrankte, heiße Viertel behutsam anmolk, zuckte sie zwar zusammen, ließ aber den Hinterfuß unten.

Ein dunkelroter, faulig stinkender Strahl schoß aus der Zitze, die bereits bläulich verfärbt war.

Das Thermometer zeigte 41 Grad Celsius!

Ich winkte dem Bachwirt und in einiger Entfernung von den Kühen steckten wir konspirativ die Köpfe zusammen, wie Verschwörer kurz vor dem Attentat: „Das ist keine gewöhnliche Mastitis", flüsterte ich, „die Glocknerin hat eine Colimastitis!"

„Aha!", wisperte der Bachwirt, „und was is' des?"

„Das sind Darmbakterien, die über die Blutbahn in das Euter gelangen und diese schwere septische Erkrankung auslösen. Sie sehen ja, daß die Zitze bereits abstirbt! Die Kuh hat eine veritable Blutvergiftung, das Euterviertel ist natürlich hin! Jetzt geht's nur mehr um das Leben der Kuh!"

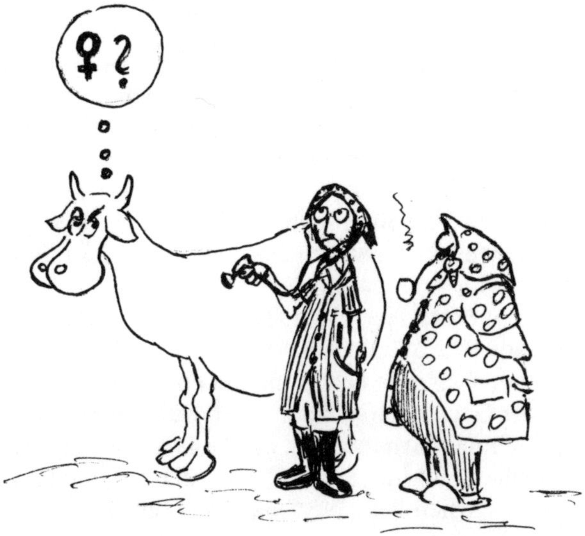

Ich instruierte ihn kurz über die notwendigen Maßnahmen, denn in Gegenwart der Glocknerin durften wir ja unsere Stimme nicht gebrauchen. Der verkleidete Bachwirt hängte der Kuh einen Halfter um und band den Strick fest an einen Pfosten, dann gab ich ihm die Infusionsflasche zu halten. Inzwischen molk ich das entzündete Viertel aus. Ich glaube nicht, daß uns die Glocknerin noch immer für die Zwillingsausgabe ihrer Bäuerin hielt, aber scheinbar war ihr in ihrem Zustand das Geschlecht egal.

Nachher, als wir wieder draußen standen, legte ich dem Bachwirt ans Herz, das Euter so oft wie möglich auszumelken, morgen würde ich nachschauen kommen.

Erleichtert schälten wir uns aus der Verkleidung.

Am nächsten Tag kam ich erst gegen Abend zum Bachwirt, der schon ungeduldig auf mich wartete, da es der Kuh nicht viel besser ging. Wir adjustierten uns wieder vorschriftsmäßig und betraten wieder als Transvestitenprozession den Stall. Diesmal war der Briefträger nicht zu sehen, entweder wegen des Dienstschlusses, oder er hatte sich unterwegs über eine Schnecke ‚derstess'n'.

Im Stall erkannte ich sofort, daß der Bachwirt recht hatte! Die Glocknerin stand unverändert teinahmslos in ihrem Stand, das Niederlegen auf das gespannte Euter tat ihr sichtlich weh, sie hatte nichts gefressen.

Die Körpertemperatur betrug nur mehr 37,3 Grad, somit unter der Norm! Wir waren von der septischen in die toxische Phase gelangt. Am meisten beunruhigten mich ihre tiefliegenden Augen, schließlich war sie nicht mehr die Jüngste und ein Leberversagen jederzeit möglich.

In der bewährten Trappistenmanier, also völlig schweigsam, wiederholte ich die Infusion, wobei ich diesmal noch mehr Flüssigkeit zuführte.

„Was glaub'n S' denn, Herr Dokta? Bringen mir die Kuah durch?"

Ich zuckte ratlos die Schultern: „Sie ist schlecht beisammen, keine Frage! Aber eine Chance besteht immer noch!" Ich konnte ihm ansehen, daß ihm der Glaube daran schwer fiel. Das war ihm nicht einmal zu verdenken, schließlich hatten wir vorher nie miteinander zu tun gehabt, und er konnte nicht wissen, daß ich, sähe ich den Fall als hoffnungslos, dieses ehrlich bekennen und nicht auf Teufel komm raus weitertherapieren würde.

Aber ich wußte aus Erfahrung, daß diese Krisis zu der Krankheit dazugehörte, der Unsicherheitsfaktor war allein das Alter der Kuh.

Ich verabschiedete mich und fuhr in sorgenvollen Gedanken in der anbrechenden Dunkelheit heim. Plötzlich vor dem Pfarrhof sprang eine schwarze Gestalt, die ich deswegen fast zu spät gesehen hätte, vor das Auto und bedeutete mir unter heftigem Winken anzuhalten. Einem Herzinfarkt nahe vollführte ich eine Vollbremsung, kurbelte das Fenster hinunter und war versucht, hinauszuschreien: „Idiot, bist du lebensmüde?" Statt dessen sagte ich ruhig: „Guten Abend, Herr Pfarrer, wenn Sie kein Gottvertrauen besäßen, wer denn sonst?"

Der Pfarrer steckte den Kopf zum Fenster rein: „Grüß Gott, Herr Doktor! Entschuldigen Sie bitte, daß ich Sie so spät und noch dazu abrupt aufhalte, aber ich war gerade am Weg vom Stall in den Pfarrhof, um Sie anzurufen! Die Heidi hat Schwierigkeiten beim Lämmern!"

Das Texelschaf des Hochwürden hieß wie dessen Köchin und war, wie sie, im weiten Umkreis bekannt.

Auf den Vorwurf, es sei unpassend, das Tier mit dem Vornamen der Haushälterin zu belegen, rechtfertigte sich der Pfarrer stets, wir seien alle Gottes Schäfchen. Böse Zungen behaupten aber, er hätte die Namensgleichheit deswegen gewählt, weil ihm seine Köchin manchmal wie ein rechtes Schaf vorkommen würde.

Sei's drum! Die gutmütige, ansehnliche Taufpatin stieß sich nicht an der Abstammung ihrer Namensvetterin, was schließlich die Hauptsache war, und außerdem war dem jungen Pfarrer seinerzeit dadurch ein Coup gelungen, der monatelang das Ortsgespräch gebildet hatte.

Am Stammtisch beim Bachwirt saßen einst die dauerhaftesten Honoratioren nach einer längeren Sitzung beisammen, und die fast leere Rotweinflasche auf dem Tisch war keinesfalls die erste an diesem Abend.

Hochwürden befand sich in dieser fortgeschrittenen Runde und sah sich plötzlich im Mittelpunkt einer alkoholisch unterlegten Diskussion, ob es denn schicklich wäre, daß ein so junger fescher Geistlicher mit einer derart knackigen Weibsperson, wie es die Heidi nun einmal war, unter einem Dach zusammenleben konnte.

Am lautesten stänkerte der dicke Sommersguter, der das kleine Dorfkino betrieb, dreimal wöchentlich Vorstellung, was in der damaligen Zeit eine echte Innovation bedeutete, und der der erklärte Feind des Pfarrers war. Wenn nämlich der Sommersguter am Sonntag vormittag um elf Uhr, auf die zahlreiche Dorfjugend bauend, die sich dieses rare Vergnügen selten entgehen ließ, seine Aufführung starten wollte, bedauerlicherweise aber einen Film im Programm hatte, der den Moralansprüchen des Hochwürden nicht konvenierte, verlängerte dieser einfach die Messe über Gebühr, meist eine halbe Stunde.

Der Sommersguter hatte nun die Wahl zu warten, bis die Kirche endlich aus war, denn irgendwann verspürte auch der frömmste Gläubige den Drang nach irdischen Genüssen, hatte aber inzwischen das G'frett mit den im Saal versammelten Urlaubsgästen, die spätestens um eins ihre Pensionsmenüs hinunterschlingen mußten und sich auch durch den viermaligen Filmvorschau-Umlauf der nächsten Woche in ihrem Unmut nicht mehr länger zähmen ließen, oder aber er startete pünktlich, was aber bedeutete, daß zwei Drittel der Sessel leer blieben, da die anspruchsvolle Dorfjugend dann ausblieb, da es sie unverständlicherweise nicht interressierte, erst dreißig Minuten nach dem Mord in den Film einzusteigen.

Deshalb hatte der Sommersguter eine Mordswut auf den Pfarrer, und deswegen stänkerte er schon fast ehrabschneiderisch. Ein anderer wäre aufgestanden und gegangen, nicht so unser Hochwürden. Der hörte gelassen zu, bestellte noch einen Liter und fragte dann seelenruhig in die Runde: „Wollt's Ihr vielleicht einmal ein nacktes Brustbild von der Heidi sehen?“

Die Lästergesellschaft glich plötzlich einer Luftmatratze, der die Luft ausgegangen war. Einer stotterte: „Meinen Sie das im Ernst, Herr Pfarrer?"

„Aber sicher! Natürlich müßt Ihr dafür einen ordentlichen Obolus für meinen Pfarrkindergartenspielplatz leisten! Und von Ihnen, Herr Sommersguter, erwarte ich einen besonders hohen Betrag, Ihren Reden nach!"

Dabei fixierte er seinen Widersacher herausfordernd.

Sofort holten alle ihre Geldbörsen hervor! Diese Gelegenheit durfte man nicht sausen lassen!

„Nur Scheine, bitte", kommandierte der Pfarrer, der gleich darauf vor einem raschelnden Haufen saß. Der Sommersguter hatte noch abgewartet, jetzt zog er mit süffisantem Lächeln und protziger Geste zwei Riesenlappen hervor und knallte sie auf den Tisch: „So, Hochwürden, dafür möcht' i' des Photo aber kauf'n! Sie könnan ja morgen wieder ein's schiaß'n!"

Insgeheim hegte er natürlich die Absicht, das inkriminierende Bild höheren Kirchenstellen vorzulegen, in der Hoffnung, damit diesen lästigen Seelsorger loszubekommen. Und wenn alle Stricke rissen, konnte man es ja noch immer den Zeitungen zuspielen, die für die Schlagzeile „Pornopfarrer" vielleicht sogar etwas springen ließen.

Hochwürden streifte das Geld ein und sagte: „Vergelt's Gott im Namen meiner Pfarrkinder!" Dann holte er aus der Rocktasche ein Polaroidphoto und hielt es dem Sommersguter hin: „Da, das haben Sie sich ehrlich verdient! Lassen Sie sich's einrahmen!"

Der Kinobesitzer fuhr gierig darauf los und starrte gleich darauf belämmert einem frisch geschorenen Texelschaf entgegen, das unter blauem Himmel auf einer grünen Wiese stand und an einem roten Halsband ein kleines Glöckchen auf der Brust baumeln hatte.

„Aber des is ja a Schaf!" schrie der Sommersguter nach einer Viertelminute sprachloser Verblüffung und hieb mit der Faust auf das Bild.

„Natürlich! Oder darf ein Schaf nicht Heidi heißen?" Plötzlich tat der Pfarrer so, als ginge ihm endlich ein Seifensieder auf: „Ja, habt's Ihr Saukerle vielleicht geglaubt, ich hab' ein Photo von meiner Köchin?" rief er in gekünstelter Empörung. Er stand auf, stopfte das Geld, das ihm aus der Tasche quellen wollte, zurück und schüttelte traurig den Kopf: „In so einer Gesellschaft ist für mich kein Bleiben!" Er schritt energisch zur Tür, drehte sich dort aber um und grinste: „Herr Sommersguter, falls Sie interessiert sind, ich hab auch eine Aufnahme von hinten!"

Heidi hatte also Geburtsschwierigkeiten! Ich stieg aus und folgte dem Pfarrer in den niederen Verschlag am Ende des kleinen Obstgartens. Das Schaf lag im Stroh und sah von oben betrachtet aus, als wäre es auseinandergeronnen, so prall stand der Bauch nach beiden Seiten weg. Nachdem ich warmes Wasser erhalten hatte, führte ich die Hand in die Gebärmutter.

Dort herrschte ein Gedränge wie im Modehaus zum Schlußverkauf. Ein Gewirr von dünnen Beinchen und drei Köpfchen, glücklicherweise klein, da die Texelrasse nicht ungern einen Hang zu Schwergeburten hatte.

Ich entwirrte mühsam das Fußknäuel, und als ich sicher war, die richtigen Beine zum entsprechenden Körper erwischt zu haben, zog ich das erste Lamm heraus und tauchte es zur Belebung in einen Eimer mit kaltem Wasser. Es schnaufte tief und schüttelte entrüstet den Kopf. Ich legte es so ins Stroh, daß Heidi gleich mit dem Ablecken beginnen konnte, während ich mich an die Bergung des zweiten Jungtieres machte. Auch dieses lebte.

Wieder versenkte ich meinen Arm und brachte das dritte Lamm ans Licht der Welt in Form einer kalten Neonröhre.

„Ich habe mir schon gedacht, daß sie Drillinge haben wird, dem Bauch nach“, nickte der Pfarrer, obwohl ihm klar war, daß drei Lämmer bedeuteten, nächtens aufzustehen und Fläschchen zu geben, denn ein Schaf besitzt nur zwei Zitzen und kann kaum drei Junge ernähren.

‚Sie werden sich wundern, Hochwürden‘, dachte ich, denn ich hatte beim letzten Hineingreifen schon den Kopf eines vierten gespürt. „Jetzt hole ich das nächste“, kommentierte ich fröhlich.

„Haha!“ machte der Pfarrer und sah mich spöttisch an, nach dem Motto: pflanzen kann ich mich selbst.

Dieser Gesichtsausdruck verschwand aber sofort mit dem Erscheinen des angekündigten Vierlings und machte einer besorgten Miene Platz, als ich seine Heidi so ausräumte wie einen alten Wäschesack.

„Und jetzt das fünfte!“ grinste ich und schob den Arm wieder ins Becken. Diesmal war kein Haha zu hören, sondern blanke Panik stand in seinem Gesicht, und er lehnte sich gottergeben an die Holzwand und schickte Stoßseufzer gen Himmel.

Ich wollte ihm Gelegenheit geben, zu beweisen, daß sie helfen, denn ich hatte zuvor schon festgestellt, daß die Kinderstube entvölkert war, und so zog ich mit gespielter Enttäuschung meine leere Hand heraus.

„Na Gott sei Dank, ich glaubte schon, es hört nie mehr auf!“

Ich schrieb ihm noch das Rezept auf, wie man aus Kuhmilch und Zutaten einen Schafsmilchersatz bastelte, wünschte eine fröhliche Nacht und fuhr heim.

Am nächsten Tag schaute ich wieder nach der Glocknerin. Täuschte ich mich, oder befand sie sich tatsächlich auf dem Weg der Besserung? Die Augen, mit denen sie mich deutlich mißtrauischer musterte als die Tage zuvor, lagen nicht mehr so tief. Unbewußt zog ich mir das Kopftuch tiefer ins Gesicht wie ein Bankräuber angesichts einer Überwachungskamera. Auch der Bachwirt versprühte plötzlich Optimismus, als er mir mitteilte, die Kuh habe heute morgen ein bißchen zu fressen begonnen. Ich gab ihr noch zwei Spritzen und dem Bauern die Anweisung, während der folgenden Tage das Euter ständig auszumelken und dem abgestorbenen Viertel heiße Lehmpackungen zu verpassen.

Solche Erfolge beflügelten und so vergaßen wir beide, daß ich die Kleiderschürze noch anhatte, als ich ins Auto gestiegen war. Zum Glück irritierte sie mich unter den Achseln beim Lenken, so daß ich vor dem Besuch am nächsten Hof noch darauf aufmerksam wurde. Am Waldrand blieb ich stehen und zog sie aus. Der vorbeikommende Radfahrer sah mich entsetzt an und trat sofort kräftiger in die Pedale.

Weitere Tage später absolvierte ich die Abschlußvisite beim Bachwirt. Leider, der Seniorchef wäre heute in die Bezirksstadt gefahren, hieß es bedauernd an der Rezeption, und der Juniorchef hätte keine Ahnung. Aber ich wüßte ja mittlerweile den Hausbrauch und könnte ruhig das tun, was ich für richtig hielte.

Nun, der Hausbrauch war, einer genesenden Glocknerin nicht ohne die Accessoirs der noch immer kurenden Bachwirtin unter die Augen zu treten, aber als ehrlicher Mensch hatte ich die mitgenommene Kleiderschürze bereits retourniert und hatte keine Ahnung, wo sich üblicherweise der Kostümfundus des Bachwirtes befand.

Das Mädchen an der Rezeption trug nur Dirndl, und abgesehen von der Unsicherheit, ob die Kuh diesen Bruch der Bekleidungsvorschrift akzeptieren würde, könnte ich die Angestellte schwer dazu überreden, mir ihr Übergewand für eine Viertelstunde zu borgen.

Da erspähte mein verzweifelt suchendes Auge an dem Türstock zur Küche eine funkelnagelneue Kleiderschürze mit aufregendem Punktedesign. Ich nahm sie vom Haken, zwängte mich unter den entsetzten Blicken der hübschen Rezeptionistin und zweier älterer weiblicher

Pensionsgäste in das Kleidungsstück, erbat mir ein sauberes Geschirrtuch als Kopfbedeckung und stapfte tapfer zum Stall hinüber, ohne auf die ätzenden Kommentare des wieder im Garten sitzenden Haunschmied zu achten.

Die Glocknerin präsentierte sich etwas abgemagert, aber sonst in guter Verfassung. Befriedigt stellte ich normale Körpertemperatur fest, das tote Viertel war geschrumpft, und der Futterbarren war ziemlich leergefressen.

Ich nickte wohlgefällig und wollte mich gerade aus der Reichweite der feministischen Kuh verabschieden, als mir die Almerin von der anderen Seite plötzlich mit ihrer rauen Zunge das Geschirrtuch vom Kopf zog.

Ich wirbelte erschrocken herum, riß es ihr aus dem Maul und rief, jede Vorsicht vergessend: „Gib her, du Luder!"

Das hätte ich nicht tun sollen! Die Glocknerin, vermutlich aufgrund der lauten Stimme, schlug mir blitzartig gegen die linke Kniekehle, daß ich sofort einknickte und in die Mistrinne flog. Ich spürte keinen Schmerz, nur das panische Bedürfnis, aus dem Radius der wild stoßenden Hinterbeine zu kommen. Ich robbte durch den Kuhdreck aus der Rinne heraus, dabei mußte die vermaledeite Kleiderschürze am Mistschieber hängen geblieben sein, denn plötzlich gab sie unter einem gräßlichen Ratsch nach, und ich taumelte auf und stand da wie die Pechmarie, allerdings im Fransenlook.

Der Haunschmied bog sich vor Lachen, als ich so aus dem Stall flüchtete, um mich am Brunnentrog notdürftig zu säubern. Die zerfetzte Kleiderschürze übergab ich zusammengerollt der seltsam dreinschauenden Rezeptionistin und empfahl mich schleunigst, um mich in einen akademischeren Zustand zu versetzen.

Obwohl sich der Schmerz langsam, aber heftig im Knie breit machte, empfand ich trotzdem ein Triumphgefühl, dieses Mistvieh vor der Kadaververwertung bewahrt zu haben.

Der Bachwirt, der am Abend anrief, um sich zu bedanken, war ebenfalls heilfroh, daß er seiner besseren Hälfte keine Hiobsbotschaft übermitteln mußte. „Vielen Dank, Herr Dokta!" nuschelte er, und ich hörte, wie er dabei aus Begeisterung das Mundstück seiner Gesteckpfeife zerbiß: „Da wird mei' Alte aber glücklich sein, wann i' ihr das derzähl'!"

Eine Woche später gab mir Karin das Telephon: „Die Bachwirtin möchte dich sprechen!"

Aha! Ich nahm elanvoll das Gerät entgegen und meldete mich erwartungsvoll: „Ja bitte?"

„Herr Dokta, daß Sie mir mei' neue Kleiderschürz'n hab'n ruinier'n müassn, obwohl mir soviel alte dahoam hab'n, des hätt's wirklich net' braucht! Des wollt' i' Ihnan nur sag'n!" Bumm, aufgelegt!

Ich schaute den Hörer an, zwickte mich ins noch immer geschwollene Knie, zur Sicherheit, ob ich träumte, und überlegte, ob ich mich ärgern sollte. Ich beschloß, es nicht zu tun, genauso wenig wie über den Umstand, daß der Haunschmied überall in seinem Rayon herumerzählte, daß ich gegen den alten Bachwirt die Wahl zur Miß Kuhstall gewonnen hätte.

Auf in den Kampf, Torero !

„Bitte schnell kommen, wir haben eine Kalbin mit *Tragsackdrehung*!" Die Stimme der Schopfbäuerin klang an diesem Samstagvormittag aufgeregt durchs Handy. Das war im Moment der ungünstigste Zeitpunkt, denn ich balancierte gerade, auf einem Bein stehend, in der Umkleidekabine des großen Modehauses in der Bezirkshauptstadt und versuchte verzweifelt, wieder aus der Hose herauszukommen, die ich Karins Anweisungen gemäß probiert, aber für meinen persönlichen Geschmack bereits zuvor ausgeschieden hatte, genau so, wie die anderen, die sich bereits auf dem Hocker neben mir stapelten.

Das Problem war nur, daß dies für mich die letzte Möglichkeit zur Neueinkleidung darstellte, denn genau in einer Woche sollte ich vor den Altar treten. Nein, nicht in eigener Sache, eine Bekannte wollte diesen Schritt tun, der sich manches Mal als gewagter herausstellt als der von 1969 auf den Mond, und hatte den fatalen Einfall gehabt, mich als Brautführer auszuwählen.

Karin, die damals schon meinen dunklen Anzug, der mich treu durch alle Stadien des Studiums begleitet hatte, was man anhand zweier unbedeutend kleiner Löcher, hervorgerufen durch eine nervös verschüttete Eprouvette voll Schwefelsäure im Chemiesaal, sehen konnte, unbamherzig ausgemustert hatte, ließ auch bei meinem viel jüngeren Hochzeitsanzug keine Gnade walten, da sie die seltene Gelegenheit nutzen wollte, mir einen neuen zu verpassen.

Um keine Mißverständnisse aufkommen zu lassen: Ich betrachte mich durchaus nicht als Modemuffel und schätze es absolut, als Alternative zu den Gummistiefeln gut gekleidet einherzugehen, aber schwarze Anzüge mag ich einfach nicht. Sie erinnern mich zu sehr an Prüfungen und Begräbnisse, was des öfteren auf dasselbe herauskam.

Daher kam mir die berufliche Unterbrechung der Anprobe überaus gelegen, und ich versuchte, in meiner Stimme einen Hauch von Bedauern mitschwingen zu lassen: „Tut mir leid, meine Damen, aber die Pflicht ruft!" Ich stieg eilig in das Gewand, mit dem ich gekommen war.

„Ja, aber welchen Anzug willst du jetzt?" fragte Karin ratlos.

„Keinen, aber nehmen tue ich den da." Ich deutete auf Hose und Sakko.

Die Verkäuferin hielt beide hoch: „Aber die gehören doch zu verschiedenen Anzügen!“

„So ein Pech“, bedauerte ich und strebte dem Ausgang zu.

„Wollen Sie auch ein Gilet?“ rief mir die umsatzbewußte Maid durch den langen Verkaufsraum nach.

„Nur über meine Leiche!“ sagte ich, aber da stand ich schon auf der Straße.

Beim Schopfbauern wurde ich schon sehnsüchtig erwartet. Während ich die Hände mit Desinfektionsmittel einrieb, fragte ich: „Wie lange tut sie schon herum?“

„Seit fünf in der Früh“, war die Antwort.

Ich schielte auf die Armbanduhr, die neben dem Geburtskoffer auf der Holzbank lag: Es war halb elf!

Ich runzelte die Stirn: „Ziemlich lange schon, glauben Sie nicht?“ Ich war verwundert, denn beim Schopf waren sie normalerweise auf zack, und ein zu spätes Anrufen gab's da nicht.

Der Schopf lachte: „Wir hab'n z'erst einmal drei Stund'n 'braucht, bis wir g'wußt hab'n, was los is'! Des Luada schlagt ja so damisch, daß 's net möglich is', zum einigreif'n! Passen S' ja auf, Herr Dokta!“

Die Kalbin war eine zierliche Pinzgauerin, die eigentlich ziemlich harmlos dreinschaute. Eingedenk der Warnung hielt ich trotzdem Abstand und beugte mich weit nach vorne, um den Geburtskanal zu untersuchen.

„Ratsch!“ machte es, und mein Geburtsmantel besaß vorne plötzlich zwei Frackschöße, die scharfen Klauen des linken Hinterbeins hatten ihn einfach aufgeschlitzt.

Ich trat noch einen Schritt zurück und versuchte es wieder, aber dafür erwiesen sich nun meine Arme als zu kurz.

Auf die einfache Weise ging das offensichtlich nicht.

Obwohl Tiere sich unter der Geburt meistens duldsamer erwiesen als gewöhnlich, stand ich hier vor der berühmten Ausnahme von der Regel.

„Ich werde sie ein bißchen narkotisieren müssen“, sagte ich zum Schopf.

„Wie woll'n Sie denn an die Kalbin herankommen, ha? Die schlagt genausoguat nach vorn' und auf d' Seit'n!“

Ich schaute in die Runde. Drei Söhne, der Schopf und ein Nachbar waren anwesend. „Na, mit fünf Mann werden wir sie schon soweit bändigen, daß ich die Spritze anbringen kann!“ meinte ich zuversichtlich.

Die fünf waren weniger zuversichtlich, aber als ich mich mit adjustierter Injektionsnadel näherte, stürzten sie sich todesmutig auf die Kalbin. Zwei warfen ihr einen Strick um den Hals und zurrten den Kopf am Freßgitter fest, zwei schlangen einen Strick um die zappelnden Hinterbeine und zogen die Schlinge zusammen, daß sie hinten zu Boden ging, und der Schopf stülpte ihr einen sogenannten Schlagbügel über das Kreuz.

Trotzdem wehrte sich das Tier so heftig, daß an eine intravenöse Injektion nicht zu denken war. Ich sprang also mit wehenden Frackschößen hinzu und mit einem raschen Schlag aus dem Handgelenk verabreichte ich intramuskulär das Medikament, von dem ich hoffte, daß die Dosis so stark wäre, um an der Kalbin manipulieren zu können, und gleichzeitig so schwach, daß sie noch stehen bliebe, denn eine Geburtsberichtigung am liegenden Großtier ist aufgrund der Körpermasse nahezu unmöglich.

Dann kommandierte ich: „Loslassen!“, und die fünf Folterknechte lösten die Fesseln und flüchteten aus dem Gefahrenbereich, denn die befreite und völlig beleidigte Kalbin sprang auf und schaute wild um sich. Während die Männer ihre heranwachsenden blauen Flecken intensiv massierten, beobachtete ich, wie das aggressive Geschau des Tieres langsam einen stumpferen Ausdruck bekam und ein leichter Speichelfluß das Einsetzen der Sedierung anzeigte.

Nach fünf Minuten war ich meiner Sache sicher: Die Kalbin stand, wenn auch leicht wackelig. Ich desinfizierte erneut meinen Arm und schob ihn in die Scheide. Eine klassische Drehung, aber der zusammengeschraubte Muttermund war gerade noch für eine Hand passierbar. Die Kalbin schlug zwar wieder aus, als sie meine Hand in ihrem Bauch spürte, die Tritte erfolgten jedoch nicht mehr mit so viel Kraft und Präzision.

Leider kam eine erneute Erschwernis hinzu, denn das Kalb erwies sich als ziemlich groß und daher so massig, daß es mir trotz Aufbietung aller Kräfte nicht gelang, es mitsamt der Gebärmutter herumzudrehen.

Ich benötigte zusätzliche Hilfe, die so aussah, daß jemand sich unter den Bauch des Tieres kauerte, und zwar an der Körperseite, nach der das Aufdrehen erfolgen sollte, auf meinen Befehl ruckartig aufstehen und mit seinem Rücken die Bauchwand hochheben sollte, während ich gleichzeitig innen das Kalb, am Bein oder Kopf gepackt, in dieselbe Richtung stoßen müßte. Keiner wollte unter die Kalbin, also opferte ich mich selbst, nachdem ich demjenigen Schopfnachwuchs, der mir am geeignetsten schien, die Pratzen desinfiziert und ihm seine Aufgabe erklärt hatte.

Ich hockte mich unter die Bauchtonne, erhielt promt einen Fußtritt, ignorierte ihn, schrie: „Jetzt!“, während ich mich rasch aufrichtete und einen weiteren Schlag einsteckte. Mein Geburtsmantel sah mittlerweile aus wie der Plastikbändervorhang eines Ferienbungalows aus den 50er Jahren.

Der junge Schopf hatte verzweifelt gedreht, daß ihm die Augen aus dem Kopf gequollen waren, aber als ich das Ergebnis vaginal kontrollierte, stellte sich die Situation als gänzlich unverändert heraus. Es kam eben auf die Koordinierung des Kräfteeinsatzes an, und der Innendreher war dabei entscheidender als der Hilfstschakl mit breitem Rücken.

Leicht gereizt, erklärte ich der versammelten Schopfmannschaft, daß wir ruhig so weitermachen könnten und ich mich von der Kalbin erschlagen lassen würde, einen schwarzen Anzug hatte ich ja bereits, wir aber dann morgen noch immer nicht weiter wären, oder aber einer der Herren Jungbauern holte sein Herz wieder aus der Hose und begäbe sich statt meiner unter das Muttertier.

„Xandl, geh du, du hast no kane Kinder!“ schaffte der Schopf seinem Zweitjüngsten.

„Ja, aber i’ tät gern’ no welche mach’n können“, war die abwehrende Antwort.

„Kruzifix!“ schrie der Schopf, „soll i’ vielleicht mit mein’ wech’n Kreuz unter die Kuah schliaff’n?“

Da erbot sich, um die Familienehre zu retten, der Toni und stellte sich äußerst geschickt an, denn nach zwei Versuchen und fünf Fußtritten lag das Kalb, so wie es sich gehörte: Kopf oben, die Vorderbeine im Becken.

Allerdings war der Muttermund durch die Zusammenschnürung noch eng, daher gab ich der Kalbin ein Wehenmittel: „So, immer schön synchron zu den Wehen an den Füßen des Kalbs ziehen, damit der Geburtsweg aufgeht! In zwei Stunden muß das Kalb da sein!“

„Und wenn nicht?“ Der Schopf war skeptisch.

„Ja, dann müssen Sie mich nochmals anrufen!“ Hoffentlich nicht, betete ich.

Aber mein Draht nach oben war offensichtlich blockiert, denn eine Viertelstunde vor Ablauf der Frist klingelte unbarmherzig das Handy: „Herr Dokta, wir kriag’n des Kaibl net aussa, die Narkose hat nachlass’n, und sie laßt uns nicht mehr zuwe!“

Seufzend machte ich kehrt. Im Schopfstall hockte das Geburtshilfeteam resigniert auf diversen Sitzgelegenheiten, wie umgedrehten Eimern und Strohballen, und wartete auf einen Zaubertrick meinerseits.

Die Kalbin befand sich mittlerweile wieder auf Tempo hundertzwanzig. Es half nichts, ich mußte die Beruhigungsspritze wiederholen. Die männliche Schopffamilie inklusive Nachbar stürzten sich erneut von allen Seiten auf die nicht und nicht werden wollende Mutter wie ein Schwarm Schmeißfliegen auf eine Kuhflade, und ich spielte die Gelse und stach. Während wir wieder warteten, bis die Narkosewirkung einsetzte, sagte ich zum Schopf: „Ich hoffe nur, daß es so geht, weil einen Kaiserschnitt riskier' ich bei der Kalbin nicht. Kaum auszudenken, wenn der Bauch offen ist und die Spritze nachläßt!"

„Bei der kommat a Kaiserschnitt eh net in Frage!" beruhigte mich der Schopf, „wenn s'net geht, stich' i' sie ab!"

Aber es ging ganz leicht! Durch den verstrichenen Zeitraum hatte sich der Muttermund schön geöffnet und mit ein bißchen Gleitgel zogen wir ein überraschend vitales Kuhkalb ans Tageslicht.

Erleichtert verabschiedete ich mich zum zweiten Mal an diesem Tag und hatte im Moment genug von den Schopfbauerischen Kühen.

Daher traf mich fast der Schlag, als am nächsten frühesten Morgen, ich wälzte mich noch steif von einer Bettseite auf die andere, die Schopfbäuerin anrief: „Bitte, Herr Dokta, wir hab'n a Euterentzündung!"

Diesmal war nur die Bäuerin zu Hause, und während wir in den Stall gingen, fragte ich nebenbei: „Na, welche hat's denn erwischt?"

„Die Kalbin von gestern!" war die Antwort, die mich zur Salzsäule erstarren ließ.

„Waas? Aber, aber", stotterte ich, „wie soll'n denn wir zwei mit diesem Mistvieh fertig werden? Die erschlagt uns doch beide!"

„Ka Surg net, Her Dokta! Einfach hingeh'n und melk'n, wia eine alte Kuah! De macht kann Rührer, so was hab' i' no net erlebt!"

Die Worte hörte ich wohl, allein mir fehlte der Glaube. Mißtrauisch und sprungbereit tastete ich das pralle Euter der Kalbin ab, aber obwohl ihr sicher das heiße Viertel Schmerzen bereitete, ließ sie das Bein unten und schnupperte mich neugierig ab.

Ich dachte mir: ‚Wenn du auch beim Kälbern eine hysterische Funzen warst, nachtragend bist du nicht!'

Am Samstag vormittag saß ich, in einem neuen schwarzen Anzug, den mir Karin einfach verpaßt hatte, neben ihr auf dem Beifahrersitz, während sie den Wagen in höchstem Maße zügig über die Autobahn

Richtung Oberösterreich bewegte, denn in knapp zwei Stunden würde die Hochzeit beginnen, und wir waren wieder einmal verdammt spät dran. Ich schwitzte jetzt schon. Neidvoll schielte ich auf meine bessere Hälfte, die in ihrem luftigen Pastellkleid nicht einmal transpirierte, und haderte, daß es Frauen auf Bällen und ähnlichen Gesellschaftsveranstaltungen wesentlich bequemer hätten. Das einzige, das mich momentan aufrecht hielt, war die Vorstellung eines großen kühlen Bieres, und ich fragte: „Wo ist denn nachher die Tafel?"

„Ich weiß nicht, die Einladung liegt im Handschuhfach!"

Ich blätterte die Anzeige durch: „Wir sollten schauen, daß wir in Linz noch eine offene Großgärtnerei erwischen. Vielleicht haben die dort Gartenedelweiß, das wir uns in diverse Knopflöcher stecken können!"

Karin schaute verwundert: „Wieso?"

Ich knurrte sarkastisch: „Wenn du, liebster Schatz, die Einladung genauer gelesen hättest, hätte ich mir den Anzug sparen können! Die Hochzeit findet in Tracht statt!"

Genau ein Jahr später, meine Bekannte war noch immer glücklich verheiratet, rief der Schopfbauer an: „Herr Dokta, könnan Sie sich noch an die Kalbin erinnern, des was damals so damisch war bei der Geburt?"

Ich konnte und frug, Übles ahnend: „Ist es vielleicht wieder so weit?"

„Naa, aber heuer hat's auf der Woad (Weide) g'kälbert, und jetzt is s' scho wieder ganz spinnert und laßt s' neamnd zum Kaibl zuwe. Mi hätt s' z'erst fast aufg'spiest! Hab'n Sie ka Betäubungsg'wehr?"

Es ist mir schleierhaft, warum viele Leute glauben, ein gewöhnlicher Wald- und Wiesenpraktiker besäße daheim einen Waffenschrank wie John Wayne.

„Ja, aber wia kommen mir denn an das Kaibl ran?" jammerte der Schopf, als ich ihm meinen pazifistischen Haushalt erklärt hatte.

„Ich komme! Vielleicht können wir mit dem Traktor auf die Wiese fahren, und ich verpasse ihr dabei von oben eine rasche Narkosespritze. Es wär ja nicht das erste Mal!"

Auf der Weide hinter dem Schopfgut lehnte der Bauer am Holzzaun und deutete anklagend in das Innere der Begrenzung. Dort lag ein noch nasses Kalb im Gras, während die Mutter aufgeregt um das Neugeborene herumtänzelte. Ab und zu brüllte sie und warf den Kopf in den Nacken, dann senkte sie ihn und stieß mit den Hörnern gegen einen imaginären Luftfeind, wobei sie kampfeslustig mit den Vorderbeinen scharrte, daß das Gras büschelweise davonflog. Selbst die anderen Kühe standen, zu einer Gruppe formiert, auf der anderen Wiesenseite und vermieden es, in die Nähe des Jungtieres zu kommen.

„Ist die immer nur so aggressiv um die Geburt herum?" fragte ich den Schopf, der ja bereits ein Jahr lang mit ihr zu tun gehabt hatte.

„Nur dann! Sonst ist sie die friedlichste Kuah."

Ich zog das Sedierungsmittel in der Spritze auf und schwang mich auf den Kotflügel des Traktors, der mit einem praktischen Haltegriff ausgestattet war: „Also los, auf in den Kampf!"

Der Schopf nahm am Fahrersitz Platz und startete: „Guat festhalt'n, Herr Dokta! 'S war schad' um Sie!"

Dieser Meinung war ich auch. Als unser Gefährt auf die Wiese ratterte, spitzte die Kalbin die Ohren und, wie mir schien, auch die Hörner, obwohl das nicht mehr nötig gewesen wäre. Wir näherten uns langsam an, und als wir nur noch vier Meter vom Liegeplatz des Kalbes entfernt waren, erfolgte der Angriff. Mit zwei langen Sprüngen hatte sie uns erreicht, und es gab einen lauten Klang, als ihr linkes Horn die Kühlerhaube des Traktors traf.

„Nach links!" schrie ich und umklammerte die Spritze stoßbereit. Der Schopf riß das Fahrzeug herum, daß es mich fast heruntergeschleudert hätte, aber er kam für einen kurzen Augenblick parallel zur Kuh. Ich beugte mich nach vor und rammte ihr die Nadel in die Kruppe, aber bevor ich den Kolben niederdrücken konnte, war sie mit einem Bocksprung davon, wobei ihre Hinterbeine wie bei einem Pferd ausschlugen. Die volle Spritze mit der komplett verbogenen Nadel hielt ich in der Hand.

„Noch einmal!" kommandierte ich.

Während der Schopf einen weiten Kreisbogen zog, wechselte ich die Nadel und konzentrierte mich auf den nächsten Anlauf. Diesmal stieß das Horn in den Traktorreifen, und ich traf mit der Spritze nur das Schulterblatt der Kuh, so daß die Nadel abbrach und steckenblieb. Ich war wieder nicht dazu gekommen abzudrücken.

Beim dritten Versuch erwischte sie mich mit dem Horn am Hosenbein, und ich konnte gerade noch einen Sturz vom Traktor herunter verhindern.

Das brachte mich zur Einsicht, auf weitere Experimente zu verzichten.

Wir fuhren in sichere Entfernung, und ich schlug dem Schopf eine andere Variante vor: „Wir nehmen einen längeren Strick, dessen Ende ich an dem Traktor befestige. Dann versuche ich, der Kuh eine Schlinge über die Hörner zu werfen, und wenn das gelungen ist, ziehen wir sie einfach vom Kalb weg und lassen sie am Traktor angebunden stehen. Dann können Sie das Kalb außerhalb des Zaunes bringen und später die Kuh wieder losbinden!“

Der Bauer nickte: „Das könnte funktionieren!“

Er holte ein längeres Seil hervor und fabrizierte am einen Ende eine laufende Schlinge. Das andere band ich an den Haltegriff.

Die Kuh war ob unserer Hartnäckigkeit sichtlich überrascht, war aber prompt wieder zur Stelle. Diesmal klappte es auf Anhieb. Die Schlinge senkte sich über die Hörner, und ich zog sie blitzschnell zusammen. Obwohl das Vieh tobte und laut muhte, half ihr nichts mehr. Die überlegenen PS der Zugmaschine schleppten das Tier unnachsichtig von der Nähe des Kalbes weg. Ich war mittlerweile abgesprungen und untersuchte das Jungtier, das die ganze Rodeoszene eher erstaunt verfolgt hatte. Nun rappelte es sich auf und versuchte, auf seinen schwankenden Beinen der Mutter zu folgen, aber ich hielt es fest.

Der Schopf hatte inzwischen den Traktor in ungefähr vierzig Metern Entfernung abgestellt und kam herangelaufen. Die Kuh zerrte wie wahnsinnig am Seil und brüllte ununterbrochen.

„Los, beeilen wir uns!“ sagte ich.

Der Schopf hob das leichte Kälbchen hoch und legte es sich wie eine Pelzstola um den Hals.

Dann traten wir den Rückzug an.

„So eine spinnate Urschl“, keuchte er, „i glaub’, de wird’ i nimmer zualass’n! Wenn alle Strick’ reißn, muaß i’ s’ halt demnächst zum Metzga geb’n!“

Wie in einer Eingebung warf ich einen Blick zurück: „Er ist schon gerissen!“ sagte ich.

„Ha?“

„Der Strick ist schon gerissen!“ schrie ich und fing zu laufen an. „Was haben S’ denn da für ein G’lumpert verwendet!“

„Jassas naa!“ heulte der Schopf, nachdem er sich umgedreht hatte, und verfiel ebenfalls in einen Schweinsgalopp.

Natürlich ist kein Mensch schneller als eine heranstürmende Kuh, besonders nicht mit einem vierzig Kilo schweren Kalb als Halskette. Wir hatten keine Chance, den rettenden Zaun rechtzeitig zu erreichen.

„Rennen S’ weiter!“ rief ich ihm zu und machte kehrt. Das klingt jetzt tollkühn, aber ich war überzeugt, daß die Kuh an meiner Person nicht das geringste Interesse hatte, sondern ausschließlich auf ihr Junges fixiert war. Vielleicht konnte ich sie soweit ablenken und aufhalten, bis der Schopf die Wiese verlassen hatte. Weit hatte er es jedenfalls nicht mehr.

Unterwegs riß ich mir im Rennen den Mantel herunter und wirbelte ihn mit ausgestrecktem Arm über meinem Kopf, während ich unter lauten „Ho"-Rufen auf die Verfolgerin zustürmte. Die hielt kurz inne, offenbar verdutzt darüber, daß nicht jeder, wie bisher, davonläuft, sondern im Gegenteil sogar auf sie losstürzt.

Sie schnaubte. Aber ich hatte richtig kalkuliert. Von mir wollte sie nichts.

Sie machte plötzlich einen Schritt zur Seite und wollte an mir vorbei galoppieren. In dem Moment warf ich ihr den Mantel über den Kopf, der mit dem einen Ärmelloch an einem Horn hängen blieb und ihr die Sicht nahm. Sie bremste sich ein und schüttelte heftig den Schädel, aber der Mantel saß gut. Aus den Augenwinkeln beobachtete ich, wie der Schopf gerade den Zaun erreichte, das Kalb drübergleiten ließ und eilig selbst nachkletterte. Die Kuh stand schweißbedeckt und hilflos da, weil der Mantel ihr noch immer die Sicht raubte.

Ich fand sogar Gelegenheit, die steckengebliebene Nadel wieder an mich zu nehmen, und ging dann ohne besondere Eile auf den Holzzaun zu.

Als ich sicher auf der anderen Seite gelandet war, haute mir der noch immer nach Luft schnappende Bauer mit seiner Pratze auf die Schulter und rief begeistert: „Großartig, Herr Dokta, großartig! Sie san ja der reinste Torero!"

„Ich weiß", antwortete ich bescheiden. „drum kommt mir in dem Beruf auch manches spanisch vor!"

Rate, wer zum Essen kommt

„Also, da links vorn ist sie lahm!“ Der alte Stettnerbauer deutete auf die Kalbin, die ihren geschwollenen Fuß nur zaghaft mit der Klauenspitze belastete. Offensichtlich litt sie arge Schmerzen. „Am Sonntag war der Wochenenddienst da und hat ihr a Spritz'n geb'n, aber die hat nix g'nutzt! Es ist seither eher schlechter g'word'n!“

Ich beugte mich hinunter und versuchte, das erkrankte Bein zu befühlen. Die Kalbin zuckte bei der kleinsten Berührung heftig mit dem Fuß, was kein Wunder war, denn der gesamte Bereich bis zur Fessel war heiß und entzündet. Trotzdem gelang es mir mit Mühe nach und nach, die beiden Klauensohlen abzutasten, da ich einen Sohlenspalt oder ein Klauengeschwür vermutete, denn neunzig Prozent aller Lahmheiten beim Rind werden durch solche verursacht. Ich fand aber nichts, beide Sohlenflächen erwiesen sich als glatt und ohne Unebenheiten. Auch die Tragränder waren in Ordnung.

„Es hilft nichts, ich muß das Bein aufheben!“ Ich schaute den kleinen Stettnervater an, der seit dem Tod seiner Frau noch mehr zusammengegangen war, und zweifelte, ob er den heftig reißenden Fuß der Kalbin halten würde können.

„Wenn s' ihr a klane Narkose geb'n, wird's schon geh'n“, versicherte er mir.

Nach Einsetzen der Sedierung hielt er das Bein mit beiden Händen umklammert gegen seinen mageren Oberschenkel, und während ich mit meiner Linken ebenfalls zupackte, ließ ich die Finger der rechten Hand behutsam durch den Klauenspalt gleiten. Da war etwas Hartes, und die Kalbin stöhnte trotz der Schmerzdämpfung leicht auf. Das Licht in dem kleinen alten Stall konnte man nicht gerade als üppig bezeichnen, und wir mußten den Fuß wieder loslassen, bis ich aus dem Auto eine Taschenlampe geholt hatte. Ich klemmte sie mir zwischen die Zähne und untersuchte den Zwischenklauenspalt nochmals. Irgendetwas Weißes steckte da so tief im geschwollenen Fleisch, daß ich es weder identifizieren noch mit den Fingern fassen konnte.

Mit der Pinzette stocherte ich herum und hätte es fast erwischt, als die Kalbin den Fuß wegriß. „Scheiße!“ murmelte ich undeutlich, denn ich hatte ja die Lampe im Mund. Der helle metallische Klang beim Kontakt mit der Pinzettenspitze machte mich ratlos, denn ein Nagel war das jedenfalls nicht. Wir hoben mit vereinten Kräften nochmals das Bein an, und diesmal erfaßten die Pinzettenspitzen das Ding richtig, und mit einem kräftigen Ruck zog ich es heraus. Als ich es in den Lichtkegel der Taschenlampe hielt, wäre mir diese vor Überraschung fast aus dem Mund gefallen: „Da schau'n S' her!" sagte ich zum Stettner, „ein Milchzahn!"

Normalerweise lockern sich die Milchzähne der Jungrinder, die Bauern nennen es *Zähntbrechen*, unter tagelanger Speichelbildung und vermindertem Appetit, bis der Zahn schließlich ausfällt und geschluckt wird.

Dieser war der Kalbin einfach aus dem Maul gefallen und hatte sich beim Draufsteigen mit den messerscharfen Wurzelspitzen in das weiche Gewebe zwischen den Klauen gebohrt. Klar, daß eine einfache Antibiotikumspritze die Entzündung nicht beseitigen konnte.

Ich drückte dem Stettner das Beißerchen in die Hand, ohne darauf anspielen zu wollen, daß er selbst nur mehr wenige solcher Fragmente sein eigen nannte, und meinte lachend: „Das ist das erste Mal, daß ich mich als orthopädischer Dentist versucht habe!"

Ich injizierte dem Tier noch einmal Antibiotikum und ließ ein desinfizierendes Bademittel für den Fuß da, das zwar fürchterlich stank, aber, heiß angewandt, meiner Erfahrung nach den aus der Wunde quellenden Eiter binnen kurzer Zeit gänzlich herausziehen würde.

Wirklich, als ich einige Tage später zur Nachvisite auf dem Stettnergütl erschien, stand die Kalbin bereits wieder mit allen vier Beinen fröhlich auf ihrem Stand und ließ sich ihr Futter schmecken.

Der Lorenz, der einzige Stettnersohn, und Rolfi, die unheimlich fette Schäferhundundirgendwasmischung, begrüßten mich gleichermaßen freudig. Während Rolf unter Hinterngewackel meine Hose examinierend beschnupperte, ob ich vielleicht für seinen Dauerhunger etwas Verwertbares bei mir hätte, lehnte sich der Lorenz an eine Holzsäule und sagte: „Fein, daß Sie da sind, Herr Doktor, ich hätt' was mit Ihnen zu bereden! Sie wissen ja, daß unser kleiner Hof nie was Besonderes war, und seit dem Tod von der Mutter hat der Vater überhaupt die Zügel schleifen lassen. Ich steh' jetzt vor der Entscheidung, was ich machen soll, denn so hat das Ganze keinen Sinn für mich als Nebenerwerbsbetrieb. Entweder ich hör' mit der Landwirtschaft komplett auf, oder ich hab' mir überlegt, zu investieren und einen kleinen, aber guten Zuchtbetrieb für Jungtiere draus zu machen. Die Preise für Kälber mit Spitzenabstammung sind ja, seit so viele Bauern auf Mutterkuhhaltung mit Schwerpunkt Fleisch umstellen, ziemlich attraktiv.

Was meinen Sie?"

Ich nickte: „Ich glaube, das ist ein gutes Konzept. Bei jeder Versteigerung der letzten Jahre erzielten Kälber mit brauchbarer Abstammung Spitzenpreise, und mit etwas Glück und Planung ist da sicher etwas drinnen!"

Er schaute versonnen zu, wie ich den fetten Rolf tätschelte: „Natürlich brauche ich auch einen neuen Stall …!"

Ein Mann, ein Wort! Bereits wenige Wochen später wuchs an der Südwand des alten Steinstalls ein flacher Holzanbau mit großen Fensteröffnungen empor. Jedesmal, wenn ich vorbeifuhr, sah ich den Lorenz in seinem Blauzeug, der mir mit dem Werkzeug, das er gerade in der Hand hielt, fröhlich zuwinkte.

Pünktlich zu Herbstbeginn war der Stall bezugsbereit, und bei der ersten Viehauktion schlug der Lorenz zu.

Die drei Kuhkälber, die er mir kurz darauf in ihrer neuen Behausung präsentierte, entlockten mir einen anerkennenden Pfiff, und als er mir den Kaufpreis nannte, lief ich Gefahr, aus den Gummistiefeln zu kippen, obwohl das wegen des Schwitzens normalerweise gar nicht leicht ist.

„Aber das ist noch nicht alles!" meinte er mit halb stolzem, halb verlegenem Lächeln und führte mich in den Altstall, wo neben den langgedienten Kühen aus der Zeit des Vaters eine wunderschöne Jungkuh stand, die auf der Kruppe noch die mit Farbstift aufgemalte Versteigerungsnummer trug.

Ich schaute mich anerkennend um. „Kaum zu glauben, was Sie in der kurzen Zeit geschafft und vor allem investiert haben!" Der fette Rolfi glaubte anscheinend, das Lob war an ihn gerichtet, denn er schaute mich schweifwedelnd an und ließ sich die Brust kraulen.

„Von nix kommt nix", antwortete der Lorenz. „Es hat zwar eine Stange Geld gekostet, aber dazu hab' ich's ja gespart, und jetzt hab' ich meine Freud' dran!" Man konnte die Zufriedenheit, die er ausstrahlte, fast körperlich spüren.

Umso besorgter klang seine Stimme, als er mich einige Wochen später anrief: „Herr Dokta, wann Sie bei Gelegenheit einmal bei mir vorbeischau'n würden. Die Kaibln san net krank, sie fressen auf Teufel komm raus, aber sie nehmen nix zua, werd'n eher mager!"

Ich beruhigte ihn: „Na, wahrscheinlich haben sie Würmer, das kommt auch in diesem Alter schon mal vor. Ich komme morgen zu Ihnen, und dann seh'n wir weiter!"

Am nächsten Tag fuhr ich gegen Mittag am Stettnergut vor. Der kugelförmige Rolfi erhob sich aus der warmen Herbstsonne und trottete eilig auf mich zu. Die Begrüßung war begeistert wie immer, allerdings der Enthusiasmus, mit dem er den mitgebrachten obligaten Leckerbissen entgegennahm, fiel auffallend gering aus. Komisch, dachte ich, sonst mußte ich immer acht geben, daß meine Finger heil blieben, weil er vor lauter Gier die halbe Hand mitverschluckte, und heute war direkt ein Gnadengesuch fällig, bis er nach zweimaligem Schnüffeln endlich doch den Diäthundekeks entgegennahm.

Vielleicht eine Magenverstimmung, welche angesichts seines Körpergewichts ruhig länger andauern könnte.

Ich machte mir weiters keine Gedanken und betrat den Kälberstall durch den separaten Eingang. Der Lorenz wartete schon auf mich und stand an das Boxengitter gelehnt, von wo aus er nachdenklich seine Zukunftsherde beobachtete. Wirklich, er hatte nicht übertrieben! Die Kälber waren zwar der Größe nach gewachsen, aber zeigten einen deutlich verschlechterten Ernährungszustand. Dabei machten sie durchaus einen lebendigen Eindruck.

„Was füttern Sie denn?"

„Gutes Heu und Kälberstarter!"

„Und das fressen sie auf?"

„Ratzeputz!"

„Bekommen sie noch etwas Milch?"

„Nein! Sie hab'n mir ja selbst eingetrichtert, Milch und Kraftfutter zusammen ist gefährlich wegen Fehlgärungen!"

„Ab und zu Durchfall?"

„Nie!"

„Hmm!" Ich fand keinen Anhaltspunkt für irgendeine Krankheit. Wahrscheinlich doch Parasiten!

„Ich gebe ihnen jetzt eine Wurmspritze, und in zwei bis drei Wochen werden Sie die Gewichtszunahme feststellen können!"

Wir fingen die Tiere ein und verpaßten jedem eine ordentliche Dosis. Voll Zuversicht verließ ich den Hof.

Diese löste sich im Nichts auf, als der Lorenz drei Wochen später wieder anrief. „Herr Dokta, schau'n S' ma bitt' schön noch einmal her! Die Spritz'n hab'n gar nix g'wirkt, die Viecher san eher noch mehr abg'magert!" Er klang keineswegs vorwurfsvoll, aber sehr besorgt.

Langsam machte ich mir auch Sorgen. Was zum Teufel war da los? Die Kälber fraßen, waren munter und verloren trotzdem an Gewicht.

Vielleicht ein Bandwurm? Gegen den wäre die herkömmliche Wurmkur wirkungslos, da bedarf es eines Spezialpräparates. Aber war das logisch? Die Tiere stammten aus verschiedenen Herkunftsbetrieben, da hätten sie den ‚Bandlwurm' im neuen Stall aufschnappen müssen.

Eine Stoffwechselerkrankung, wie das berühmte Malabsorptionssyndrom? Auch eher unwahrscheinlich, und wenn, dann nicht bei allen dreien gleichzeitig!

Diese Gedanken gingen mir auf der Fahrt zum Stettnergut durch den Kopf. Ich stieg aus, stolperte über das Empfangskomitee in der adipösen Gestalt von Rolfi, registrierte nebenbei, daß er diesmal den Keks überhaupt wieder ausspuckte, dachte mir: ‚Die Welt ist ungerecht, der Hund scheint Appetitmangel zu haben und wird immer fetter, und die Kälber magern bei guter Futterversorgung ab', betrat den Stall und erschrak: Die Kälber waren im Vergleich zu Altersgenossen tatsächlich übel dran.

Ich wandte mich an den Lorenz: „Würden Sie den Tieren bitte einmal die übliche Kraftfuttermenge vorlegen? Ich möchte mir das ansehen!" Der Jungbauer schüttete eine reichliche Menge Pellets (röllchenförmig gepreßter Getreideschrot) in den Trog, trat zurück, und alle drei Kälber stürzten sich auf das Futter und hatten es im Nu aufgefressen! Also, das mit dem Appetit stimmte jedenfalls.

Ich schüttelte den Kopf: „Ich versteh' das nicht! Vielleicht ist es doch ein Bandwurm, ich werde auf jeden Fall Kotproben nehmen und sie untersuchen lassen!" Ich entnahm mittels Rektalhandschuh bei jedem Kalb eine ausreichende Kotmenge aus dem After, stülpte den Handschuh um, band ihn am anderen Ende zu und beschriftete ihn mit der jeweiligen Ohrmarkennummer.

„Können Sie ihnen nicht auf Verdacht gleich ein Bandwurmmittel spritzen? Sonst verlie'r ich wieder ein paar Tage", bat der Lorenz. Eigentlich hätte ich lieber zuerst die Diagnose gewußt, aber mein Stand in diesem Fall war wegen ausgeprägter Ratlosigkeit sowieso schon schwer, also erfüllte ich den Wunsch nach kurzem Zögern.

Ich hatte zwar vor, die Proben an das Parasitologische Universitätsinstitut nach Wien zu schicken, wollte mir aber am Abend noch selbst eine Kostprobe davon unter das Mikroskop legen.

Ich versprach, mich zu melden, sobald mir ein Ergebnis vorliegen würde, und fuhr mit wenig Zuversicht ab.

Gott sei Dank mußte ich noch bei Frau Fischbach vorbei, und das bedeutete immer eine Aufheiterung. Die alte Dame, der das Schicksal von dem wenigen Wertvollen in ihrem Leben auch noch das meiste genommen hatte, so beispielsweise ihre beiden Kinder und schon davor ihren Mann, hatte sich ein sonniges Gemüt bewahrt und steckte die restliche Energie und Liebe in ein Sammelsurium von Tieren, das sie rund um ein buntbemaltes und blumengeschmücktes Holzhäuschen, einer überdimensionierten Schwarzwälder Kuckucksuhr nicht unähnlich, hielt. Das kleine, ebenso kitschige wie fröhliche Anwesen war unter anderem bevölkert von Max, dem Hängebauchschwein, Anna, der Zwergeselstute, Sophie, der Ziege, Webster, einem weißen Erpel und einer Schar von Zierhühnern, deren Federkleid in allen Farben und bizarren Ausformungen glänzte und die sicher auch alle Namen besaßen, die ich allerdings nicht im einzelnen wußte.

Diesmal war Webster mein Patient, den Frau Fischbach zur besseren Behandlung auf den Gartentisch setzte, welchen er vor Aufregung natürlich sofort bekleckerte. Der Erpel war der letzte Überlebende seiner einst weitläufigen Familie, die nach und nach dem Fuchs zum Opfer gefallen war, und der sich dadurch völlig an Frau Fischbach sozialisiert hatte. Ins Haus durfte er natürlich nicht, wegen der Kleckserei, aber abends saß er verläßlich auf dem Fensterbrett und schaute von außen durch die Scheibe zu, wie Frau Fischbach fernsah, was bei dem täglichen Programm einen ungeheuren Liebesbeweis darstellte. Ab und zu klopfte er mit dem Schnabel an das Glas, um seine Anwesenheit zu dokumentieren. Sobald Frau Fischbach zum Schlafengehen aufstand, verließ er seinen Logenplatz und trollte sich in den winzigen Stall an der Rückseite des Knusperhäuschens zu der restlichen schnarchenden Arche Noah.

Webster mußte mit dem linken Bein an irgendeinem scharfkantigen Gegenstand hängengeblieben sein und das schon vor Tagen, denn die Wunde sah bereits grün und übel aus. Während der Untersuchung attackierte er meine Finger und die Gürtelschnalle mit seinem Schnabel, so daß ich ihn schließlich warnte: „Gib Ruh', sonst hol' ich das Rotkraut!“ Diese Drohung schien auf ihn weniger Eindruck zu machen als auf Frau Fischbach, die mich entsetzt ansah. „Nur ein Scherz“, beruhigte ich sie. Ich entfernte nekrotische Hautreste, spülte die Wunde, versorgte sie mit Heilsalbe und gab dem schnatternd protestierenden Erpel eine Antibiotikumspritze in den Brustmuskel, dessen Fettgehalt erahnen ließ, daß Webster sowieso nicht mehr geschmeckt hätte.

„Kein Verband?“ fragte Frau Fischbach.

„Nein, an das Gewebe muß Luft! Aber Webster soll die Wunde in Ruhe lassen, daher braucht er für einige Tage einen Trichterkragen!“

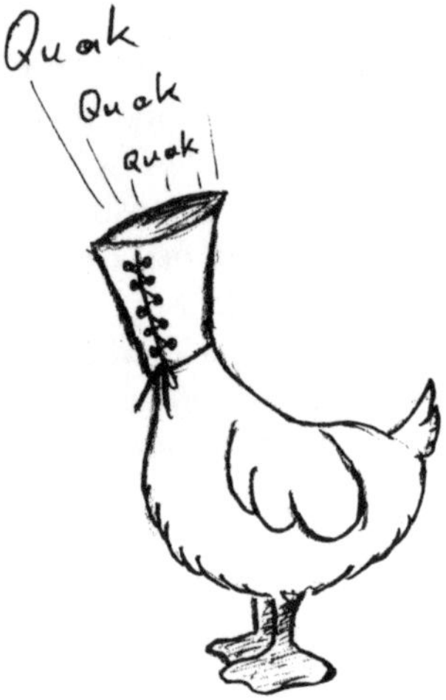

Ich schnitt einen für Kleinsthunde auf Websters Größe zusammen, schnallte ihn dem Enterich um den Hals und entließ ihn in die Freiheit der grünen Wiese, wohin er eilig humpelnd hinwatschelte wie eine beleidigt quakende Schultüte.

„Jetzt müssen Sie sich noch kurz Max ansehen! Er hat da so eine Beule an seinem Hintern", sagte Frau Fischbach. Das Hängebauchschwein zog es vor, im schattigen Stall vor sich hin zu dösen, und ließ sich nicht stören, als ich die hühnereigroße Schwellung betastete.

„Ein kleiner Bluterguß, wahrscheinlich hat ihn Anna gebissen, weil er wieder ihre Karotten stibitzen wollte, nichts Besonderes", diagnostizierte ich. „Legen Sie ihm einfach zweimal täglich eine warme Kartoffelpackung auf, die kann er danach gleich fressen!"

In dem Moment betrat Mimi den Stall!

„Hallo Mimi!" sagte ich.

Mimi hatte den Mund voll, aber sie blinzelte freundlich, setzte sich auf die Futtertruhe und ließ die Maus fallen, die zu meinem Erstaunen quietschlebendig war und blitzschnell im Stroh verschwand. Mimi sah ihr nicht einmal nach, sondern fixierte ihr Frauchen und miaute herausfordernd.

„So geht das schon die längste Zeit!" klagte Frau Fischbacher. „Seit sie auf den Geschmack vom Dosenfutter gekommen ist, frißt sie keine Mäuse mehr! Sie schleppt sie zwar brav herbei, läßt sie dann aber frei und wartet auf ihre Belohnung! So nach dem Motto: Hier ist die Maus bitteschön, wo ist die Dose? Sie hat ein richtiges Tauschgeschäft aufgezogen! Das Schlimmste ist, daß sie mir die lebenden Mäuse überallhin nachschleppt, mit Mimi habe ich viel mehr Mäuse im Haus als vorher! Mir scheint sogar, sie legt sich drinnen einen Lebendvorrat an, damit sie leichter eine erwischt und nicht erst mühsam draußen passen muß, wenn sie ihr Futter haben will!"

Mimi schleckte sich die Pfoten und sah gelangweilt drein, als wollte sie sagen: „Es gibt so viele Mäuse und so viele Dosen auf der Welt, also was soll die Aufregung?"

„Ich hätte vielleicht einen Tip für Sie! Binden Sie Mimi doch ein Glöckchen um, dann kriegt sie ihre Dose, aber erwischt keine Maus mehr!"

Die Miene von Frau Fischbach hellte sich auf: „Das ist eine gute Idee! Gleich morgen kauf' ich so eine Bimmel!"

„Also, dann auf Wiederschau'n! In einigen Tagen komme ich nochmals vorbei und sehe nach Webster!"

Am Abend verpackte ich die Kälberkotproben versandfertig und zweigte eine Portion ab, schwemmte sie mittels Flotationsverfahren im Wasser auf, entnahm mit der Drahtöse von der Flüssigkeitsoberfläche, wohin allfällig vorhandene Wurmeier aufschwimmen, einen Tropfen und strich diesen auf einem Objektträger aus. Mit der Gier eines Hehlers nach lupenreinen Diamanten preßte ich das rechte Auge auf das Okular und musterte mäanderförmig die Probe. Die Entwurmung war augenscheinlich ein voller Erfolg gewesen, denn außer einigen Pflanzenpartikeln konnte ich nichts entdecken, was einem Parasitenei ähnelte. Aber vielleicht waren die Wiener Experten kompetenter, obwohl ich eigentlich wenig Hoffnung hegte. Grüblerisch ging ich schlafen.

Wie befürchtet, fand ich zehn Tage später den Befund von der Universität in der Post: Keine parasitären Objekte vorhanden, Rechnung ergeht gesondert.

Ich fuhr zum Stettner und zeigte ihm die Expertise: „Wenigstens wissen wir jetzt, daß Würmer nicht die Ursache sind!"

„Und was hilft uns das? Was ist die Ursache?" frug der Lorenz nicht ganz unberechtigt.

Ich zuckte die Schultern: „Vielleicht doch ein Mangelsyndrom! Ich nehme jetzt noch Blutproben und lasse die auch untersuchen! Vielleicht ein Vitamin- oder Spurenelementmangel. Am besten wär's, ich schicke Futterproben auch noch ein! Wir *müssen* dem Problem auf die Spur kommen!“ versuchte ich, Energie und Zuversicht zu simulieren.

Diesmal zuckte der Lorenz die Achseln: „Wie Sie meinen!“

Ich spürte körperlich, daß er den Glauben an mich und an eine Lösung verloren hatte, als er mir gleichgültig die Kälber hielt, während ich die Röhrchen mit Blut aus der Halsvene füllte. Ebenso stumpf sah er zu, wie ich ein Plastiksäckchen mit Pellets füllte. Ich hielt es nicht mehr länger aus: „Hören Sie, wenn Sie wollen, können Sie ruhig einen andern Kollegen hinzuziehen, ich hätte nichts dagegen!“

Er schaute mich an und versuchte ein Lächeln: „Das ist nett, aber ich glaube, ein anderer könnte auch nicht mehr machen als Sie! Warten wir die Untersuchung ab!“

Ich fühlte mich elend. Da versuchte er, dessen Investitionen den Bach hinunterzugehen drohten, mir Mut zu machen, und ich konnte ihm außer Engagement nichts bieten. Manchmal verzweifelt man als Tierarzt an der eigenen Hilflosigkeit.

Nach einer Woche hielt ich beide Ergebnisse in der Hand. Die Blutproben waren in Ordnung, die Futterproben auch. Ich rief den Stettner an.

Müde sagte er: „Nicht bös' sein, aber das hab' ich mir gleich gedacht! Es wird nix anderes übrig bleiben, als daß ich die Kaibl'n zum Metzger gib, wenn er sie noch hab'n will! Aber guat, daß Sie anruf'n, ich hab' eine Kua, die seit gestern nix frißt! Vielleicht können Sie sie anschauen!“

Ich kam zur Futterzeit auf den Hof. Rolfi war der einzige, der mich begrüßte. Diesmal hatte ich es unterlassen, ihm einen Keks anzubieten, aber das schien ihn nicht weiter zu stören.

Der Lorenz zeigte mir die teure Versteigerungskuh. Bitte nicht die auch noch, flehte ich im Stillen.

Glücklicherweise handelte es sich allerdings nur um eine leichte Verdauungsstörung. Ich gab der Kuh mit der Magensonde ein Pansenstimulierungsmittel ein und hinterließ noch ein weiteres Päckchen für den nächsten Tag sowie die Anweisung, weniger Silofutter und mehr Heu zu geben.

Der Lorenz nahm es fatalistisch entgegen und ging in den Kälberstall, um den mageren Tieren lustlos Kraftfutter in den Trog zu kippen. Dann kehrte er schweigend wieder in den Rinderstall zurück.

Ich ging zum Auto, Rolfi war nicht mehr zu sehen, und so stieg ich ein. Bevor ich startete, fiel mir ein, daß ich mein Stethoskop auf der Fensterbank vergessen hatte. Der Einfachheit halber ging ich durch den Kälberstall und … traute meinen Augen nicht! Vor dem Kälbertrog stand Rolfi, die breite Rückseite mir zugewandt, und fraß schlappernd den Trog aus, während die Kälber ängstlich in der hinteren Boxenecke zusammengedrängt standen. Sowie eines den Versuch wagte, den Kopf nach vorne zu strecken, unterbrach der Hund seine Fresserei und knurrte tief grollend, wobei er die Zähne fletschte. Sofort zog sich das Kalb verschreckt zurück, und Rolfi machte sich wieder über den Trog her. Dieser verfluchte Hundling, im wahrsten Sinne des Wortes! Die ganzen Wochen hindurch hatte er das Kälberfutter gefressen, und während er immer mehr aus dem Leim gegangen war, bekamen wir graue Haare wegen des rätselhaften Nichtgedeiens der teuren Zuchttiere! Kein Wunder, daß er meine Diätkekse verschmähte! Am liebsten hätte ich ihm, bei aller Liebe, einen saftigen Tritt in seinen fetten Allerwertesten gegeben, aber ich wußte einen, der das noch besser besorgen würde. Rolfi hatte mich vor lauter Freßgier noch nicht bemerkt, und so begab ich mich leise auf den Rückzug, umrundete den Stall und tauchte unvermittelt vor dem Lorenz auf, der mich verwundert ansah.

„Eine Frage, wenn Sie den Kälbern das Futter vorgelegt haben, sind Sie dann dabeigeblieben?“

„Na! Natürlich net! I' bin dann die Küa fuattan g'gangen und hab' nachher den laar'n Trog sauberg'macht!“

„Na dann zeig' ich Ihnen jetzt den ‚Wurm‘, der an der ganzen Misere schuld ist! Aber wir müssen uns beeilen bei dem Tempo, das der vorlegt“, grinste ich, schnappte mein Stethoskop und zog den ver-

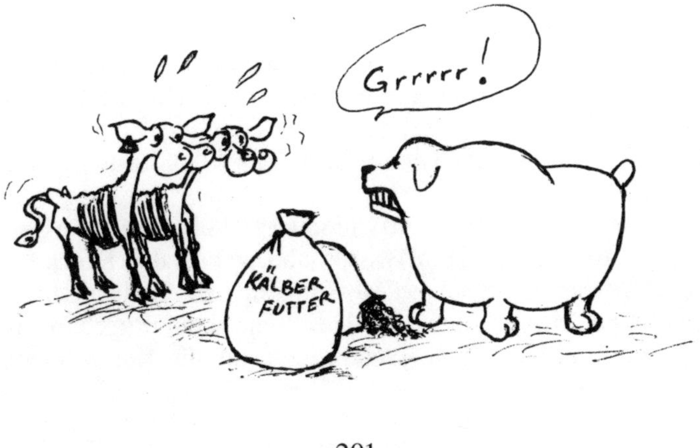

dutzten Bauern am Ärmel hinter mir her. Als er den vierbeinigen Mundräuber in voller Aktion erblickte, ging dem Lorenz ein ganzes Sonnwendfeuer auf: „Rolfi! Du Sauhund!“ Und zack, da war der Fußtritt, dem ich diesem verfressenen Köter ausnahmsweise von ganzem Herzen gönnte und den er wahrscheinlich aufgrund seiner Polsterung erst vierzehn Tage später spüren würde.

„A so a Mistviech!“ schimpfte der Lorenz, nachdem Rolfi fluchtartig den Stall verlassen hatte. Er schüttete den Kälbern erneut Kraftfutter vor: „Und es armen Trott’ln habt’s nix sag’n könnan und dauernd hungern müass’n, und i’ Trottl hab’ nix g’merkt! Aber sag’n S’, Herr Dokta, wia san denn Sie dem Hund auf die Schliche g’kumman, ha?“

Ich schwenkte triumphierend das Stethoskop: „Das erste Mal, daß mir meine Vergeßlichkeit zum Vorteil gereicht hat!“

Im Hochgefühl fuhr ich zur Frau Fischbach, um die Nachkontrolle bei Webster durchzuführen. Bei meinem Anblick, den sichtbehindernden Trichterkragen hatte ihm Frau Fischbach vor einigen Tagen abgenommen, wechselte er sofort die Richtung, aber ich war doch etwas schneller. Ich setzte ihn unter heftigem Protestgeschnatter auf den Gartentisch und stellte zufrieden fest, daß die Wunde einen guten Heilungsverlauf nahm. Das Bein war inzwischen gänzlich abgeschwollen.

Auch das Hämatom auf Maxens Hintern hatte sich zurückgebildet, und so fragte ich leichthin, nach einem weiteren Erfolgserlebnis heischend: „Na, und wie geht es Mimi mit ihrem Signalglöckchen? Keine lebendigen Mäuse mehr im Haus?“

Frau Fischbach lächelte wehmütig und sagte: „I’ zeig’ Ihnen was, Herr Dokta! Mimi!“ schrie sie und klopfte mit einem Löffel gegen eine leere Katzenfutterdose, Huhn mit Lamm, soviel ich sah. Zehn Sekunden später wetzte Mimi um die Ecke und baute sich erwartungsvoll vor ihrer Nährmutter auf.

„Na, hab’n Sie was g’hört?“, fragte mich Frau Fischbacher.

Ich schüttelte den Kopf und hob Mimi auf. Das Glöckchen war komplett mit Dreck verklebt.

„Kein Wunder, daß die Glocke nicht läutet!“ protestierte ich, „die ist ja völlig verpickt!“

„Jetzt passen S’ einmal auf!“ Frau Fischbach nahm Mimi das Glöckchen ab und ging zum Wasserhahn, wo sie den Dreck herausspülte. „So!“ Sie schüttelte das Messingding und ein deutliches Klingeling ertönte, Mimi bekam das Glöckchen wieder umgebunden, und dann sagte Frau Fischbach: „Jetzt lassen Sie die Katze runter und schau’n, was sie macht!“

Verwundert ließ ich Mimi vom Arm gleiten, die sich unter Gebimmel unwirsch schüttelte und dann schnurstracks in den Stall lief. Ich folgte ihr gespannt, da ich mir nicht vorstellen konnte, was das Ganze zu bedeuten hatte. Im Stall stakste die bimmelnde Mimi dorthin, wo der weiche Mist am höchsten lag, ging mit den Vorderpfoten nieder und tauchte das Glöckchen tief in den Brei. Dann richtete sie sich wieder auf und schüttelte sich heftig. Der restliche Dreck spritzte vom Metall, aber der Klöppel steckte fest, kein Laut war zu hören. Es hätte mich nicht gewundert, hätte mir Mimi eine lange Nase gedreht, aber sie begnügte sich, lautlos mit hocherhobenem Schwanz ins Freie zu traben, auf Mäusejagd wahrscheinlich, und mich verdattert im Stall zurückzulassen.

„Haben Sie schon einmal so was g'sehn?" fragte Frau Fischbach, die nachgekommen war, nicht gänzlich ohne Stolz.

Mir blieb nichts übrig, als perplex den Kopf zu schütteln.

Am Abend, bei einem Glas Wein und einer wohlverdienten Pfeife, erzählte ich Karin vom interessanten Tagesablauf: „Es ist zwar deprimierend, von einer Katze auf technischem Gebiet geschlagen zu werden, aber wenigstens habe ich einen Hund überlistet!"

Karin prostete mir lachend zu und warf mit trotzdem einen kritischen Blick zu: „Es würde dir aber nicht schaden, hättest du für einige Wochen auch einen Rolfi vorm Kühlschrank sitzen!"

Kalbskopf auf zwei Beinen

Ein altes Sprichwort besagt: ‚Die dümmsten Bauern haben die dicksten Kartoffeln', und demnach müßten die Erdäpfel vom Faninger Toni die Größe von Wassermelonen aufweisen. Allerdings mit der Einschränkung, daß es sich beim Faninger um keinen Bauern, sondern um einen landwirtschaftlichen Hilfsarbeiter auf dem Waldenfelsgut handelte, der privat zwei magere Kühe besaß, und in unserer Gegend keine Kartoffeln angebaut werden. Daß er aber trotzdem einen Kartoffelkeller gebaut hatte, beweist sein unerschütterliches Vertrauen in die oben angeführte Volksweisheit.

Der Faninger heißt natürlich nicht Faninger, der Name wurde von mir aus verständlichen Gründen geändert, nicht weil ich unmittelbar davon ausgehe, daß er eventuell lesen könne, aber sicher seine Nachbarn.

Normalerweise versuche ich, solche schroffen Urteile über Personen öffentlich zu vermeiden, aber einer, der seine sechsjährige Hündin mit der Hacke erschlägt, um statt ihrer lieber einen jungen Rüden aus dem letzten Wurf zu behalten, hat bei mir einen schlechten Stand. Davon wußte ich allerdings noch nichts, als ich mit ihm zu tun bekam.

Am Waldenfelsgut wurde er aus Mitleid angestellt, als er seinen Führerschein auf amtsärztliche Verfügung hin entzogen bekommen hatte. Er war damals nach weitgehend durchzechter Nacht auf einer Hüttenschank in seinem alten Lada Taiga schwungvoll den Berg hinunter nach Hause gekurvt, um noch ein paar Stunden Schlaf zu konsumieren. Unterwegs verspürte er ein Jucken im rechten Ohr und versuchte, die Ursache durch Hineinbohren des kleinen Fingers zu beseitigen. Unglückseligerweise saß der Juckreiz etwas weiter im Gehörgang, als der Trauerrand des Fingernagels reichte. Er suchte also nach einem geeigneten Verlängerungsinstrument und fand es in Form des Zündschlüssels, den er, indem er den Motor unter der Weiterfahrt abgestellte, herauszog. Leider war die Ohrpflege noch nicht abgeschlossen, als die nächste Haarnadelkurve bereits erreicht war und die Lenkradsperre in Aktion trat. Der Wagen rollte geradeaus über die Böschung hinunter und wurde zwanzig Meter weiter unten abrupt von einem massiven Fichtenbaum gebremst. Deppen und Besoffene haben bekanntlich einen Schutzengel, und so war der Faninger doppelt abgesichert, denn durch den Anprall wurde zwar endlich das lästige

Ohrschmalz zur Gänze herausbefördert, sonst bekam der Schädel allerdings keine gravierenden Schäden.

Als die Gendarmerie um acht Uhr im Faninger'schen Wohnhaus vorbeischaute, war er gerade dabei, die Platzwunde an der Stirn mit Schnaps abzuwaschen. Diese Behandlung führte er auch als Begründung an, warum bei ihm satte zwei Promille festgestellt wurden.

Nachdem er mit der Fahrlizenz auch den Arbeitsplatz verloren hatte, legte ein Forstarbeiter des Waldenfelsgutes ein Wort für ihn beim Verwalter, oder wie es dort noch traditionell hieß, beim Schaffer, ein, und der Faninger wurde beschäftigt.

Mit den wertvollen Waldenfels-Pferden hatte er allerdings nichts zu schaffen, sein Aufgabengebiet beschränkte sich auf die Fütterung der Mastschweine. Da er immer einen speckigen Hut aufhatte, konnte man ihn problemlos von seinen Schützlingen unterscheiden.

Eines Tages, schon spät am Nachmittag, erreichte mich der Anruf: „Da is' der Faninger Toni vom Waldenfelsgut, i' brauchat Sie dringend!“ Bumm, aufgelegt! Keine Zeit zur Nachfrage, was so dringend wäre. Das Gut lag von meinem augenblicklichen Aufenthaltsort ziemlich weit entfernt, aber dringend heißt dringend, also fuhr ich hin. Im Schweinestall herrschte ohrenbetäubendes Gequieke, denn ein junger Mann, von dem ich nur wußte, daß er Sepp hieß und den Faninger in dessen Abwesenheit vertrat, war gerade dabei, die Futterkübel hineinzutragen. Er sah mich erstaunt an: „Der Toni? Der hat heut' sein' freien Tag! Wahrscheinlich braucht er Sie dahoam!“

Kreuzfixsakramentnocheinmal! Wie soll ich das schmecken! Hätte der Faninger das nicht gleich sagen können? Zu ihm wär's viel näher gewesen!

Brummend verließ ich das Waldenfelsanwesen und raste in die entgegengesetzte Richtung. Das Faningerhaus war ein trostloser Bau aus den fünfziger Jahren, als einziger Schmuck fungierte in der Einfahrt ein ausgebleichter Gartenzwerg, dem irgendwann einmal die Plastikangelrute, die er offenbar zu besseren Zeiten in einen Goldfischteich gehalten hatte, abhanden gekommen war. Hinten im Garten lag ein langgestreckter Holzschuppen, dessen rechte Hälfte auf einem eineinhalb Meter hohen Steinfundament ruhte, in dem eine niedere Türe über ein paar Stufen hinunter in den erwähnten Kellerraum führte, in dem man nur gebückt stehen konnte und der durch ein auf gleichem Niveau wie die Rasenfläche liegendes Fenster mäßig erhellt wurde. In der linken Schuppenhälfte befand sich der kleine Stall, ausreichend für zwei magere Kühe und einer engen Kälberbox, die völlig genügte, denn von beiden Kühen hat der Faninger im selben Jahr noch nie Kälber gehabt.

Der Faninger, oder vielmehr sein Hut, roch nach Schweinestall, als er mich vorwurfsvoll begrüßte: „Wo bleib'n S' denn so lang, Herr Dokta? Mei Kuah hat si' a Hörndl ab'gstess'n!"

Ich schluckte die naheliegende Antwort „Irgendein idiotischer Anruf hat mich nach Waldenfels gelotst" hinunter und widmete mich wortlos der Patientin. Das rechte Horn hing traurig und blutverschmiert herunter.

„G'raft hamm's!" erklärte der Faninger.

Ich spritzte der Kuh zwei Milliliter Sedierungsmittel in die Schwanzvene, damit ich die Verletzung in Ruhe untersuchen konnte. Kein Zweifel, der knöcherne Hornzapfen, auf dem das spitze Horn hülsenartig aufsitzt, war gebrochen. Ich mußte das gesamte Horn amputieren. Die Kuh bekam mit einer zehn Zentimeter langen Nadel noch eine Lokalnarkose in die Knochenrinne zwischen dem äußeren Augenwinkel und dem Hornansatz, wo in der Tiefe der Nervus cornualis verläuft, und während das Mittel sich im Gewebe verteilte, machte ich die Säge fertig. Ein entsprechend langes Stück speziellen Sägedrahtes wird dazu von einer Zehnmeterrolle heruntergeknipst und mit beiden Enden in metallene Schraubgriffe eingeklemmt. Dann führt man die Drahtschlinge um das Horn, wo es aus der Stirnhaut herauswächst, und mit unbedingt raschen Sägebewegungen, bei denen der Rauch aufsteigt, wird der Körperteil abgesetzt. Das ist ziemlich anstrengend, aber muß sein, denn je schneller man arbeitet, umso heißer wird der Draht und verschweißt gleichzeitig die Blutgefäße.

Ich keuchte wie ein altes Dampfroß, aber nach zehn Sekunden fiel das abgeschnittene Horn mit den blutigen Hautfetzen auf den Boden und gab einen kreisförmigen Einblick von vier Zentimetern Durchmesser in die Stirnhöhle preis. Bloß aus einem einzelnen Knochengefäß schoß in hohem Bogen ein nadelfeiner Blutstrahl drei Meter weit durch den Raum. Zu diesem Zwecke führte ich immer eine Dose mit spitzen Zahnstochern bei mir. Ich bohrte das Stocherende in die spritzende Knochenröhre und brach den Rest ab. Die Blutung stand!

Die nun offene Stirnhöhle sprühte ich ordentlich mit einem Antibiotikumspray ein und verstopfte sie mit einem Tupfer, den ich ebenfalls antibiotisch tränkte.

Zufrieden betrachtete ich mein Werk. „Sollen wir das andere Horn zwecks Symmetrie gleich mitentfernen?" fragte ich.

„Na, na! Des is' z'teuer! Desweg'n wird's net glei' umkipp'n!"

„Also, der Tupfer bleibt jetzt ein paar Tage drinnen. Sie kontrollieren, daß er nicht zu weit nach innen wandert, in dem Fall müssen Sie ihn wieder ein bißchen herausziehen! Danach kann das Loch ruhig offen bleiben, das granuliert von alleine aus und wächst in einigen Wochen zu, verstanden?"

An sich ist der Tupfer nicht unbedingt nötig, aber in diesem Verschlag wußte man nicht, was alles Gute von oben herunterrieselte. Und ich hatte bereits einmal das Vergnügen, eine Stirnhöhleneiterung bei einer Kuh nach der Enthornung zu behandeln, weil der Besitzer, entgegen meiner Anordnung, das Tier am nächsten Tag in der größten Sommerhitze auf die Weide getrieben hatte, wo die Schmeißfliegen begeistert ihre Eier in das Hornloch ablegten. Es hatte einige Wochen und mehrere Spülungen gedauert, ehe das Tier wieder genesen war. Hier wollte ich mir diese Prozedur ersparen.

Umso größer war mein Entsetzen, als nach zwei Wochen der Faninger ins Telephon blökte: „Der Kuah rinnt's Eiter aus'n Schäd'l!"

„Verdammt!" brüllte ich, nachdem er wie üblich abrupt aufgelegt hatte. „Wie kann denn das passieren?"

Karin, die gerade Texte für ihren nächsten Unterricht erstellte, zuckte zusammen: „Ich schreib' zwar gerade über die Hunnen, aber deswegen brauchst du nicht zu schreien wie einer!"

Seufzend packte ich zusammen und fuhr los. Die einhörnige Kuh schaute mich mit großen Augen an, als ich den winzigen Stall betrat. Tatsächlich rann ein fingerdicker grauweißer Strom aus der Hornöffnung, die jedoch bereits erheblich geschrumpft war, und verklebte das Ohr und das Haarkleid des Unterkiefers.

Mir fiel aber noch sofort auf, daß sie dabei gemächlich wiederkäute, was üblicherweise bei einem Stirnhöhlenabszeß wegen der Schmerzen unterblieb. Ebenso zeigte sie nicht die typische Kopfschiefhaltung nach der erkrankten Seite hin.

Ich maß die Rektaltemperatur, kein Fieber! Der Faninger stand dabei und glotzte unter seinem Speckdeckel finster hervor. Ich nahm etwas von der seltsamen Flüssigkeit auf den Finger und roch vorsichtig daran. Die rätselhafte Substanz erwies sich als fadenziehend und völlig geruchlos. Was es auch war, jedenfalls kein Eiter!

Das sagte ich auch dem Faninger, der die Nachricht mit einem undefinierbaren Grunzer quittierte.

„Was ist denn das bloß?“ Ich stocherte mit meiner Pinzette in die Tiefe und förderte massenhaft diesen unerklärlichen Brei hervor. „Sagen Sie, haben Sie da was reingegeben?“ fragte ich mit unheilvollem Unterton.

„Na ja, nach a par Tag' is' der Verschluß wegg'wes'n, wia Sie's g'sagt hab'n, und da hab i' mir 'denkt, 's war hoit guat, wann des no länger zua wär, und da hab i' halt no was neing'stopft!“ antwortete der Faninger trotzig.

„Und was bitteschön?“

„Na a Häuslpapier, natürlich!“

Natürlich! Aber nur für Leute wie den Faninger! Ausgerechnet Klopapier, das sich sofort auflöste. Ich schlug mir gegen den Kopf, was ich besser gegen seinen tun hätte sollen: „Haben Sie wenigstens ein frisches verwendet?“ fragte ich beißend. Sarkasmus war dem Faninger fremd.

„Ja, a ganz a frisches“, versicherte er ernsthaft.

Es half nichts. Ich schwemmte mit körperwarmer Kochsalzlösung den Cosy-Gatsch aus der Stirnhöhle, der Faninger war hier nicht sparsam gewesen, und träufelte zur Sicherheit nochmals Antibiotikum nach.

„Hoffentlich ist Ihnen noch Papier für den Eigenbedarf übriggeblieben“, verabschiedete ich mich und gab ihm vorsichtshalber keine Hand.

Er schaute mir wortlos nach wie der blasse Gartenzwerg am Eingang.

Und dann passierte die Geschichte mit dem Kalb. Durch einen glücklichen Zufall, fast schon ein Wunder, war es mir gelungen, alle beiden Kühe trächtig zu bekommen. Das war ein schweres Stück Arbeit, denn der Faninger war es gewohnt, den Tierarzt dann zur Besamung zu rufen, wann es ihm in den Kram paßte, und nicht, wenn sich die Kuh in der richtigen Brunstphase befand. Es ging ihm nicht ein, daß für eine erfolgreiche Befruchtung die genaue Beobachtung der Tiere im Freien Voraussetzung war, damit man erkennen konnte, wann die in Frage kommende Kandidatin den Aufsprung der anderen duldete und somit ihre Konzeptionsbereitschaft erkennen ließ. Als er mich wieder einmal an einem Winterabend zu sich beordert und ich die zur Besamung vorgesehene Kuh völlig brunstlos und trocken vorgefunden hatte, reichte es mir: „Wenn dieses Vieh in der Brunst ist, dann freß' ich auf der Stelle die Besamungspistole!" herrschte ich ihn, angesichts des an diesem späten Tag noch ausständigen Visitenpensums, entnervt an. „Jedesmal komme ich völlig nutzlos und verplempere meine Zeit! Wieso glauben Sie, daß die Kuh stierig ist?"

„Weil i' hab' mi' heut' auf ihr Beck'n auffeg'lahnt, und da hat sie si' einelass'n (durchgebogen), wia beim Stier!" verteidigte er sich trotzig.

„Hören Sie, es ist vielleicht schön, wenn Ihre Frau Sie für einen Stier hält", spottete ich, „aber für eine Kuh sind Sie sicher keiner! Jetzt lassen Sie doch einmal die Viecher miteinander hinaus und schauen, ob eine steht!"

Dieser Rat war eigentlich für die Zukunft gedacht, aber der Faninger verstand ‚jetzt', und bevor ich wußte, was geschah, hatte er beide Kühe von der Kette gelassen und durch die Stalltür ins Freie getrieben. Die verschwanden dankbar für die Gelegenheit zur Bewegung in der rabenschwarzen Nacht, und der Faninger stand in der erleuchteten Stalltür und starrte in die Finsternis, wo er seine Tiere nur vermuten, aber keinesfalls beobachten konnte.

Dies teilte er mir triumphierend am selben Abend um zehn Uhr telephonisch mit: „Des mit'n Aussilass'n is' a Blödsinn, Herr Dokta! Nach ana g'schlagenen Stund san de Viecher wieder eina g'kommen, aber i' bin jetzt genauso schlau wia vorher!"

‚Das brauchst du mir nicht zu sagen', dachte ich und wünschte kurz angebunden eine gute Nacht.

Trotzdem mußte ich in den folgenden Wochen den jeweils rechten Zeitpunkt erwischt haben, denn die Trächtigkeitskontrolle verlief bei beiden Kühen unerwartet, weil positiv.

Nun hatte der Faninger plötzlich zwei Kälber, aber nur Platz für eines, da war guter Rat teuer.

Also steckte er in einer spontanen Eingebung das Stierkalb in den eingangs erwähnten leerstehenden Kartoffelkeller, wo es sich sichtlich wohl fühlte und gedieh. Es war schon ziemlich groß geraten bis zu meinem nächsten Besuch, denn als ich nichts ahnend an dem ebenerdigen Kellerfenster vorbeiging, tauchte unvermittelt ein mordstrumm Rinderschädel aus dem Dunkel auf und muhte so durchdringend, daß es mir einen Riß gab und ich beinahe die Tasche fallen ließ. Der Faninger, der das mitbekommen hatte, lachte laut und hämisch. Allerdings verging ihm einige Wochen später das Lachen. Der Viehhändler war da und wollte den Jungstier mitnehmen. Der Faninger hatte einen guten Preis herausgeschlagen und begab sich in das Kellerlokal, um den Delinquenten herauszuholen. Doch das ging nicht. Der Stier reichte bereits bis fast an die niedere Decke, und die schmale Eingangstür erwies sich als unüberwindliches Hindernis, obwohl der Viehhändler von draußen aus Leibeskräften am Halfterstrick zog und der Faninger von innen nachschob. Eine Bowlingkugel paßt bekanntlich auch nicht durch ein Schlüsselloch, und nach mehreren Versuchen mußten die beiden ihr fruchtloses Bemühen einsehen. Das Vieh war einfach in den Raum hineingewachsen. Der Faninger kam ziemlich kuhfladenverziert wieder gebückt durch das Türchen zum Vorschein, der Viehhändler zog ihm die zuvor übergebenen Geldscheine wieder aus der Brusttasche, murmelte irgendetwas ähnliches wie „Volltrottel" und fuhr ab.

Der Faninger giftete sich grün und blau, aber es blieb ihm keine andere Wahl: Er mußte den Stier da unten im Keller schlachten lassen. Als ich zur vorgeschriebenen Lebendbeschau gerufen wurde, mußte ich mir das Lachen verkneifen. Aber dann wurde es ernst: „Erstens ist das kein genehmigter Schlachtraum, damit wäre das Fleisch sowieso nur für den Eigenbedarf tauglich, aber um Himmels willen, wie stellen Sie sich denn vor, daß da unten jemand vernünftig arbeitet? Man kann doch nur gebückt stehen und nichts aufhängen und nichts ablegen, es ist doch nicht einmal Platz für einen Tisch oder wenigstens eine Bank!"

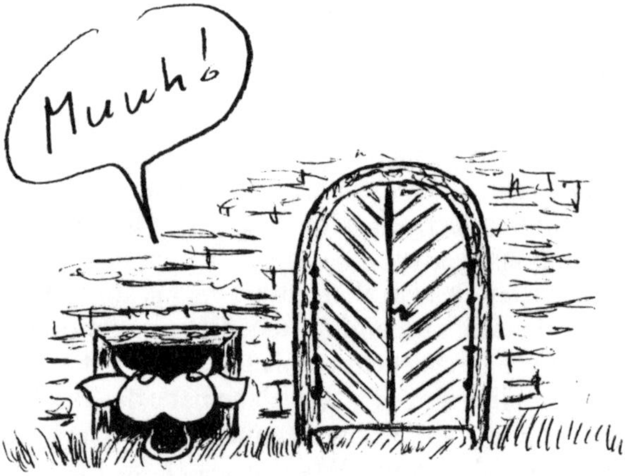

Der mittlerweile ebenfalls eingetroffene Metzger tippte sich gegen die Stirn und lehnte kategorisch ab: „Da runter schliaff i' dir net! I' hab' ja kann Vog'l! Den kannst dir selber abstech'n." Das äußerste, wozu er sich bereit erklärte, war, den Jungstier mit dem Schußapparat zu betäuben, nachdem dieser, durch etwas Futter angelockt, den Kopf zur Fensterluke herausgestreckt hatte. Danach verließen der Metzger und ich das Grundstück, während der Faninger, angetan mit einer alten Gummischürze und einem Messer, mit einer Miene hinunterstieg wie weiland Dr. Frankenstein in seinen Leichenkeller. Ihn erwartete eine Heidenarbeit. Er konnte sich nicht rühren, mußte dauernd über den Tierkörper hinwegturnen, ohne sich den Kopf anzustoßen, dazu beherrschte er das Handwerk nicht und schnitt natürlich in den Pansen und die Gedärme hinein, wodurch sich Kot und Futterbrei über den Schlachtkörper ergossen. Der davon unberührte Rest kugelte auf dem Boden herum und erhielt dort sein Quantum Dreck. Durch die niedere Raumhöhe war es auch nicht möglich, ein Beil zu schwingen, um den Rumpf zu zerteilen, so daß er ihn mit der Motorsäge zertrennen mußte.

Völlig groggy rief er mich nach vier Stunden an, ich könnte jetzt zur Fleischbeschau kommen. Da es das Gesetz vorsah, jede Schlachtung, egal unter welchen Umständen, zu kontrollieren, konnte ich mich der Pflicht nicht entziehen. Der Faninger hatte die Brocken einzeln herausgeschleppt und offenbar auf der Wiese zum Trocknen aufgelegt. Er saß müde daneben und verscheuchte mit einem abgerissenen Birkenzweig die Fliegenschwärme.

Ich besah mir das Tohuwabohu und schüttelte den Kopf: „Herr Faninger, nicht bös' sein, aber auch für den Eigenverbrauch besteht ein Minimum an hygienischen Erfordernissen. Diese traurigen Reste da kann ich unmöglich freigeben. Wenn Sie in der Senkgrube abgestochen hätten, käme das auf das gleiche heraus. Am besten ist, Sie rufen die Kadaververwertung!" Mit diesem vernichtenden Urteil setzte ich meine Unterschrift unter den Beschauschein, der den Vermerk ‚untauglich' trug. Ich sah ihm an, hätte er noch Kraft besessen, wäre mir das Schicksal des fragmentarisch auf dem Rasen ausgebreiteten Jungrindes sicher gewesen.

Das war meine letzte Aktion beim Faninger. Ich war der festen Überzeugung, der Totalverlust des Fleisches nach der ganzen Schufterei sei dafür ausschlaggebend, aber der wahre Grund war ein anderer, wie mir der Schneckbauer, ein Nachbar, grinsend hinterbrachte. Der Faninger erzählte überall im Wirtshaus, bisher hätte er als Ergebnis vielfacher Besamungsversuche maximal ein Kalb pro Jahr gehabt, das wäre für seine Verhältnisse verträglich. Einen Tierarzt, der beide Kühe gleichzeitig trächtig mache, könne er daher nicht brauchen!

Damit verfügte ich über den besten Beweis meiner langjährigen Theorie: „Die größten Rindviecher stehen nicht immer im Stall!“

Der Bauerndoktor

Eigentlich sind sie ausgestorben, wie der Mauretanische Wappenvogel Dodo, der Tasmanische Tiger, die alten Rittersleut' oder die Dinosaurier, aber im Unterschied zu letzteren findet man von ihnen keine Versteinerungen oder Skelettreste.

Die Rede ist von den Bauerndoktoren!

Jahrhundertelang wurden sie gerufen, wenn das Vieh dahinsiechte, und sie bildeten den Stamm der Schamanen in der bäuerlichen Gesellschaft. Bis man begann, an Thierarzney-Instituten, wie dem in der linken Bahngasse zu Wien, übrigens seit 1768 die älteste derartige Einrichtung auf deutschem Boden, nur Lyon ist noch um einige Jährchen betagter, systematisch Fachleute heranzubilden, die dann in den Bauerndoktoren natürlich unliebsame Konkurrenten sahen. Es war eigentlich bis in die fünfziger Jahre des 20. Jahrhunderts die gleiche Geschichte wie zwischen den Förstern und den Wilderern, nur nicht so romantisch aufgearbeitet. Die einen übten berechtigt aus, was die anderen illegal und, zum Leidwesen manches Berechtigten, fallweise auch erfolgreicher taten.

Erst die moderne Pharmakologie leitete den weitgehenden Abschied der medizinischen Laiengarde ein, es war bequemer und sicherer, Antibiotika zu spritzen als Hausmittel einzugeben, Entzündungshemmer zu verabreichen als kalte Wickel zu machen.

Dadurch verloren die Jungen das Interesse an den alten Methoden, und weil viele Bauerndoktoren darüber hinaus aus Eifersüchtelei vor anderen ihre Kenntnisse nie aufschrieben, sondern wie einen Schatz, der sie ja auch waren, mit sich begraben ließen, ging viel Wissen und Wissenswertes für immer verloren. Denn manche Mittel erwiesen sich als durchaus brauchbar und erleben heutzutage eine Renaissance als sogenannte Alternativmedizin, zum Beispiel die Kräutertherapie.

Andere Methoden waren eher drastisch, sollen aber ihre Wirkung ebenfalls öfter unter Beweis gestellt haben, wie etwa das Schwanzabhacken bei Schweinen, was wahrscheinlich einem Aderlaß entsprochen hatte. Oder die Hanfseilmethode, die bei chronischen Erkrankungen zur Anwendung kam. Dabei wurde ein hänferner Strick durch zwei Hautschnitte, meist im Brust- oder Halsbereich, gezogen und dort belassen. Natürlich entwickelte sich eine gewaltige Eiterung, die als unspezifische Reiztherapie das Immunsystem aktivierte und den Heilungsprozeß in Gang setzte. Überflüssig zu erwähnen, daß solche Roßkuren nicht jeder Patient überlebte, aber das tut er ja bekanntlich in der modernen Medizin auch nicht.

Ebenso unter die Reiztherapie dürfte das Rezept fallen, bei der bereits in einem vorigen Kapitel geschilderten Piroplasmose oder *Farben* die Kuh zwei lebende Forellen schlucken zu lassen. Ich kenne eine Altbäuerin, die heute noch Stein und Bein auf diese Therapie schwört.

Ein älterer befreundeter Kollege erzählte mir die Geschichte, als er zu so einer schon über mehrere Tage rekonvaleszenten Patientin gerufen worden war und nach der Untersuchung ein skeptisches Gesicht gezogen hatte. „Wennst mi gestern zu der Kuah g'ruaf'n hätt'st, wär's auch schon spät g'nua g'wes'n!" hatte er dem Bauern vorwurfsvoll bekundet.

„Da Lois (ein Bauerndoktor) hat ihr eh scho' zwaa Forell'n eineg'schoppt", verteidigte sich dieser.

„Ah so", meinte der Kollege grimmig, der sich erstens nicht amüsiert zeigte, zweite Wahl zu sein, und außerdem die Fischereirechte in diesem Tal besaß, „dann zahlst mir z'erst die Forell'n, weil die kann er nur aus mein' Bach hab'n!"

Die dritte Kategorie fiel unter das Kapitel reiner Aberglaube, wie zum Beispiel die Angewohnheit zu beobachten, wo ein lahmes Tier auf der Wiese mit dem kranken Fuß hintrat, dieses Grasstück (den *Wasen*) auszugraben und auf die Fensterbank zu legen, und sobald das Gras verdorrt war, galt die Lahmheit als geheilt, egal ob sich der Patient daran hielt oder nicht.

Eine sehr nette Bäuerin führte mich einst auf den Heuboden (die *Bruck'n*), wo hoch oben im Dämmerlicht unter den Dachsparren seit den Fünfzigerjahren des vorigen Jahrhunderts ein mumifiziertes Kalb hing.

Damals, als noch der Vater den Hof geführt hatte, hatte es ein Jahr gegeben, da viele Kühe abortiert oder tote Kälber geworfen hatten. Ein Bauerndoktor hatte dem Verzweifelten daraufhin den Rat gegeben, das nächste tote Kalb unterm Dach aufzuhängen. Wenn dieses getrocknet wäre, sei auch die Seuche erloschen.

Und so war es! Natürlich hatte daran die Mumie keinen Anteil, die Herde hatte laut der zeitgemäßen Erkenntnis der Virologie einfach durchgeseucht und war künftig immunisiert, aber irgendwie, man weiß ja nicht, blieb der Kadaver hängen. Einfach aus Tradition, wie mir die Bäuerin lächelnd gestand. Eines steht jedenfalls fest: Dieses Kalb ist das einzige auf dem Hof, das mit Sicherheit nie mehr krank wird!

Kurz nach der Praxisübernahme wurde ich zum Krollbauern gerufen. Der Zuchtstier war schon seit Wochen *krump*, der Tierarzt hatte ihn bereits mehrmals verzweifelt und ebenso erfolglos behandelt.

„Viermal hat er ihn g'spritzt, aber er is' um nix besser 'word'n", räsonierte der Kroll, während er mich in den langgestreckten, relativ neuen Holzstall geleitete. Dort stand eine lange Reihe von Kühen, zwischen denen in Höhe und Länge der Rücken des Stieres hervorstach. Der ursprüngliche Stierstand am Ende des Stallganges war verwaist.

„Warum haben Sie ihn denn mitten unter die Kühe gehängt? Der ist ja viel zu groß, der hat ja überhaupt keinen Platz?"

„Unter'm Stierstand liegt a Wasserader", meinte der Kroll, „des is' hiazt scho' da vierte Stier, der uns *krump* wird, und alle hab'n mir bisher zum Metzger geb'n miass'n! Da Fierlinger Schorsch hat den Platz untersuacht und hat festg'stellt, daß durt a Wasserader durchrennt!"

„So so, eine Wasserader", murmelte ich skeptisch.

„Glaub'n Sie an kane Wasseradern?" fragte der Kroll, dem man darob den Zweifel ansah, ob ich für ihn der richtige Tierarzt sei.

„Nicht unbedingt!" Ich untersuchte den Fuß des Stieres und mußte zweimal haarscharf einem Tritt ausweichen.

„Sind die Sohlen schon einmal nachgeschnitten worden?"

„Die Sohl'n? Naa!"

„Es tut mir leid, aber ohne Nachschneiden kann ich keine Diagnose stellen. Einfach nur Spritzen ist witzlos! Besorgen Sie für morgen den Klauenstand und rufen Sie mich an, wenn Sie soweit sind!" ordnete ich an.

„Aber Herr Dokta!" lamentierte der Kroll, „den Trumm Stier bring' i' ja niemals in den *Schnoatstand* eini!"

„Wenn ich was für den Stier tun soll, muß ich drauf bestehen!" Hier galt es anscheinend von Anfang an Authorität zu waren. Grummelnd entfernte sich der Kroll, um nach dem mobilen Klauenstand zu telefonieren.

Am nächsten Morgen, es regnete wie fast immer, wenn ich einen Patienten mit Klauenproblemen zu behandeln hatte, quoll der Stand vor lauter Stier fast über. Ich konnte mir vorstellen, daß es wirklich ein hartes Stück Arbeit gewesen sein mußte, den Bullen in das Gestänge hineinzuzwängen. Jetzt stak er drinnen wie ein geplatzter Rollschinken und kugelte sich vor Aufregung fast die Augen aus. Ich befestigte den Gurt um die Fessel des lahmen Fußes und kurbelte das Bein langsam nach hinten oben, bis die Sohlenflächen der Klauen zu mir schauten.

Mit dem Rinnmesser, das auch hätte schärfer sein können, kerbte ich Zug um Zug Hornspäne herunter, nur ab und zu unterbrochen von einem heftigen und ungeduldigen Riß des Tieres, aber der Fuß war gut fixiert.

Das Horn war hart, der Regen tropfte an mir herunter, und der Rücken begann langsam zu zwicken.

Da war was! Im Ballenbereich erschien eine bläuliche Hornverfärbung, ein altes Hämatom, das auf eine Quetschung oder Verbällung hindeutete. Wenn ich da in die Tiefe schnitt, würde bald der Eiter sprudeln!

Pus bonum et laudabile (guter und lobenswerter Eiter), wie ihn die alten Mediziner in Verkennung der Tatsachen geradezu liebevoll nannten! Aber Schnecken!

Weder bonum noch laudabile, ja überhaupt kein Eiter kam hervor, die Spur führte ins Nichts, die Hornschicht darunter wurde wieder blendend weiß. Ich knirschte mit den Zähnen und den Bandscheiben und machte mich erneut auf die Suche. Ich war fest davon überzeugt und wild entschlossen wie eine bankrotte Öl-Company, fündig zu werden. Eine weitere dunkle Hornstelle gab neue Hoffnung, aber sie verschwand noch früher als die erste.

Ich hatte nun beide Klauen zurechtgeputzt wie der Hergottschnitzer vom Oberammergau und war mit meiner Weisheit am Ende. Der Kroll, der mir über die Schulter geschaut hatte, schnaufte verächtlich: „Ich hab' Ihnen ja g'sagt, da find'n S' nix!"

Das hatte er zwar nicht, aber meine Reputation war im Eimer. Folgsam gab ich dem Stier noch eine Spritze, von der ich wußte, sie würde zwar nicht schaden, aber ebenso wenig helfen, und ließ zu meiner Beruhigung das stinkende Bademittel da: „Zweimal täglich einen Eßlöffel pro Liter sehr warmes Wasser und den Fuß damit in einem alten Eimer baden! Zwei Wochen lang!"

Der Kroll nahm die braune Flasche entgegen wie Sokrates den Schierlingsbecher und roch daran. Angewidert verzog er das Gesicht: „Des stinkt aber!"

„Ich weiß, aber es hilft!" Davon war ich allerdings momentan nicht mehr restlos überzeugt, aber damit hatte ich Aufschub, bis mir etwas Besseres einfiel.

Bedauerlicherweise, das tat es nicht, und so war ich ängstlich bemüht, dem Kroll aus dem Weg zu gehen. Am Sonntag, ich hatte Wochenenddienst, kam ich gerade am Kirchenplatz vorbei, wo die Bauern in Gruppen herumstanden und diskutierten, ob sie vor dem Wirtshaus noch schnell in der Messe vorbeischauen sollten. Aus einer solchen Gruppe löste sich die lange Gestalt des Kroll, und er schrie über den ganzen Platz: „Herr Dokta! Da Stier is no nix besser word'n!" Alle drehten sich natürlich höchst interressiert zu mir her, um meine Reaktion auf diese Eröffnung zu beobachten. Ich nickte stumm und verbissen und gab Gas. „Eher no schlechter!" brüllte der Kroll noch lauter, und die versammelten Katastrophenpaparazzi im Sonntagsloden nahmen es grinsend zur Kenntnis.

Obwohl ich sämtliche Fachliteratur wälzte, bei älteren Kollegen Rat suchte und mein Hirn zermarterte, ich konnte mir nicht vorstellen, was den Stier seit Wochen lahmen ließ, und vor allem, warum seine Vorgänger das gleiche unheilbare Leiden hatten.

Nach drei weiteren Wochen rief der Kroll wegen eines kranken Kalbes an. Nun half keine Vogel-Strauß-Politik mehr, jetzt mußte ich Farbe bekennen und irgendeine Entscheidung bezüglich des Stieres treffen. Kein angenehmer Gedanke, den Metzger vorzuschlagen.

Ich rollte auf dem Hof ein, kein Bauer zu sehen! Wahrscheinlich hatte er mich im Haus nicht gehört. Nun, ich mußte ihm noch früh genug unter die Augen treten, jetzt wollte ich nochmals in Ruhe nach dem Stier schauen.

Als ich den Stall betrat, stockte ich. Zwischen den Kühen ragte keine wuchtige Silhouette mehr hervor, der Platz, auf dem der Stier gestanden hatte, war leer! So, jetzt hat er ihn doch schon weggeben müssen, ging es mir durch den Kopf. Aber plötzlich, da unten, da ganz unten am Ende der Kuhreihe, da warf doch ein mächtiges Hinterteil seinen Schatten auf den Stallgang. Ich stiefelte hinunter: kein Zweifel, das war er. Auch der Stier schien mich wiederzuerkennen, denn er rollte schnaubend die Augäpfel und setzte vor Angst im hohen Bogen Kot ab.

Früher, als ein großer Misthaufen noch reichlich Düngung und damit gute Ernte und Gottes Segen bedeutete, dozierten die Vulgärlateiner „Wo Mistus, da Christus!". Der Kroll, der unbemerkt hereingekommen war, schlug mir freudestrahlend auf die Schulter und, auf den Rekordfladen deutend, witzelte er: „Wo Dr. Christus, da Mistus!“

Ich fühlte mich fast geehrt und fragte: „Seit wann ist er denn wieder in Ordnung?“

„Vor aner Woch'n, i' hab' die Hoffnung und des Bad'n schon fast aufgeb'n g'habt, is' plötzli' da auf der Seit'n was aufbroch'n, und a Schippl Oater is' aussakumman, und seitdem is' a Ruah“, nickte der Kroll befriedigt.

Also war doch Eiter drinnen! Wäre rechtzeitig nachgeschnitten worden, wäre dieser wahrscheinlich nach unten abgeflossen und das Tier wäre rasch gesund gewesen. Ich hatte das Pech, daß der Abszeß bereits nach oben gewandert war und sich dahinter das Horn geschlossen hatte.

Erst die warmen Bäder über längere Zeit haben den Eiterherd geöffnet, bevor er ins Klauengelenk eindringen konnte. Das sagte ich auch dem Kroll und zeigte auf den Boden des Stierstandes: „Da, schau'n Sie her. Der Standplatz ist viel zu kurz für einen ausgewachsenen Stier, deshalb muß er die Hinterbeine nach vorne stellen und belastet das weiche Ballenhorn, das zum Gewichttragen nicht vorgesehen ist. Dadurch kommt es zu Quetschungen des Gewebes und zum Eindringen von Bakterien, oder aber der Stier bekommt durch die dauernde Fehlstellung Sehnenprobleme! Verlängern Sie gefälligst die Standfläche, und die Wasserader vom, wie heißt er noch, Fierlinger ist trockengelegt!“

Meinen Erfolg auskostend, setzte ich auch das Honorar entsprechend höher an, denn erstens hatte ich noch die lautstarke Kirchenplatzkritik im Ohr und zweitens, wie es der Kroll ausdrücken würde: „Wo Dr. Christus, da leider auch Fiskus!“

Und dann lernte ich doch noch einen richtigen Bauerndoktor kennen! Während eines Wochenenddienstes rief ein gewisser Schneckenreiter aus einer Nachbarpraxis wegen einer Besamung an, weil die Kuh mit dem Stier verwandt wäre!

Nach einigem Umherirren hatte ich endlich den Hof in einem versteckten Seitental gefunden. Die Gebäude waren mindestens dreihundert Jahre alt und der Schneckenreiter weit über siebzig.

Mit seiner eisgrauen Stoppelfrisur und dem in der gleichen Farbe nach allen Seiten wegwuchernden Vollbart glich er einem Igel, den man gerade aus dem Tiefkühlfach hervorgeholt hatte. Nach erfolgter

KB ermahnte ich automatisch: „Und in drei Wochen gut aufpassen!“

Der Schneckenreiter legte den Kopf schief und blinzelte mich übrlegen an: „Keine Sorg’, Herr Dokta! Nach vierzehn Tag’ waas i’ hundertprozentig, ob die Kuah aufg’numman hat!“

Ich verharrte in meiner Bewegung! Mit zwei Wochen kann man nicht einmal mittels Ultraschall eine Trächtigkeit diagnostizieren, und der Schneckenreiter sah mir nicht gerade danach aus, als würde er der Apparatemedizin huldigen.

„Und wie, bitte?“ fragte ich sarkastisch, „etwa mit einer Kristallkugel?“

„Naa, aber mit aner Wünschelruat’n!“ antwortete der Bauer in gelassener Selbstsicherheit.

„Mit einer Wünschelrute?“

„Offensichtlich san Sie wirklich neu, wann Sie den alten Schneckenreiter net kennan!“ sagte der alte Schneckenreiter, „Schaun Sie, i’ kurier’ schon seit fuffzig Jahr Mensch und Viech in dera Gegend, vor allem dann, wann die Doktoren net weiterkumman! Im Fruajahr war a Madl bei mir, die was si’ beim Schifahr’n ’s Knia verdraht hot. Im Spital hab’n sie’s opariert, aber nach vier Monat war des Knia no allerweil g’schwoll’n und hat weh’tan. D’rauf hab’ i’ sie mit der Wünschelruat’n untersuacht und hob ihr g’sogt: ‚Burgl‘, hab’ i’ gsagt, ‚Burgl, du hast no allerweil a Wasser in dein Knia und außerdem bist schwanger!‘ Bua! De hat ma de Tür’ zuag’haut, daß der Verputz von der Wand o’g’fall’n is’! Nach a paar Woch’n hats mi wieder auf’g’suacht und hat mir an Liter Vogelbeerschnaps ’bracht und g’sagt, daß as im Spital no amol punktiert hab’n, und des Knia jetzt in Ordnung is’, und des mit’n schwanger sein glaubt s’ mir aa, weil sie schon sechs Woch’n drüber is’! Jetzt’ tät’s mi’ nur noch gar schön bitt’n, daß i’ mit der Ruat’n feststell, wer von de drei Kandidat’n der Vater is’!“

Ich mußte lachen, frug aber dann ernsthaft. „Das mit der Wünschelrute täte mich schon lange interessieren. Glauben Sie, könnte ich das auch einmal probieren?“ Vor meinem geistigen Auge eröffneten sich ungeahnte berufliche Möglichkeiten.

Er sah mich abwägend an, dann nickte er: „Warum net? Kommen S’ mit mir!“

Er führte mich in eine alte Wagenremise, wo noch ein mittlerweile morscher *Ziachschlitt’n* Zeugnis ablegte von der „guten“ alten Zeit, als die Bauern statt mit der Seilwinde unter Lebensgefahr das Holz und Heu durch vereiste Hohlwege vom Berg heruntertransportierten.

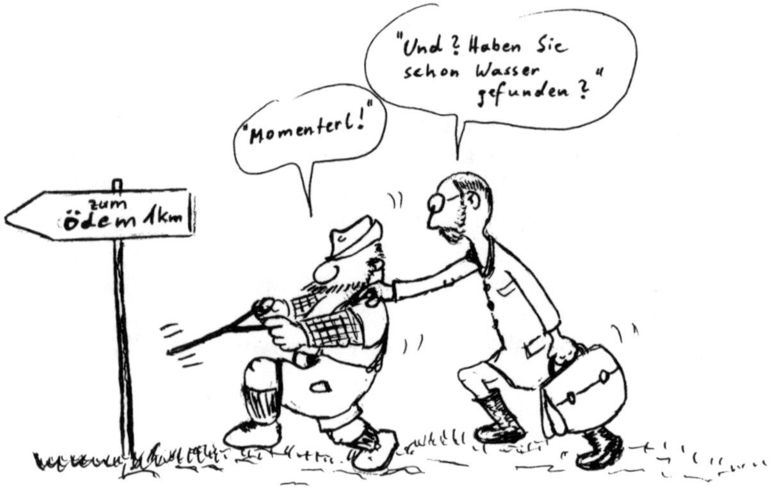

Aus einem geschnitzten Wandschrank, auf Nägeln hingen darinnen mindestens zwanzig Ruten verschiedener Größe und aus diversen Materialien, von der knorrigen Holzgabe angefangen bis zum modernen Metall- und Glasfaserprodukt, entnahm der Schneckenreiter nach einem kurzen einschätzenden Blick ein glattes, schlankes Instrument aus hellbraunem Holz, wischte es gründlich ab, „um Fremdenergien auszulöschen", und drückte es mir in die Hand.

Dann nahm er seine Alltagsrute und ging damit zum anderen Ende des Raumes, wo auf einer zerschrammten Werkbank in einem Schraubstock ein imponierender Bergkristall eingespannt war, der das Herz jedes Mineraliensammlers höher hätte schlagen lassen.

„So, da wird die Rute jetzt geeicht!" Er näherte seine Hände dem Mineralstock, und ich beobachtete mit Habichtsaugen, wie ohne jede Bewegung des Schneckenreiters sich die Rute blitzartig nach unten drehte und mit lautem Klack an dem Bergkristall anschlug.

„Jetzt san Sie dran!" ermunterte er mich. Gespannt und die Holzgabel etwas verkrampft haltend, „locker, ganz locker", korrigierte der Schneckenreiter, trat ich an die Werkbank.

Plötzlich spürte ich etwas zwischen den Fingern, und zu meiner vollständigen Verblüffung setzte sich die Rute tatsächlich ganz von allein in Bewegung, als wär sie lebendig, aber statt wie beim Schneckenreiter schlagartig auf den Kristall draufzuknallen, senkte sie sich im Zeitlupentempo so sachte, daß nicht einmal das Auftreffen auf den Mineral zu hören war. So stellte ich mir die nachlassende Viagrawirkung vor.

Der Schneckenreiter beutelte den Kopf, nahm mir die Rute aus der Hand, wischte sie wieder akribisch ab und sagte: „Naa, des wird nix! Sie san für des ungeeignet! Leider!"

So verließ ich den Hof um eine Erfahrung reicher und eine Illusion ärmer. Ich würde dem Schicksal, bis zur Pension mit gestrecktem Arm im Rektum unzähliger Rinder und Pferde herumzuwühlen in der Hoffnung, daß der Handschuh nicht reißt, doch nicht entrinnen.

Was der Schneckenreiter konnte, bewies er mir einige Zeit darauf. Das Stierkalb vom Stallnbauern hatte es sich in seinen weiß-braunen Wuschelkopf gesetzt, alle zwei bis drei Tage *voll zu werden*, das heißt, aufgebläht zu sein.

Sämtliche Behandlungsmethoden, die ich anwandte, brachten zwar den augenblicklichen Therapieerfolg, verhinderten aber nicht die regelmäßigen Rückfälle. Der Stalln grunzte nur mehr ins Telephon: „Guat'n Morg'n, Herr Dokta, 's Kaibl!"

Um eine potenzielle Milchunverträglichkeit auszuschließen, hatte ich schon die Fütterungsumstellung mittels Milchaustauscher und mehrmaliger Tränke in kleineren Portionen über den Tag verteilt angeordnet. Vergeblich!

Auch der Versuch, komplett auf Milch zu verzichten und auf Rauhfutter zu wechseln, ein probates Mittel und manchmal *ultima ratio*, scheiterte kläglich.

Jedesmal, wenn ich den Stall betrat, lag das arme Tier aufgeblasen in seiner Box wie ein weggeworfener Heurigenluftballon und wartete dringend auf Erleichterung. Solche therapieresistenten Aufblähungen sind mir aus eigener Erfahrung und aus Berichten ehrlicher Kollegen genügend bekannt.

Auch die Fachliteratur spricht in solchen Fällen von funktionellen Störungen, was in der Medizin immer bedeutet, daß keiner die Ursache kennt.

In solchen chronischen Stadien bleibt eigentlich immer nur die Abschaffung des betroffenen Tieres, einerseits, um sinnlose Schmerzen zu vermeiden, andererseits hinkt so ein Kalb verständlicherweise in der Entwicklung zurück.

Dummerweise handelte es sich bei diesem Tier nicht um ein Wald- und Wiesenkalb, sondern um den letzten Nachkommen einer preisgekrönten Linie, der diese ruhmreiche Tradition fortsetzen sollte, was aber, wie man an Prinz Charles sieht, auch in besseren Familien nicht immer so klappt.

Der Stalln war angesichts dieser Alternative naturgemäß nicht erfreut, aber was sollte ich ihm noch anbieten?

Mein Medizinbeutel war leer! Ich bot dem Bauern noch an, einen anderen Kollegen als Konsiliarius, als zweite Meinung, hinzuzuziehen, aber er lehnte dankend mit der Versicherung ab, davon überzeugt zu sein, daß ich sowieso alles Erdenkliche unternommen hätte.

Nachdem ich einige Zeit vom Kalb nichts mehr hörte, war ich der Überzeugung, daß er meinem bitteren Rat Folge geleistet hatte.

Umso freudiger überrascht war ich, als nach Wochen wieder ein Besuch am Stallnhof notwendig war und nach getaner Arbeit der Bauer mit verschwörerischer Miene auf ein lustiges Kuhkalb deutete und fragte: „Kennen S' des noch?"

Mir blieb der Mund offen: „Das ist doch nicht etwa die wandelnde Gasflasche, die mir tagelang den Schlaf geraubt hat? Was haben Sie mit ihm gemacht?"

Der Stalln zog ein bißchen den Kopf zwischen die Schultern, druckste ein wenig herum, so als würde er es schon bereuen, mir von der wundersamen Heilung berichtet zu haben, gab sich dann aber einen Ruck und sagte mit fester Stimme: „Ihnen trau' ich mir's zu gesteh'n, Herr Dokta, weil i woaß, daß Sie aa no' die alt'n Sach'n gelt'n lass'n, und Sie Ihnan über jed's Stück'l, was Sie mit Hausmitt'ln g'sund g'macht hab'n, mehr g'freu'n, als wenn S' a Antibiotikum geb'n hab'n!"

Das war allerdings nur bedingt richtig! Prinzipiell freue ich mich äußerst überraschenderweise über jeden geheilten Patienten, und wenn es mir gelingt, eine schwere Euterentzündung mittels Antibiotikum zu kurieren, befriedigt mich das allemal mehr, als einen gewöhnlichen Abszeß durch Kartoffelbreiumschläge zum Reifen zu bringen.

Aber es stimmt: Ich liebe die Methoden der Komplementärmedizin, weil sie teilweise viel herausfordernder sind und ein Therapieerfolg umso beeindruckender ist, wenn er von ein paar Globuli oder einer Akupunkturnadel an der richtigen Stelle erzielt wird.

„I' hab des Kaibl dem Schneckenreiter zoagt!" setzte der Stalln sein Geständnis fort.

„Na und, was hat der mit dem Viech angestellt!“ rief ich ungeduldig.

„Z’erst hat er’s a Viertelstund’ ang’schaut!“ schilderte der Stalln bedächtig, und ich hoffte, daß er mir die Geschichte nicht in Realzeit erzählen würde.

„Ja und? Und?“

„Dann hat er g’sagt, er braucht an Urin von an zwaajährig’n Buam! Den soll i’ eam hoambringen! Da hab i’ mei Nichte g’fragt, der ihr Xandl is grad so alt g’wes’n, und dann hat s’ mir a Glasl voll’ bracht!“

„Ja, weiter!“

„Des hab i’ dann dem Schneckenreiter geb’n! Und dann hab’ i’ mir a paar Tag später das Glasl wieder abg’holt! Der Inhalt hat dann ganz anders ausg’schaut! Und von dem hab i’ dann dem Kaibl, wia’s der Schneckenreiter ang’schafft hat, dreimal am Tag z’trinken geb’n. Am zweiten Tag is des Kaibl voll word’n, das i’ glaubt hab’, des war’s jetzt, so voll hab’n Sie’s gar nia g’sehn, Herr Dokta, schier daß as z’reißt, und am dritt’n Tag war’s plötzlich laar und ist bis heut so ’blieb’n. Und sauf’n tuats, wia a alter Nachtwachter, aber natürli’ a Milch!“

Der Stalln hielt erschöpft inne.

„Und was der Schneckenreiter in das Gebräu gemischt hat, wissen Sie natürlich nicht?“

„Ah, wo!“ lachte der Bauer meckernd, „das san die großen Geheimwissenschaft’n! Das erfahrt net einmal die Familie!“

Ich schaute nochmals das Kalb an und hatte plötzlich das dringende Bedürfnis, den Schneckenreiter anzurufen.

„Ah, Herr Dokta“, meldete sich dieser freundlich. „Was, des Kaibl vom Stalln? Ja, des is wieder ganz guat word’n, dank schön! Was i’ z’sammg’mischt hab?“ Er lachte herzhaft. „Aber Herr Dokta, Sie wird’n doch als a G’studierter an armen Bäuerlein noch ein paar Geheimnisse vergönnen, damit er sich durchg’frett’n kann!“

Er wurde plötzlich ernst: „I’ sag Ihnen jetzt was! Es imponiert mir, daß Sie den Erfolg anerkennen und sich nicht zu guat dazua sind, das Rezept nachzufrag’n. Da hab ich mit einigen Ihrer Kollegen schon ganz andere Erfahrungen g’macht! Vom Anzeigen wegen Kurpfuscherei bis Scharlatanerie war da die Red’. Aber bei Ihnen hab i’ das G’fühl, daß Ihnen ernstlich was dran liegt! Mach’n wir ’s aso: Lassen S’ mich noch eine Weil’ mit meine Methoden arbeit’n, und wenn i’ stirb, krieg’n Sie die Rezepte! Von meiner Familie interessiert das sowieso kan mehr!“ schloß er verbittert.

„Es fällt mir zwar schwer, Ihnen unter diesen Umständen ein langes Leben zu wünschen“, scherzte ich, „aber einverstanden!“

Der Schneckenreiter grinste hörbar:

„Ka Angst, Herr Dokta:
i' hab a a Trankl, da wird ma hundertzwanz'g Jahr,
und wann sich die Potenz erhalt', dann g'freut einen das sogar!“

Ein kleiner Philosoph!

Insgeheim nahm ich mir vor, einen Nachbau dieser obskuren Medizin zu wagen. Das mit dem Harn eines Zweijährigen war mir nicht völlig neu, ich erinnerte mich jetzt wieder, seinerzeit in der Steiermark in einem ähnlichen Fall auch von der Verwendung dieser Zutat gehört zu haben. Offenbar ein Hauptmittel in der Druidenzunft! Ich würde den Urin mit einigen bei Verdauungsstörung und Blähungen bewährten Kräuterauszügen versetzen und ausprobieren.

Um es kurz zu machen: Der Versuch geriet zum Fiasko! Erstens war es nicht ganz einfach, an etwas Harn dieser speziellen Altersgruppe heranzukommen, wenn sämtliche Kinder im Bekanntenkreis mindestens vor der Einschulung standen und der Rest erst vor der Geburt. Das Ansprechen wildfremder Mütter mit einem leeren Olivenglas in der Hand erwies sich als problematisch, die schauen einen immer so merkwürdig an, und in meiner Position kann ich schlecht, mit Trichter und Almdudlerflasche bewehrt, um Kinderspielplätze und Parkbüsche herumlauern.

Schließlich hatte ein Hundebesitzer, mit dem ich die Vorzüge der Naturheilkunde erörterte und dabei auf mein Beschaffungsproblem zu sprechen gekommen war, Mitleid, und er versprach, seinen Enkel anzuzapfen.

Stolz präsentierte er mir einige Tage später eine randvolle 1,5 Liter Einwegflasche. Entweder handelte es sich hiebei um eine Sammelprobe bei jeder Gelegenheit, oder das arme Bürschchen litt an einer Blasenentzündung oder, was ich am ehesten glaubte, der Enkel war gerade von der Maturareise zurückgekommen, und der gute Großvater hatte das Lebensalter für nicht so wichtig gehalten.

Jedenfalls entsprach die Wirkung meiner Medizin derjenigen, die man sich von einer in Harn gekochten Kräutersuppe versprechen konnte: Hundert Prozent schlechter Geschmack, null Wirkung!

Ich würde doch den Nachlaß des alten Schneckenreiter abwarten müssen!

Daß es so schnell gehen würde, hatte keiner gedacht! Aber gegen einen Sturz vom Vogelbeerbaum mit einundachtzig hilft auch kein bewährter Haustrunk. Zwei Tage lang lag der Alte noch gelähmt im Spital, dann beschloß er, diese schnöde Welt zu verlassen.

Der junge Doktor, der der weinenden Familie schnodderig erklärte, wenn man in diesem Alter noch auf Leitern stieg, müßte man mit diesem Ergebnis rechnen, wußte nicht, daß er soeben einen Patienten verloren hatte, der von Heilkunde, auf seine Art, mindestens ebenso viel verstanden hatte wie er selbst, von Herzensbildung allerdings um einiges mehr.

Karin und ich waren gerade aus dem Wochenende zurückgekommen, als der jüngste Schneckenreitersohn vor unserer Tür stand: „Hier Herr Doktor, vom Vater! Er hat g'sagt, er hat 's Ihnen versproch'n! Er laßt sich nur entschuldigen, zum Ergänzen is' er halt nicht mehr gekommen!" Dabei drückte er mir ein uraltes Schulheft, noch aus der Monarchie, stockfleckig und über und über mit Tintenbleistift klein, zierlich beschriftet, in die Hand.

Auf dem Umschlag stand in schwer entzifferbarer Deutscher Schreibschrift: *Wie man das Vieh curieren thut*!

Ich legte stumm dem Sohn die Hand auf die Schulter, denn mein Hals war im Moment ebenso trocken, wie meine Augen feucht.

Da liegt ein Mensch, nach dem Unfall gelähmt, kurz vor dem Sterben und denkt dabei an eine unverbindliche Abmachung mit jemandem flüchtig Bekannten und bittet um Entschuldigung, daß es ihm in dem Zustand nicht mehr möglich gewesen ist, noch Wissenswertes aufzuschreiben.

Mit leicht verschleierten Augen dankte ich dem Junior und sagte: „Euer Vater war ein besonderer Kerl, und ich verspreche hiermit, wenn ich die Rezepte in dem Heft da halbwegs brauchen kann, jedes Mal werde ich dann sagen: ‚Das ist vom alten Schneckenreiter!' Dann hat er eine Art Denkmal, der alte Bauerndoktor!"

Der Junior mußte jetzt auch schlucken, lächelte aber dann verlegen und stotterte dabei: „Wir hab'n ihn natürlich auch g'fragt, ob er Ihnen nicht auch eine von seinen Wünschelrut'n hinterlassen möchte, da hat er ganz fest den Kopf 'beutelt und hat g'sagt: ‚Naa, mit der kann da Dokta nix anfangen, damit sticht er sich höchstens a Aug' aus!' "

Während uns die Tränen herunterrannen, mußten wir beide lachen!

Auch diese Diagnose stimmte!

Streithansl'n

Die Höfe des Unterberger und des Oberberger lagen keine hundertfünfzig Schritte voneinander getrennt, aber dennoch betrug im täglichen Leben die Entfernung zwischen den Objekten mindestens die Distanz des Grand Canyon. Auf einem Hügel gelegen, führte ein Schotterweg zu den beiden Anwesen, wobei der Hauptteil der Zufahrt über den Unterberggrund verlief, und erst auf Höhe der Scheune in einer schwachen Rechtsbiegung die restlichen paar Meter zum Oberberghof führten.

Der Oberberger hätte dem Unterberger auf den Kopf spucken können, und das war durchaus nicht nur symbolisch gemeint.

Zwischen beiden Bauersfamilien, speziell aber zwischen den Oberhäuptern, herrschte seit Generationen eine erbitterte Feindschaft. Vor zwei Jahrhunderten gehörten die Höfe noch zusammen, wurden dann aber im Verlauf von Erbteilereien getrennnt, irgendwann starb der Unterhof-Familienzweig aus, und eine andere Sippe kaufte die Güter. Auch da ging es noch jahrzehntelang in nachbarlicher Trautheit, bis es irgendwann einmal durch irgendetwas zum totalen Bruch kam.

Kein Mensch weiß heute mehr, was das auslösende Moment dafür gewesen war, und gerade deshalb wird der Kleinkrieg bis heute mit infernalischer Vehemenz geführt, denn immerhin könnte die seinerzeitige Ursache ja etwas ganz Fürchterliches gewesen sein, und da galt es zur Sicherheit beider Seiten, die unversöhnlichste Haltung einzunehmen.

Was dem Oberberger recht, war daher dem Unterberger naturgemäß nicht billig und umgekehrt. Machte der eine etwas richtig, schlug der andere lieber einen falschen Weg ein und nahm die Folgen in Kauf, ehe wer behaupten könnte, er hätte es dem anderen abgeschaut. Dafür hieß es das nächstemal, selbst zuerst die gute Entscheidung zu treffen, um damit automatisch den Nachbarn in den Zugzwang zum Nachteil hin zu bringen.

Diese unbedingte Distanzierung machte auch vor Tierärzten nicht halt. Da mich zuerst der Unterberger zu einem kranken Schwein gerufen hatte, schied ich für den Oberberger automatisch aus, und er holte einen ziemlich weit entfernten Nachbarkollegen, ungeachtet der beträchtlich höheren Kosten aufgrund des längeren Anfahrtsweges.

Der gehässige Wettstreit spielte sich folgendermaßen ab: Auf beiden Höfen tobte eine Rota-Virusinfektion, die hochakute und lebensbedrohliche Durchfälle bei Drei-Tages-Kälbern auslöst, und die nur bei sofortiger Behandlung in den Griff zu bekommen ist. Leider holte mich der Unterberger um 24 Stunden zu spät, weil er es zuerst mit Tierkohle und Kamillentee versucht hatte, außerdem war das Kalb schon seit der Geburt eher lebensschwach gewesen. Trotz Infusionen war das Tier nicht mehr zu retten, und es starb in der Nacht. Am nächsten Morgen stand der Oberberger grinsend am Zaun, während der Unterberger den Kadaver zur Entsorgung auf die Ladefläche seines Kleinlasters hievte, und höhnte: „Mein' Tierarzt is' no' kans g'sturb'n!"

Aber der Kollege hatte Pech! Zu der Virusdiarrhöe gesellte sich mit dem einsetzenden Frühjahrsföhn beim Oberberger noch eine Rindergrippe, die drei der ohnehin schon geschwächten Kälber dahinraffte wie die Fliegen. Am darauffolgenden Morgen stand der Unterberger feixend am Gatter und hänselte. „Mein' Tierarzt is' aber nur ans hin' word'n!"

Der Kollege hatte doppeltes Pech. An einem Wochenende, er hatte Vertretungsdienst, mußte er, da half nichts, zu „meinem" Unterberger, weil eine Kuh nicht kalben konnte. Soweit ging der bäuerliche Masochismus Gott sei Dank denn doch nicht.

Der Oberberger beobachtete von seinem Balkon aus, wie der grüne Geländewagen des Kollegen zu seinem verhaßten Nachbarn abbog, und platzte vor Wut. Da zahlte er dauernd ein Heidengeld, um die zusätzlichen Kilometer aus der Nachbarpraxis abzugelten, und dann fuhr dieser Verräter doch glatt auch noch zu einem Notfall beim Todfeind! Das konnte der Oberberger auch billiger haben.

Von diesem Tag an hatte ich die Ehre, den gesamten Hügel tierärztlich zu betreuen, obwohl der Unterberger angesichts der geänderten Verhältnisse kurz daran gedacht hatte, seinerseits den geschaßten Kollegen zu holen.

Der aber blökte ins Telefon, er ließe sich doch nicht pflanzen, würde monatelang einen Umweg fahren, bei dem er gerade die Spesen hereinbringen würde und müßte sich dann vor die Tür setzen lassen wie ein noch nicht stubenreiner Welpe, der sich unanständig benommen hätte. Der Kollege verwendete zwar ein volkstümlicheres Vokabel, aber das war seiner Erregung zuzuschreiben. Er setzte noch hinzu, er wäre Tierarzt und hätte es nicht nötig, sich dem Vorwurf der

Prostitution auszusetzen, und überhaupt, wenn er die Absicht gehabt hätte, beruflich mit Irren zu verkehren, dann hätte er Psychiatrie studiert und wäre nach Steinhof gegangen.

Diese herzhafte Ablehnung seines großzügigen Angebotes veranlaßte den Unterberger, es doch weiterhin mit mir zu versuchen.

Dafür traten die beiden Kontrahenten in die nächste Phase ein, nämlich die der physischen Gewaltanwendung.

Das Wetter war so recht geeignet zum Düngen, und der Unterberger zog schon seit dem frühen Morgen auf der Wiese konzentrische Kreise mit dem Traktor, von dem aus der dranhängende Jauchewagen seinen duftenden Segen in die Gegend versprühte, damit man die ersten Frühlingsblumen nicht so streng roch.

Der Oberberger verfolgte das Geschehen mit Ungeduld, denn aus den ja bekannten Gründen konnte er erst mit dem *brüah'ln* beginnen, bis der Kontrahent geendet hatte.

Dieser hatte es daher verständlicherweise nicht eilig, und zur schönen Mittagszeit begab er sich gemächlich zu Fuß ins Haus, nicht ohne den Traktor am Wiesenrand schön sichtbar abzustellen, damit der Nachbar sich auch gehörig ärgern konnte.

Als der Unterberger, gesättigt und zufrieden mit der Welt, wieder das Gefährt bestieg, dorthin zurückfuhr, wo er aufgehört hatte und die Jauchenpumpe startete, merkte er sofort, aber trotzdem zu spät, daß eine frevelnde Hand inzwischen die Spritzdüse um hundertachtzig Grad verstellt hatte, so daß der ockerfarbene Strahl springbrunnenartig in die blaue Märzluft schoß und sich kaskadenförmig auf den natürlich ohne Schutzdach ausgestatteten Traktor und dessen Fahrer ergoß. Bis der Unterberger das Ding abgestellt und vom Sitz heruntergeklettert war, hätte man auf ihm Salat anpflanzen können.

Rein zufällig erschien der Oberberger auf seinem vermaledeiten Balkon und rief sichtlich überrascht: „Höh, bei dem Wind hab i' ja direkt a Glück' g'habt, daß i' net an'g'fangen hab!" Dabei grinste er, daß sich die Ohrwaschel nach hinten bogen.

Die noch sichtbaren Teile des unterbergerischen Kopfes glühten paradeiserrot, aber jedes Verweilen hätte weiteren Spott herausgefordert, und so stapfte er hinauf zum Haus, einem fliegenumschwärmten Golem gleich.

Am nächsten Tag regnete es in Strömen, und der Oberberger war mit dem Auto ins Lagerhaus unterwegs, um nützliche Dinge zu besorgen, als er an seinen Milchkannen vorbeikam und ihn fast der Schlag traf.

Vom Oberberghof führte nämlich noch seit altersher, bevor der Weg gebaut worden war, eine einfache, aber noch immer funktionstüchtige kleine Materialseilbahn hinunter zur Landesstraße. Mittels hölzerner Pritsche wurden die vollen Milchkannen hinuntergelassen, wo sie vom vorbeifahrenden Milchtankwagen ihres Inhalts beraubt und leer wieder hochgezogen wurden. An diesem Tag hatte der Molkereiwagen etwas Verspätung, und die Milchkannen waren noch voll. Ja, eigentlich zeigten sie sich übervoll, denn die Deckel waren geöffnet und der Regen prasselte auf die bis zum Rand stehende Flüssigkeit, die in milchigtrüben Bächen an den Kannenwänden herunterrann. Der Oberberger stoppte fluchend und sprang aus dem Auto. Als er die Kannen in Augenschein genommen hatte, erkannte er, daß der Schaden nicht mehr zu reparieren war, denn diese gepanschte Milch konnte er unmöglich in der Molkerei abliefern. Wütend gab er den unschuldigen Behältern einen Tritt, woraufhin diese umfielen und den wertlosen Inhalt in den Straßengraben entließen.

Der Oberberger pfiff auf das Lagerhaus und fuhr zurück auf den Hügel, wo der Unterberger schon am Zaun wartete: „Du Hundling, hast mir die Milchkanndl'n aufg'mocht, daß die ganze Milch g'wassert is'!“ schrie der Oberberger wutentbrannt und drohte mit der Faust.

„Des muaßt du erst beweis'n!“ versetzte der Unterberger, „wer waaß, wer dir den Streich g'spüült hat. Kumman mehrere in Frage, weil di eh kaner leid'n mog! Außerdem, warum soll denn i' dir dei' Milch extra wassern, wo i' doch waaß, daß von Haus aus z'vüü Wasser drinn is'!“

Das war eine ehrenrührige Beleidigung, aber bevor der Oberberger zum Luftholen kam, fuhr der Unterberger fort: „Und überhaupt, hast du mir gestern die *Brüah-Düs'n* verstellt, daß mir den ganzn Dreck auffig'haut hat ...!“

Der Oberberger mußte bei dem Gedanken daran grinsen: „Des muaßt du erst beweis'n und überhaupt, warum hätt' i' denn des mach'n soll'n, wo doch eh jeder siacht, wia dreckig 's bei Euch zuageht!“

Das hatte wieder die Unterbergerin gehört, aber ehe sie sich auf den Nachbarn stürzen konnte, fing es zu blitzen und zu donnern an und vertrieb die Streithähne in die jeweiligen Häuser.

Am Sonntag war das Wetter wieder schön, und das war gut so, denn der örtliche Trachtenverein feierte sein hundertjähriges Bestehen mit Blasmusik, Umzug, Faßbier und weiteren Attraktionen. Auch etliche

Touristen standen schon am Straßenrand und freuten sich am lebendigen Brauchtum.

Der Oberberger blies im Musikverein die Tuba, weil er unmöglich Mitglied des Trachtenvereins sein konnte, wo der Unterberger als Obmann fungierte.

Wie gesagt, die Frühlingssonne besaß schon Kraft, und das Bier erwies sich als so süffig, daß der Oberberger in einer Pause das Instrument an die verwaisten Sessel lehnte, um kurz das Örtchen des Kirchenwirts aufzusuchen, wohin er sich den Weg durch den Zug der schweinsbratenschleppenden Kellnerinnen bahnen mußte.

Nach einer halben Stunde kehrte die an Leib und Seele gestärkte Kapelle auf ihre Plätze zurück und wartete, bis der Kapellmeister den Taktstock zum Einsatz erhob. Zum Schrecken des Oberberger mußte dieser konstatieren, daß ein Unbekannter die Gelegenheit genutzt hatte, die unbewachte Tuba mit etwas zu füllen, das erstens das Blasen äußerst erschwerte und außerdem nicht gut roch.

Beim verzweifelten Durchpusten gelangte ein Tröpfchenregen davon auf die umsitzenden Kameraden, und jener Teil des Publikums, welcher davon betroffen war, schaute ziemlich böse. Der Rest bog sich vor Lachen.

Dem Oberberger blieb nichts anderes übrig, als das Spiel abzubrechen und sein entweihtes Instrument am kirchenwirt'schen Klo notdürftig zu säubern.

Der Unterberger, der die Szene aus sicherem Abstand verfolgt hatte, bekam fast einen Herzkasperl vor Schadenfreude, obwohl seiner rechten Hand noch immer ein verdächtiger Geruch anhaftete.

Aber das störte ihn nicht, denn jetzt kam sein großer Auftritt. Als Obmann fiel ihm die ehrenvolle Pflicht zur Festrede zu, die er, da kein großer Redner vor dem Herrn, in nächtelangen Mühen konzipiert und, zwecks besserer Lesbarkeit, in Großschrift auf überdimensionierten Papierbögen festgehalten hatte.

Diese Plakate hatte er während der gesamten Veranstaltung demonstrativ aus der Rocktasche schauen lassen, damit auch dem unbedarftesten Fremdengast die Bedeutung der Person klar wurde und die Eingeweihten bei jeder Gelegenheit zu fragen gezwungen waren: „Bist schon nervös?"

„Ah, woher denn!" pflegte der Unterberger zu antworten und sich vorsichtshalber mit einer Halben Bier zu stärken.

Die Nervosität überfiel ihn aber umso heftiger, als er in der erwartungsvollen Stille des Platzes die wenigen Stufen zum Rednerpult erklomm und beim Griff nach der Rocktasche feststellen mußte, daß die Rede nicht mehr da war. Jetzt war Dreck Trumpf!

Während der Oberberger am Abort gerade unter sardonischem Lächeln mit den wegen der Größe praktischen Redeunterlagen die letzten Winkel seiner Tuba auswischte, stand der Unterberger mit plötzlich zu engem Hemdkragen am Podest und wünschte sich zum ersten Mal in seinem Leben, er wäre im Augenblick der Oberberger.

Doch da war nichts zu machen, und nachdem dem Unterberger von seiner eigenen Rede nichts mehr einfiel, als daß er sie mit Kugelschreiber geschrieben hatte, und die wartende Menge zuerst leise, dann aber immer lauter und hönischer tuschelte, sprang der Vizeobmann in die akustische Bresche und hielt eine kurze, aber weil improvisiert, gar nicht schlechte Ansprache.

Die Sache hatte insofern ein Nachspiel, als es im Trachtenverein schon bisher Stimmen gegeben hatte, die der Meinung waren, die Reden des Unterberger wären peinlich, aber nun waren auch die anderen draufgekommen, daß es eine noch größere Blamage sei, einen Obmann zu haben, der überhaupt nichts sagte.

Damit war die Amtszeit des Unterberger beendet.

„Jetzt reicht's mit dem Falott'n!" knirschte der entthronte Trachtenhäuptling nachts im Bett, und einige Tage später sperrte ein solider Eisenschranken den Schotterweg, wo dieser von der Landstraße abzweigte.

„Da hab'n Sie an Schlüss'l, Herr Dokta!" sagte er zu mir, „aber der Oberberger soll schau'n, wia er jetzt zu seiner *Keusch'n* kummt!"

„Aber das können Sie doch nicht machen!" protestierte ich, auch in seinem eigenen Interesse, „da gibt es doch sicher ein Wegerecht nach so langer Zeit!"

„Des mit'n Wegerecht, des is' überhaupt die Frag', und wenn, dann müass'n mir halt vor Gericht! I' bin jetzt soweit, daß i' mit dem Menschen nur noch advokatisch verkehr'!"

Natürlich machte der Oberberger eine Eingabe, aber, man weiß ja, daß Justitia eine Göttin ist, und Gottes Mühlen bekanntlich langsam mahlen, daher sorgte ein Unbekannter bis zur Entscheidung für gleiche Verhältnisse, indem der Jemand das Schrankenschloß mit Superkleber verschmiert hatte. Dadurch standen wir nun alle ausgesperrt.

Das galt auch für die Feuerwehr, denn wie's der Teufel haben wollte, geriet in der darauffolgenden Nacht durch ein defektes Kabel der hölzerne Schafstall des Unterberger in Brand, und die Löschmannschaft stand vor verschlossenem Schranken. Zwar verfügte sie über das geeignete Gerät, das Hindernis zu knacken, aber es kostete natürlich wertvolle Zeit, und als die Feuerwehr endlich am Unterberghof einfahren konnte, stand der Schuppen in lichterlohen Flammen. Glücklicherweise befand er sich nicht im direkten Kontakt mit den anderen Gebäuden, so daß es hauptsächlich darum ging, das Übergreifen durch Funkenflug zu verhindern, der Stall selbst brannte, mangels Grundmauern, bis zum Erdboden ab.

Die Unterbergerfamilie hatte vorher noch die Schafe ins Freie getrieben, aber einige Muttertiere waren erheblich verletzt.

Ich traf gegen fünf Uhr früh ein. Über dem Waldkogel zeigte sich die erste Dämmerung, und man erkannte den verkohlten Holzhaufen neben den Löschfahrzeugen, der immer noch qualmte. Beißender Brandgeruch lag auf dem Hof, der Boden war quatschig durch das verspritzte Wasser.

Wie die sprichwörtliche Herde verschreckter Schafe standen die Tiere dichtgedrängt in einem kleinen umzäunten Auslauf.

Ich begrüßte kurz die Anwesenden und bat einen Feuerwehrmann, den Scheinwerfer dorthin zu richten, dann schwang ich mich mit der Behandlungstasche über den Zaun. Zwei ältere Schafe lagen keuchend auf dem Boden und waren nicht zum Aufstehen zu bringen. Offensichtlich hatten sie eine gehörige Portion Rauchgase abbekommen. Ein weiteres Mutterschaf und drei Lämmer wiesen handtellergroße Brandwunden auf, da sich herabrieselnde Glutstücke in der Wolle verfangen hatten. Das rohe Fleisch lag bloß, und das Grausige war, daß die Lämmer unaufhörlich schrien, während das Altschaf schweigend litt.

Ich spritzte den Verletzten Antibiotikum samt entzündungshemmender Mittel und träufelte vorsichtig Wundbalsam auf die Brandwunden.

Das eine der beiden rauchgasvergifteten Tiere hatte bereits ein ausgedehntes Lungenödem und erstickte, noch bevor ich zu einer Behandlung gekommen war. Das andere hoffte ich, mit Infusion durchzubekommen.

Als ich mühselig aufstand und das Elend um mich betrachtete, das quäkende Mähen der Lämmer als unerträgliche Geräuschkulisse im Ohr, packte mich die wilde Wut, und ich vergaß alle von künftigen ökonomischen Überlegungen geprägten Skrupel samt meiner an sich guten Erziehung und brüllte den Unterberger an: „Verflucht noch mal, jetzt reicht's mir mit Eurem idiotischen Streit! Soweit hat's kommen müssen, daß jetzt sogar Lebensgefahr besteht. Diesmal sind nur, unter Anführungszeichen, ein paar Schafe, die am wenigsten für die Blödheit mancher Leute können, zum Handkuß gekommen, das nächste Mal sterben deswegen vielleicht Menschen!" Ich drehte mich halb zum Oberberger um, der das Schauspiel, ohne einen Finger zu rühren, am Grundzaun lehnend, mitverfolgt hatte und kam weiter in Fahrt: „Dasselbe gilt auch für Sie, Sie Obervoyeur! Schaut beim Unglück vom Nachbarn zu, ohne ein Ohrwaschl zu rühren! Ihr wollts Bauern sein? Pfui Teufel! Auf solche pfeif' ich, suachts Euch an ander'n Tierarzt!"

Ich schleuderte ohne Nachdenken meine Tasche zu Boden und hörte am gläsernen Klirren, daß einige Medikamentenflaschen diese Tat übelgenommen hatten, was auch nicht gerade zu meiner Beruhigung beitrug.

Bevor ich aber Gefahr lief, auf eine etwaige Antwort Ohrfeigen auszuteilen, kam mir der Bürgermeister in gewichtiger Gestalt des Feuerwehrkommandanten zu Hilfe. Er schob sich den Helm aus der schweißnassen Stirn, daß man seine funkelnden Augen sah, und sagte in ernst-bedrohlichem Ton: „Da Dokta hat ganz recht, und 's war höchste Zeit, daß einmal wer damit aussa kommt, was von Euch zwoa z'halt'n is'! Da gesamten Gmoa geht Eucher Dauerstreit schon gewaltig auf d' Nerven, aber des da heut' war wirklich da Höhepunkt! Wanns es zwoa Euch net sofort die Händ gebt's und Euch künftig vertragts, nacher wird'n mir Euch schon zoag'n, wia ma lebt, wann man sich außerhalb der Gemeinschaft bewegt! Her mit die Pratz'n, sag' i'!" herrschte er beide an.

Wie zwei Schulbuben schlichen der Ober- und der Unterberger aufeinander zu und gaben sich mehr verlegen als unwillig die Hand.

„So!" meinte der Bürgermeister, „und jetzt schaut's, daß da Friede halt, sonst werd's uns kennenlernen!"

„Guat g'mach, Herr Dokta", wandte er sich an mich, während ich die Tasche inspizierte, was alles zu Bruch gegangen war.

Es hatte den Anschein, als hätten beide Streitparteien nur auf ein erlösendes Donnerwetter von irgendeiner neutralen Seite gewartet, denn auf einmal schienen die Flitterwochen ausgebrochen zu sein. Die zwei ehemaligen Widersacher saßen sonntags einträglich in der Kirche, beim Frühschoppen, bei der Lagerhausversammlung und allen übrigen gesellschaftlichen Ereignissen von Bedeutung.

Der Bürgermeister klopfte mir bei der lokalen Rinderschau auf die Schulter, deutete hinüber auf die beiden und sagte selbstzufrieden.

„Na, das hab'n mir guat g'macht, wia mir die Zwoa zur Versöhnung 'drängt hab'n! Is' doch was Schönes, wann man im Dorf a gewisse Authorität hat!" Geschmeichelt nickte ich.

Auf meine Tätigkeit hatte der Wutausbruch keinen Einfluß gehabt, ich blieb nach wie vor beider Hoftierarzt, nur der Oberberger fragte mich bei einer der nächsten Besuche: „Sag'n Sie, Herr Dokta, wia hab'n Sie mi' damals am Zaun g'nennt? Was hoaßt des eigentlich? Des ‚Ober-' hab' i' verstand'n, weil des is' ja mei' Hofnam, aber des andere net!"

„Nichts von Bedeutung!" wiegelte ich ab, und, von der unangenehmen Situation abzulenken, rief ich erstaunt: „Aber was ist denn das! Sie haben ja Ihre Sau gar nicht mehr! Dabei waren Sie doch so stolz, weil sie jedes Mal sechzehn Ferkel wirft!"

„Ja, werfen tuat s' as schon", nickte der Oberberger grimmig, „aber das Luader hat nia a Milch, überhaupt koa Euter, und alle Fakl'n mit der Hand aufziag'n, is' a Heid'n arbeit! I'wollt's desweg'n heuer zum Metzger geb'n, aber da Unterberger", er wies mit dem Daumen imaginär nach hinten, „hat sich's unbedingt ein'bild't zu seiner anderen dazua, na, hab' i' sie ihm halt teuer verkauft, jetzt hat er wenigstens künftig a Beschäftigung!"

„Ja, haben Sie ihm das nicht gesagt mit der Milch?" frug ich entgeistert.

„Woher denn? Dann hätt' er's ja net g'numman! So g'scheit, wia der is', wird er schon noch draufkomman!" grinste der Oberberger hinterfotzig.

„Aber, aber", ich kam vor Sprachlosigkeit ins Stottern, „aber Sie haben doch Frieden mit ihm geschlossen!"

„Geh, nur weil der auf'blasene Buagermoaster moant, er kann sich da anschaff'n, wia er wüü!" Der Oberberger machte eine wegwerfende Handbewegung.

Vollständig konsterniert fuhr ich vom Hof ab und hätte unten an der Landesstraße fast den Unterberger übersehen, der die Überreste seines zersägten Schrankens aus dem Gebüsch holte.

Er grüßte freundlich und fragte: „Na, Herr Dokta, wia geht's mein' Nachbarn?"

Irgendwie tat er mir leid, und ich überlegte fieberhaft, ob ich meine Diskretionspflicht verletzen sollte und ihm von dem perfiden Gaunerstück mit der milchlosen Muttersau erzählen sollte.

Bevor ich noch den Mund aufmachen konnte, grinste der Unterberger und fragte: „Haben Sie die fesche Kalbin g'seh'n, die der Oberberger jetzt im Stall hat?"

Ich nickte, denn wegen ihrer Verdauungsstörung infolge Überfressens war ich dort gewesen.

„A Prachtviech!“ strahlte der Unterberger, „hab i’ eam verkauft! Zu an guat’n Preis! Wissen S’, die stammt aus einer Kuhlinie, die hab’n alle g’schlag’n mit die Füaß! Aber brutal! Die Großmuatta, d’Muatta und ihr’ Schwester aa! Drum wollt’ i’ die Kalbin weghab’n, bevor sie zum Melk’n kommt. Aber da Viechhandler hat die Familie g’kennt, desweg’n hat er g’sagt, die kann er net weiterverkauf’n, die derschlagt ihm sonst womöglich den best’n Kund’n, i’ soll’s dem Metzger geb’n! Aber wia da Oberberger so gierig drauf war, hab’ i’ mir ’denkt, soll er’s hab’n, vielleicht gibt sie eam de Watsch’n, die er von mir verdient hätt’!“

Ich schüttelte den Kopf und fuhr grußlos davon. Vor dem Ortseingang saß der Bürgermeister auf dem Traktor und mähte seine Wiese. Fröhlich winkte er mir zu. Ich winkte zurück.

Immerhin war ich der erste, der wußte, was wir beide für hoffnungslos optimistische Deppen gewesen waren!

Hilfe, die Tierärzte kommen!

An diesem ruhigen Sonntagmorgen zelebrierte ich das Frühstück mit Karin auf der sonnenüberfluteten Terrasse. Die Birke über uns hallte vom Vogelgezwitscher, und ganz in der Ferne krähte ein ziemlich verspäteter Hahn.

Es war wie Urlaub auf dem Lande, und in so einer entspannten Atmosphäre war es kein Wunder, daß man auf Gedanken kam, für die man sonst keinen Kopf hatte.

„Weißt du", begann ich und klopfte das weiche Ei auf, „mir ist gerade eingefallen, daß es heuer fünfundzwanzig Jahre sind, seit ich auf der TiHo (Tierärztliche Hochschule) immatrikuliert habe! Ein Wahnsinn, wenn ich daran denke, wie wir uns damals kennengelernt haben, Ingrid, Manfred, Heinz, Alfred und Hans, unsere kleine Studiengruppe! Seinerzeit haben wir fast jede Minute miteinander verbracht, und jetzt habe ich keinen mehr seit mindestens fünfzehn Jahren gesehen! Beruflich in alle Winde zerstreut! Was das Leben so aus einem macht", schüttelte ich resignierend den Kopf.

„Fünfundzwanzig Jahre sind doch ein ideales Jubiläum, um ein Treffen zu arrangieren", meinte Karin und scheuchte eine naschhafte Wespe fort, „warum ergreifst du nicht die Initiative und lädts alle hierher ein?"

„Du bist neugierig auf sie, oder?"

„Na klar, nach dem, was du ständig über Eure Erlebnisse auf der Uni von dir gibst!"

„Überredet! Gleich nach dem Frühstück geht's los!"

Ich stopfte mir eine Pfeife und nahm das Tierärztejahrbuch, in dem alle in Österreich tätigen Veterinäre nach Bundesländern und alphabetisch verzeichnet sind, zur Hand und wurde bald fündig. Hans hatte sich als Kleintierpraktiker in Wien etabliert, Heinz war Geflügeltierarzt geworden. Manfred werkte als Schlachthoftierarzt, eindeutig eine Tätigkeit, die unter seiner Qualifikation war, und Alfred schließlich hatte die Beamtenlaufbahn eingeschlagen, saß als Amtstierarzt in einer Landesveterinärdirektion und mußte offensichtlich als Hofrat angesprochen werden. Das fehlte noch!

Nur Ingrid konnte ich nirgends entdecken, aber nach einem Anruf in der Tierärztekammer am Montag erfuhr ich, daß sie nunmehr verheiratet im schönen Burgenland lebte, und bekam Namen und Adresse.

Vierzehn Tage später lagen sämtliche Antwortschreiben auf meinem Schreibtisch, alle waren von der Zusammenkunft nach so langer Zeit begeistert und hatten ihr Kommen angekündigt, bloß Ingrid mußte unter großem Bedauern absagen, rund um diesen Termin sollte ihr viertes Kind auf die Welt kommen.

„Ganz schön gewagt für ihr Alter", zeigte ich enttäuscht Karin den Brief.

„Vielleicht war es nicht geplant", mutmaßte meine Frau, „so was soll es schon gegeben haben!"

„Eigentlich sollten ihre medizinischen Fachkenntnisse dafür ausreichend sein!"

„Kümmer' dich nicht um das Privatleben anderer Leute, sondern lieber darum, daß wir genügend flüssige Vorräte im Haus haben, nächstes Wochenende ist bald!"

Befehl ist Befehl, also lud ich Freitag mittags unseren Wagen mit Getränken aller Art bis zur Dachkante voll.

Als Karin die Kistenstapel in der Garage sah, verlor sie die Fassung: „Wer soll denn das um Himmels willen saufen? Du veranstaltest doch kein Zeltfest, sondern eine Zusammenkunft ehemaliger Studenten im auch schon gesetzteren Alter!"

Ich grinste: „Du hast keine Ahnung, aber ich kenne den Durst dieser Knaben! Gegen die ist eine irische Rugby-Mannschaft ein Abstinenzlerverein!"

Die Freitagabendvisiten waren eigentlich beendet, Samstag hatte ich mir freigenommen, somit konnte der Start ins Wochenende eigentlich beginnen, als mich auf dem Heimweg Karins Anruf erreichte, ich möge bitte noch zum Haidbauern fahren, sein Zuchtstier hatte plötzlich über vierzig Grad Fieber! Seufzend kurbelte ich das Lenkrad in die entsprechende Richtung.

Der ‚Hoader' entschuldigte sich für die späte Störung, aber er machte sich doch Sorgen um seinen preisgekrönten Sebastian. Der war immerhin ein Elfhundert-Kilo-Bröckerl von einem Bullen und begann normalerweise sofort zu brüllen, wenn ein Fremder den Stall betrat, besonders ich, weil ich öfters Kälber behandeln mußte und er es gar nicht mochte, wenn einer seiner Herde zu nahe kam.

Heute stand er aber sichtlich gedämpft mit pumpendem Brustkorb in seinem Stand. Das Thermometer zeigte bereits 41 Grad!

„Lungenentzündung!" wandte ich mich an den Bauern, „ich muß ihm in die Halsvene spritzen! Wären Sie so freundlich, ihm inzwischen einen Strickhalfter anzulegen?"

„Ah, da *haust* er nur ummadum. I' halt eam beim Nas'nring!"

Etwas skeptisch näherte ich mich dem Stier seitlich und legte die Staukette, die fast zu kurz war, um den gewaltigen Hals und zog sie zu. Die drei Zentimeter dickeVene sprang förmlich auf die Bildfläche, und ich stach ruckartig die Nadel ein. Er brüllte kurz auf, blieb aber still stehen. Der Kerl war so schwer, daß meine sechzig Milliliterspritze nicht genügend Medikament faßte, also mußte ich eine weitere Spritze ansetzen. Das schien Sebastian zu lange zu dauern, und mit einer blitzartigen Schlenkerbewegung des Kopfes preßte er meine Hand samt der Spritze gegen das Freßgitter. Das Glas knirschte, und der Schmerz war unerträglich. Der Hoader zerrte den Stier am Ring wieder weg, aber meine Finger waren bereits blutunterlaufen, und in der Handfläche staken die Glassplitter der kaputten Spritze. Da sich ein Antibiotikum darinnen befunden hatte, würde es wenigstens keine Infektion geben, nur die Hand war momentan unbrauchbar. Ich fluchte und fauchte den Bauern an, gefälligst jetzt den Strickhalfter anzubringen. Mit eineinhalb Händen füllte ich eine neue Spritze und applizierte sie diesmal intramuskulär. Wenn Sebastian dort geschwollen werden würde, wäre mir das jetzt auch wurst.

Die Heimfahrt dauerte nicht lange, zum Glück, denn das Schalten fiel mir immer schwerer. Karin wollte mich sogleich ins Spital zur Kontrolle fahren, aber ich verzichtete und trank einige Cognacs zwecks Anästhesie.

Am Samstagmorgen war meine Hand derart geschwollen, daß ich mühelos in Wimbledon antreten hätte können, ohne einen Schläger mitzubringen, und Karin drängte erneut auf einen Ambulanzbesuch. Da ich aber, wenn auch nur unter Schmerzen, alle Finger bewegen konnte, ging ich in Selbstdiagnose von einer schweren Prellung aus und blieb weiterhin stur.

Um elf Uhr traf als erster Manfred mit seiner Frau ein, zehn Minuten später die Junggesellen Heinz und Alfred in Fahrgemeinschaft, wobei sich die Bezeichnung Junggeselle höchstens auf den Familienstand bezog, denn es ist wirklich für jedermann erschreckend, wie alle anderen Bekannten mit der Zeit altern.

Mit lautem Hallo wurde die Begrüßung zelebriert, wobei ich jedem die linke Hand gab, was Alfred zum mitleidigem Stoßseufzer veranlaßte: „Zum Tierarzt zu patschert und für andere Berufe zu blöd! Was für ein Schicksal!"

„Paß einmal auf, du staubiger Aktenklopfer!" entgegnete ich, „die einzigen Viecher, mit denen du seit dem Studium zu tun gehabt hast, waren wahrscheinlich der Papiertiger vom Nebenzimmer und der Amtsschimmel vom Ministerium!"

„Sehr richtig", sekundierte mein alter Busenfreund Manfred, „und der Vogel im eigenen Hirnkast'l!"

„Na, du als angestellter Schnitzelspion bist natürlich ständig in Kontakt mit den reißendsten Bestien!" höhnte Alfred, „das einzig Lebendige, das du zu sehen kriegst, ist höchstens eine Made in einer vergammelten Schweinshälfte!"

Heinz hielt sich klugerweise aus dem freundschaftlichen Scharmützel heraus, denn als Gentleman sprach er nicht mit vollem Mund, und er hatte sich bereits über den kalten Imbiß hergemacht.

Als endlich eine halbe Stunde später Hans mit seiner attraktiven Lebensgefährtin Gerti, einer Wienerin, Mara hatte sich doch als zu paprikahaltig (Band 1) herausgestellt, eintraf, war das Buffet bereits beinahe geplündert.

Manfred leckte sich die Mayonnaise von den Fingern und murmelte: „Bin ich froh, daß man alte Gewohnheiten nicht einfach ablegt! Genau wie früher, immer der Langsamste ...!"

„Nur im Schlafzimmer ist er immer zu schnell!" Das war Gerti!

Die plötzliche Stille im Raum hatte etwas Bedrückendes. Gewiß, wir waren alle nicht prüde, aber wir kannten die Dame erst seit einer Minute!

Hans fuhr herum und zischte: „Bist du wahnsinnig? Das stimmt überhaupt nicht! Wie kannst du mich vor meinen Freunden so blamieren?"

Gerti legte ihm begütigend die Hand auf den Oberarm: „Beruhig' dich wieder! Ich erkläre hiermit öffentlich, daß das nur ein Scherz war!"

Hans war aber nicht zu beruhigen: „Du weißt genau, daß ich da keinen Spaß kenne!"

Da legte ihm der Spötter Alfred die Hand auf den anderen Oberarm: „Ich glaube, das ist genau das, was deine Frau damit ausdrücken möchte ...!" Geschickt wich er dem Boxhieb aus, und Karin verkündete: „So, Gong! Ende der ersten und auch letzten Runde! Wir fahren jetzt ins Wirtshaus, wo das Stüberl reserviert ist!"

Während des Essens rannte der Schmäh wie dazumal, und die alten Geschichten wurden als Zwischengänge aufgetischt. Die seinerzeit unbeteiligten Damen saßen einigermaßen ratlos.

„Könnt Ihr Euch noch an die, na wie war doch der Name, an die Engstler erinnern?“

„Nein, nicht Engstler! Enzler!“

„Ah, ja! Na jedenfalls war das eine Person, wo das gesamte Semester monatelang gerätselt hat, ob Männlein oder Weiblein! Die Quote stand 40:60! Immer eine voluminöse Latzhose um den unförmigen Corpus, ein leichter Damenbart und ein Organ, das auch als verfettete Männerstimme durchgehen hätte können! Und keine Freundin, keinen Freund!“

„Und, wie habt Ihr das Rätsel gelöst?“ fragte Lisl, die Frau von Manfred.

„Zuerst haben wir wochenlang beobachtet, auf welches Klo sie geht. Die muß aber eine Blase wie ein Fesselballon gehabt haben, nicht einmal auf einer Tagesexkursion hat sie müssen!“

„Dann hatten wir den Gedanken, ihr oder ihm etwas in den Mensakaffee zu geben, damit sie muß! Das schien uns letztendlich aber doch ein bißchen kriminell!“

„Dann ist Alfred auf die Idee gekommen, sie einfach nach ihrer Geschlechtszugehörigkeit zu fragen!“

„Und dabei hat er so eine Ohrfeige kassiert, die auch von einem Mann hätte stammem können!“ kicherte Heinz.

„Und wie habt Ihr schließlich herausgefunden, daß sie eine sie war?“

„Ganz einfach“, bekannte Manfred bescheiden, „ich hab’ sie einfach freundlich um ihren Vornamen gefragt! Der lautete Doris!“

Die Damen sahen sich vielsagend an: „Typisch Männer! Auf die simplen Lösungen kommen sie zuletzt!“

„Na, und der *Amazonas*, war der vielleicht nichts?“ warf Heinz ein.

„Die Geschichte ist aber nicht lustig“, protestierte Manfred.

„Nein, aber authentisch“, verteidigte sich Heinz, „wißt Ihr, der Amazonas, keine Ahnung, wie er hieß, die ganze Uni nannte ihn so, war ein Student, der den ersten Studienabschnitt in Rekordzeit fertig gehabt hat, und da haben ihm seine Eltern zur Belohnung eine Ferienreise an den Amazonas geschenkt. Und dort hat er so eine blöde Infektion mit Hirnhautentzündung aufgerissen, tja, und wie er wieder in der Heimat war, war er nicht mehr ganz richtig im Oberstübchen. Mit dem Studium war’s natürlich Essig, aber trotzdem ist er mindestens einmal in der Woche auf die Evidenzstelle marschiert und hat sich nach dem nächsten Promotionstermin erkundigt! Die waren dort schon ganz schön genervt! Die übrige Zeit ist er in der Mensa gesessen, der arme Teufel, mit seinem Fotoalbum von Brasilien und hat darauf gelauert, daß einer allein an einem Tisch gesessen ist. Dem hat er sich dann aufgedrängt und wollte ihm unbedingt die Erinnerung an seine Reise zeigen, offenbar das Einzige, daß in seinem Gedächtnis noch vorhanden war. Natürlich ist ihm jeder möglichst ausgewichen, denn nach dem fünften Mal sind auch die schönsten Bilder enervierend. Das ging noch ungefähr drei Semester lang so, dann ist er plötzlich von der Uni verschwunden!" Selbst Heinz merkte langsam, daß die Erzählung eher deprimierend wirkte, und schüttelte abschließend bekümmert den Kopf.

Hans riß die Situation aus dem Feuer: „Und darum habt Ihr alle so langsam studiert, damit Eure Eltern nicht in die Versuchung geraten, Euch ebenfalls so eine Reise zu spendieren!" trompetete er fröhlich.

„Außer eine Reise ins Jenseits", knurrte Manfred, „ich kann mich noch genau erinnern, wie du damals gejammert hast, daß dein Vater dich erschlagen würde, wenn du zum dritten Mal bei der Patho-Prüfung durchrasseln tätest!"

„Es war die Anatomieprüfung", korrigierte Hans etwas lahm.

Ich fand es an der Zeit, wieder ein bißchen Stimmung in die Unterhaltung zu bringen: „Mir fällt da gerade der *Saugwurm* ein!"

Alle Eingeweihten lachten.

„Der Saugwurm?" fragte Gerti verwundert.

„Ja, das war eine Kollegin, die sich mit uns auf die Andrologie-Prüfung vorbereitete. Dazu mußten wir unter anderem unzählige Spermaproben untersuchen! Zuerst die Spermien zählen, dann die Anzahl der Deformationen festhalten, wieviele keinen Schwanz hatten und wieviele sich im Kreis drehten! Daraus kann man auf die Güte des Spermas Schlüsse ziehen. Da wir damals noch Studenten waren, also, nach Meinung des Institutsvorstands der universitären Kaste der Unterprivilegierten, Arbeitsscheuen und Trunksüchtigen angehörten, bekamen wir nicht die heute zum Standard jedes stinknormalen Nullacht-fünfzehn-Labors zählenden Automatikpipetten zum Aufsaugen, sondern die altehrwürdigen Glaspipetten, an denen man das Sperma wie mit einem Strohhalm aufzuzeln mußte, um es damit auf den beheizten Objektträger aufzubringen. Bei diesen Pipetten empfiehlt es sich dringend, den Saugakt rechtzeitig abzubrechen. Die Kollegin war eine von der ganz schlauen Sorte und sichtlich verzweifelt, mit welchen männlichen Ignoranten sie es in diesen Übungen zu tun hatte.

Andauernd hüpfte sie von einem zum andern und gebärdete sich ärger als ein überwuzzelter Assistent. Ständig kamen Aufforderungen wie: ‚Das darfst du aber nicht so tun, das stimmt nicht, das geht ganz anders und so weiter!'"

„Das ging uns natürlich hochgradig auf die Nerven, denn was wir nicht wußten, das wußten wir sicher. Da hatte Heinz die Königsidee!" Heinz grinste geschmeichelt.

Ich fuhr fort: „Als die Kollegin selbst wieder eine neue Spermaportion aufsaugte, schlich sich Heinz von hinten an sie heran und stach ihr blitzartig mit beiden Daumen in den Rippenbogen. Sie schluckte das ganze Zeug hinunter! Als sie nach dem Kotzen vom WC wieder zurückkam, ermahnte sie Heinz scheinheilig in ihrem eigenen vorwurfsvollen Ton: ‚Das darfst du so nicht machen, das geht ganz anders!' Und seither hieß sie für den Rest ihres Studiums nur mehr der Saugwurm."

Wir hauten uns auf die Schenkel vor Lachen.

Gerti verzog das Gesicht: „Geh pfui, Ihr seids grauslich!"

„Und das beim Essen", ergänzte Lisl.

„Warum? Das schmeckt doch hoffentlich ganz anders!" feixte ich.

„Jetzt hört aber auf!" Das war Karin.

Ich war lange genug mit ihr verheiratet, um zu erkennen, wann ein Thema beendet war.

Nach dem Essen tut Bewegung gut, das gilt auch für Pferde. Also hatte ich zwei Gespanne reserviert, die uns unter angenehmem Rumpeln durch die sommerliche Landschaft zogen. Der letzte Teil der Fahrt ging durch ein tiefes malerisches Tal, das Ähnlichkeit mit dem eindrucksvollen Dekolleté der Wirtin von der kleinen Jausenstation am Talschluß aufwies, die das lohnende Ziel unserer Reise bildete. Die Jausenstation selbstverständlich, nicht die Wirtin!

Die Spezialität dort war der selbstfabrizierte Meisterwurzschnaps des Wirtes aus eigenhändig gegrabenen Wurzen. *Moasterwurz* hat einen eigentümlichen Geschmack, man muß ihn mögen oder nicht. Meine Kollegen mochten ihn, und wie! Als wir nach zwei Stunden wieder heimwärts aufbrachen, war ich der Nüchternste aus der Herrenrunde, trotzdem hätte mir wahrscheinlich einer auf die verletzte Hand steigen können, ich hätte es nicht registriert.

Daheim gingen wir zu Rotwein über und sangen Lieder aus der Studentenzeit. Schön langsam brach der Abend herein, und als es gegen neun zu dämmern begann, läutete die Türglocke. Da ich niemanden beruflich erwarten konnte, ging ich also arglos aufmachen. Zu meinem Erstaunen stand draußen die wuchtige Gestalt des Kraxnerbauern, der seinen Hut, Größe mindestens 62, verlegen in den Händen drehte: „'S tuat mir load, Herr Dokta, wann i' ungeleg'n kumm, aber mir hab'n dahoam a Kua zum Kälbern, und i' begreif' ka Kaibl net. I' moan, a Tragsackdrehung! Kunnt'n S' mir net gach zucheschau'n?"

„Ja, da müssen Sie doch den Wochenenddienst rufen! Ich hab' doch heute frei und außerdem Besuch", erklärte ich unwirsch, da ich den Überfall als etwas unverschämt empfand.

Der Kraxner lachte verzweifelt: „Des hab' i' ja eh schon g'macht, aber der is' schon seit zwaa Stund'n bei aner Pferdekolik, und nachher muaß er aa no woanders hin. Unter drei Stund'n, hat er g'sagt, kann er net kumman!"

Ich begann jetzt, seine Situation zu begreifen, aber was sollte ich tun. Ich hielt ihm meine farbenprächtig schillernde Rechte unter die Nase und sagte: „Es ist ja nicht so, daß ich nicht will! Ich *kann* nicht! Wie soll ich denn mit dieser Hand eine Torsio berichtigen?"

Der Kraxner starrte auf meine Regenbogengriffel und meinte anerkennend: „Na bumm!" Dann hob er seufzend die Schultern: „Da kann man halt nix mach'n, muaß i' eben warten, und die Kua und 's Kaibl aa!"

In dem Moment erschien Alfred, eine frisch geöffnete Weinflasche in der Hand, etwas schwankend im Türrahmen und fragte: „Was ist denn da los? Eine Geheimkonferenz? Kommen Sie doch rein und trinken Sie mit uns ein Glaserl!"

„Das geht nicht, Alfred", belehrte ich ihn, „der Mann sucht einen Tierarzt, und ich habe ihm gerade erklärt ...!"

„Na, da hab'n Sie aber einen Mordsdussel! Das ganze Haus wimmelt nur so von Tierärzten!" schrie Alfred begeistert, „alle allzeit bereit, mich eingeschlossen! Momenterl!" Und er drehte sich um und stolperte ins Wohnzimmer zurück, wo man ihn kommandieren hörte: „Alle Mann an Deck! Ein Notfall!"

„Ist das wahr mit den Tierärzten?" fragte der Kraxner vorsichtig.

Ich nickte: „Im Prinzip ja, aber leider heute alle schon ein bißchen angeschlagen!" Ich vollführte die internationale Pantomime des Trinkens.

„Das macht nix", sagte der Kraxner fest entschlossen, „a paar Tierärzte mit Promille san mir liaber als kaa Promill Tierarzt!"

Die vereinten tierärztlichen Promille hatten sich inzwischen lautstark und unternehmungslustig zum Kommandounternehmen „Gebärmutterdrehung" in der Vorhalle formiert.

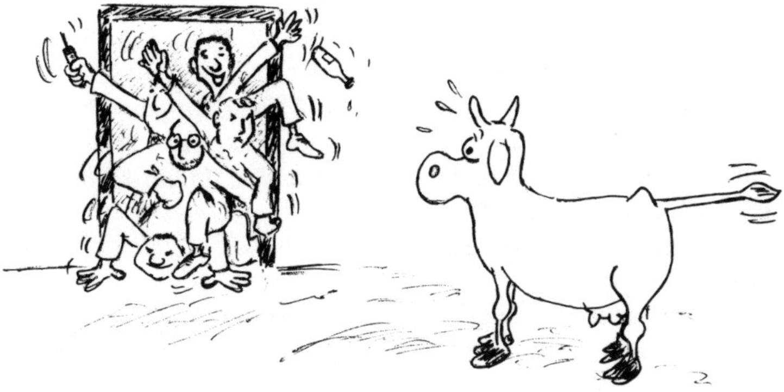

„Und wie wollen Sie uns alle transportieren?“ fragte ich. „Fahren kann von uns keiner mehr!“

„Ah, zum Glück bin i’ eh mit’n Pickup da! Sie fahr’n mit mir in der Kabin’ und die Herr’n kommen auf die Pritschn.“ Der Kraxner vermittelte den Eindruck eines Schrotthändlers, der unvermutet auf Edelmetall gestoßen war. „Bitte einsteigen, die Herren!“ forderte er uns im Tonfall eines Praterringelspielbesitzers auf.

Seufzend kletterte ich auf den Beifahrersitz, nicht ohne vorhergehender Ermahnung an das veterinärmedizinische Rollkommando: „Paßt bloß gegenseitig auf, daß mir ja keiner rausfällt!“

„Einer für alle und alle für Einen!“ versicherte Hans mit Enthusiasmus. Das war gerade das, was ich befürchtete: Wenn einer rausfiel, dann würden auch die andern rausfallen.

Die Fahrt zum Kraxnerhof dauerte Gott sei Dank nicht lange, und als der brave Kleinlaster seine Fuhre dort ausspuckte, bekam die Kraxnerbäuerin große Augen, aber vor Angst. Der Kraxner erklärte ihr hastig im Flüsterton die Ausnahmesituation.

Während dessen, um den Anschein der Einsatzfähigkeit meiner Musketiere zu wahren, drückte ich jedem von ihnen etwas zum Tragen in die Hand und marschierte an der Spitze des Zuges in den Stall. Die Kuh lag gemütlich im Strohbett, und bei Heinz hatte ich die Befürchtung, er würde sich gleich dazulegen. Die frische Luft auf der Ladefläche hatte meiner Truppe nicht gut getan.

Ich ließ die Kuh auftreiben und fragte in die Runde: „Also, wer greift hinein und stellt fest, wie die Lage ist?“

Alfred meldete sich freiwillig. Während er nach drei vergeblichen Versuchen endlich in den Geburtsmantel schlüpfte, dachte ich schadenfroh daran, daß er auf der Universität das Wort „freiwillig“ überhaupt nicht gekannt hatte. Er griff auch nicht in den Geburtskanal, sondern lehnte sich vielmehr hinein, und nach einigen Minuten des Herumstocherns verkündete er: „Da ist ja gar kein Kalb drinnen!“

„Blödsinn!“ fauchte Manfred, „natürlich ist da ein Kalb drinnen, man sieht’s ja am Bauch!“

„Dann müßte in Heinz auch eines drinnen sein, ich spür’ jedenfalls keines!“

Heinz bekam die Anzüglichkeit gar nicht mit. Ich zwang mich zur Ruhe: „Deswegen ist es ja eine Torsio! Wir möchten nur wissen, links oder rechts?“

Nach kurzem angestrengtem Nachdenken entschied sich Alfred. „Links!“

Ich fürchtete nur, er hätte auch „heiß“ oder „kalt“ gesagt, hätte ich ihm diese Alternative geboten!

„Laß mich einmal!“ Manfred riß dem beleidigten Alfred den Geburtsmantel herunter wie ein Schneider seinem Kunden den Frack, den ihm dieser noch schuldig war, und begann mit der Untersuchung.

„Na, was ist? Links oder rechts?“ frug ich ungeduldig.

„Rechts! Glaub’ ich zumindest! Aber ich bin mir nicht sicher! Es ist schon zu lang her!“

„Natürlich bist du nicht sicher!“ keifte Alfred, „schließlich hattest Du schon auf der Uni Schwierigkeiten, mit links oder rechts bei den Gummistiefeln!“

Den Kraxners wurde angst und bang! Ich erkannte, daß es Zeit war, die tierärztliche Reputation zu retten, und entschloß mich, selbst mit der linken Hand, obwohl ich mit dieser wesentlich weniger Tastsinn hatte, nachzuschauen.

„Rechts“, verkündete ich gleich darauf, „aber eine komplette Drehung! Unmöglich, mit der Hand durch den Muttermund zum Kalb zu kommen! Wir müssen sie wälzen!“

Dazu wurde die Kuh, um Platz zu haben, ins Freie geführt und niedergelegt. Der Trick beim Wälzen besteht darin, eine große und schwere Holzplanke über den Bauch zu platzieren, auf die sich ein Mann kniet. Durch das Gewicht wird die Gebärmutter durch die Bauchdecke hindurch fixiert, während die Helfer das Muttertier an den zusammengebundenen Beinen dem Uterus nach drehen. Die

Schwierigkeit für den Plankenmann besteht darin, sich auf dem wackeligen Holzladen, der durch die Drehung zur Wippe nach der anderen Seite wird, festzuhalten, ohne herunterzufallen. Schon im nüchternen Zustand keine Kleinigkeit.

Wer ging aber nun auf die Wippe? Ich selbst schied mit meiner verletzten Hand selbstverständlich aus. Vom Gewicht her war natürlich Heinz prädestiniert. Die mittlerweile herbeigeschaffte Planke erwies sich aber als zu filigran, so ein Laden mußte schon mindestens vier Meter lang und drei Zentimeter dick sein, und während der Kraxner sich auf die Suche nach einem geeigneteren machte, instruierte ich Heinz über seine verantwortungsvolle Aufgabe. Er nickte mit halbgeschlossenen Augen, sichtlich froh, irgendwo in Ruhe knien zu können.

Nachdem die technischen Vorbereitungen endlich abgeschlossen waren, ging es los. Heinz kauerte auf dem Brett wie ein Affe auf dem Schleifstein, und die anderen zogen die leicht betäubte Kuh über deren Rücken zügig nach der anderen Seite. Wie ich erwartet hatte, bekam Heinz Probleme mit der Koordinierung und dem Gleichgewicht, und als der Holzladen sich plötzlich nach unten senkte, katapultierte er seinen Reiter kopfüber nach vorne.

Heinz prallte mit dem Schädel krachend gegen die erste unzulängliche und daher provisorisch an die Mauer gelehnte Planke, die ihrerseits den Stand verlor, und in einer Kippbewegung dem geschundenen Hendlspezialisten auf den Rücken klatschte. Für einen Moment lag Heinz unbeweglich und wie tot zwischen den beiden Holzläden, ähnlich einem überdimensionierten Fleischlaberl der bekannten Fast-Food-Kette, und während einige von uns vor Schreck fast wieder nüchtern wurden, ertönte aus der Brettersemmel ein langgezogenes phlegmatisches „Aua!".

Erleichtert, daß Unkraut eben doch nicht vergeht, befreiten wir den wackeren Bruchpiloten, während Alfred die Bretter untersuchte und fröhlich konstatierte: „Alles noch ganz!"

Heinz rieb sich mit gequält verzogener Miene den Hinterkörper, soweit er hinlangte und maulte: „Also nochmals geh' ich da nicht rauf!" Aber das war gar nicht mehr nötig. Seine gewichtige Persönlichkeit hatte vollkommen ausgereicht, die Gebärmutter in die anatomisch korrekte Lage zu bringen, und der Muttermund war geöffnet.

Wir trieben die Kuh wieder in ihren Stand und nach zehn Minuten war der Kraxnerhof um ein gesundes Stierkalb reicher.

„Na Du! Herzlich willkommen auf dieser schäbigen Welt", sentimentalisierte der sturzbetrunkene Alfred und gab, zum Entsetzen der

Bauersleute, dem Neugeborenen einen dicken Kuß auf die frucht-schleimverschmierte Nase.

„Keine Angst", beruhigte ich den Kraxner, „Alkohol desinfiziert!"

„I' hab eh ka Angst um den Doktor! A Neugeborenes is doch eh steril, oder?"

„Ich dachte eher an das Kalb", murmelte ich düster.

Während meine Spießgesellen mühsam die Utensilien einpackten, bemerkte ich mit Unbehagen, daß die Kuh, die sich eigentlich bei der gesamten Geburtszeremonie nicht wirklich hatte anstrengen müssen, plötzlich heftig zu pressen begann. Die Nachwehen stellten sich ein, und ein Gebärmuttervorfall drohte. Das hätte mir in meinem Zustand und mit dieser Mannschaft noch gefehlt! „Schnell!", schaffte ich der Kraxnerbäuerin, „einen Liter Schnaps mit einem Liter Wasser verdünnt zum Eingeben!" Das ist ein bewährtes Hausmittel, um die reflexbedingte unerwünschte Wehentätigkeit nach der Geburt zu unterbinden. Man macht die Kuh besoffen, denn bei Alkoholisierten läßt die Reflexfähigkeit bekanntlich erheblich nach. Wir waren selbst das beste Beispiel!

Als die Bäuerin einige Minuten später mit einem randvoll gefüllten Doppler in den Stall gestürmt kam, erwachte Alfred wieder zu neuem Leben und entriß der Kraxnerin die Flasche: „Na endlich gibt's hier was zu trinken, das Ereignis muß gefeiert werden!"

Er setzte zu einem mächtigen Schluck an, aber ich nahm ihm den Doppler weg: „Der ist für die Kuh, du Depp!"

Alfred segelte einmal um die eigene Achse und lallte der pressenden Kuh ins Ohr: „Duhastesabergutindiesemhaus, hicks!" Dabei wollte er in seinem Verbrüderungswahn auch der Kuh einen Kuß auf die Nase geben, die sich die plumpe Vertraulichkeit aber verbat, indem sie mit einem unwilligen Kopfschlenkerer Alfred das Horn auf die Stirn knallte. Dieser aber befand sich bereits im Stadium einer fortgeschrittenen Schmerzunempfindlichkeit und lachte herzhaft über die Abfuhr.

Ich amüsierte mich bei dem Gedanken, wenn der Herr Hofrat Montag früh wieder in seinem Landesregierungsbüro saß, mit einem Mordstrumm Kater und einer Beule, die womöglich noch größer war.

Es wurde Zeit, aufzubrechen! Sollte ich jemals noch auf den Kraxnerhof gerufen werden, würde ich von Glück sagen können.

Die Platzverteilung war die gleiche wie auf der Herfahrt. Wieder hatte ich Sorge, daß einer unbemerkt von der Ladefläche verschwinden könnte, aber plötzlich fingen sie dahinten zu singen an und nach den verschiedenen Melodien zu schließen, konnten nicht viele fehlen.

Wir hielten vor der Praxis, und der kollegiale Mob wälzte sich vom Wagen herunter und verschwand im Haus.

Obwohl wir dem Kraxner freiwillig aus einer Notlage geholfen hatten, fühlte ich mich verpflichtet, unseren unakademischen Auftritt zu entschuldigen.

Der Kraxner grinste über das ganze Gesicht: „I' hab' zum Danken, Herr Doktor! Aber a Bitte hätt i' schon: Wann Sie des nächste Mal zu mir kommen, kummen S' wieder alloan!"

Versprochen! Hicks!

Mißverständnisse

Ein verständiger Mensch hat einmal gesagt: „Mißverständnisse entstehen dort, wo einer das Verständnis missen läßt!“

Welche Rückschlüsse aber das geballte Auftreten solcher Fehleinschätzungen an einem einzigen Tag im Umkreis einer einzigen Person auf eben diesen Betreffenden erlaubt, überlasse ich der Bewertung des neutralen Außenstehenden und bitte um Gnade!

Es begann bereits in der Früh! Da heute eine Viehversteigerung stattfand, durfte ich erfahrungsgemäß zumindest bis zur abendlichen Stallzeit einen ruhigeren Tag erwarten. Ich hatte mir daher für den Vormittag einige spezielle Arbeiten vorgenommen, wie die längst überfällige Massenblutentnahme beim Polterbauern.

Gerade hatte ich begonnen, im Polterschen Laufstall dem ersten widerspenstigen Kalb, das nur mit Mühe vom Bauern und seinem Sohn in eine Boxenecke gerdängt und fixiert werden konnte, etwas von dem kostbaren Lebenssaft abzuzapfen, als sich das verdammte Handy meldete. Ich drückte auf Empfang und bellte hinein: „Ja?“

Es war Karin: „Du mußt sofort zum Holzbichler, eine Kuh ist mit dem Auto angefahren worden!“

Das klang nach was Ernsterem!

„Und? Was ist mit der Kuh?“

„Keine Ahnung! Das war alles, was er gesagt hat!“

Fluchend erklärte ich dem Polter, daß wir die Vampiraktion abbrechen würden müssen, ein Notfall!

Der Polter zeigte sich ebensowenig amüsiert, denn er hatte sich extra dafür den Vormittag reserviert.

Aber das ist eine der größten Widrigkeiten im Leben eines Großtierpraktikers, daß das tägliche Programm mindestens einmal durch irgendeinen Zwischenfall gehörig aus den Fugen geriet.

Es half kein Jammern und kein Schimpfen, ich wusch mir die Hände und fuhr zum Holzbichler hinauf.

Unterwegs überlegte ich, wie die verdammte Kuh und das noch verdammtere Auto aneinandergeraten sein konnten, der Holzbichlerhof lag nicht gerade im Zentrum eines Kreisverkehrs.

Als ich in den Hof hineinbrauste, lag alles sommerlich friedlich und still. Nur ein paar Hühner, die ein heißes Sandbad genommen hatten, ergriffen gackernd und flügelschlagend die Flucht.

Ich stellte den Motor ab und hupte mehrmals! Nichts rührte sich! Eine ziemlich schwache Reaktion bei einem Notfall!

Ich schrie in den Hausflur hinein, aber das ganze Haus lag wie ausgestorben da.

Himmelhergottnochmal, das durfte doch nicht wahr sein! Ich ging hinüber zum Stall und schaute, ob ich wenigstens die besagte Kuh finden würde. Ha! Da lag eine einsam im Stroh, weil sich die anderen auf der Weide befanden. Ich trieb sie auf, was sie widerwillig mit sich geschehen ließ, und umkreiste sie gewissenhaft auf der Suche nach der Verletzung wie seinerzeit der Sputnik die Erde. Also, wenn die von einem Auto angefahren worden war, dann mußte es sich um eines der dreckigen Matchboxautos in der Kindersandkiste da draußen gehandelt haben, denn ich konnte überhaupt nichts entdecken!

Jetzt stand ich da wie Pik sieben. Ich verließ den Stall und blinzelte in meiner Ratlosigkeit den langen Wiesenhang, der sich hinter dem Hof erstreckte, hinauf. Da bemerkte ich ganz oben, schon nah am Waldrand eine Gestalt, die mit irgendetwas beschäftigt war. Das mußte der Bauer sein!

Ich versuchte mich erkenntlich zu machen und brüllte: „Heh! Hallo!“ und ruderte mit den Armen wie ein Hubschraubereinweiser. Offensichtlich baute der Knabe dort oben Bohnen an, denn einige davon dürfte er schon in den Ohren gehabt haben.

Mir blieb nichts anderes übrig, als in der heißen Sonne schnaubend den Hang bis auf Rufweite hinaufzustapfen. Als ich glaubte, diese endlich erreicht zu haben, mußte ich keuchend feststellen, daß die Rufweite bei sauerstoffbedingter Abnahme der Lautstärke größer wurde, obwohl die Entfernung abgenommen hatte. Ich kletterte weiter, und als ich mich endlich mit einem krächzenden „Hallo, da bin ich!“ bemerkbar machte, hätte ich das dem Holzbichler auch ins Ohr flüstern können, so nahe war ich mittlerweile gekommen.

Der schaute mich ganz erstaunt an: „Ja, Herr Doktor! Was mach’n denn Sie da herob’n? I’ hab’ Ihnen die Kuah ja eh zur Behandlung im Stall lass’n!“

„Das hab’ ich gesehen!“ pfauchte ich stoßweise (ab heute kein Abendessen mehr!), „aber sagen Sie mir um Gottes Willen, *was* ich behandeln soll. Von einer Verletzung durch ein Auto ist keine Rede!“

Der Holzbichler runzelte die Stirn: „Was für a Auto? I’ hab da Frau Doktor g’sagt, de Kuah is’ mit’n *Auter o’g’foarn*, also a Euterentzündung! Von an Auto hab’ i’ nia nix g’sagt!“

Hätte ich noch die Kraft dazu gehabt, hätte ich mir an den Kopf gegriffen!

Oh Karin, stöhnte ich innerlich, da hat man eine Lehrerin mit mehreren Fremdsprachen inklusive Spanisch, aber die lokalen Dialektausdrücke sind noch immer Chinesisch!

Ich schleppte mich den *Bichl* wieder hinunter und behandelte die nicht einmal sehr aufregende Mastitis.

Dann rief ich beim Polter an, ob wir die unterbrochene Blutabnahme fortsetzen konnten. Es meldete sich aber nur die Tochter, und sie sagte, der Vater hätte nicht mehr mit mir gerechnet und wäre ebenfalls zur Versteigerung gefahren.

Was tun mit dem restlichen Vormittag? Da fiel mir ein, daß ich ja noch ein Paßfoto für den neuen Reisepaß benötigte, denn in ein paar Wochen würde mein Urlaub anfangen. Das war eine gute Gelegenheit. Ich fuhr also heim und vergönnte mir eine ausgiebige, kühle Dusche. Erfrischt und in sauberen Sachen betrat ich das Fotogeschäft von Frau Maringer. Sie war eine schlanke, etwas exaltiert wirkende Dame mit blonden Dauerwellen und einer eulenhaften Brille mit bläulichen Gläsern an einer Silberkette um den Hals.

„Aber natürlich können wir gleich ein Photo machen!“ rief sie eifrig. „Übrigens trifft es sich gut, dann kann ich Sie gleich fragen, ob ich heute mit meinem Kater Jonny in die Ordination kommen kann, er hat seit zwei Tagen so schrecklichen Durchfall.“

„Ja sicher! Kommen Sie gegen halb drei, dann müssen Sie nicht warten, heute sind um vierzehn Uhr nämlich schon einige Patienten angemeldet.“

Ich wollte eben das Fotostudio im hinteren Geschäftsbereich durch den grünen Samtvorgang betreten, als ich mittels automatisiertem Griff in die Tasche feststellte, daß ich das Mobiltelephon im Wagen gelassen hatte.

„Einen Augenblick bitte!“ Ich ging hinaus und war gerade im Begriff, um die Ecke zum dort geparkten Auto zu biegen, als ein Gendarmeriefahrzeug mit eingeschaltetem Blaulicht quietschend neben mir zusammenbremste.

Der Schönfelder Karl, der Postenkommandant, mit dem mich eine alte Bekanntschaft verband, seit wir damals beide neu unsere Tätigkeiten in dieser Gegend begonnen und seither schon einige Male auch beruflich (nein, keine positive Alkoholkontrolle) miteinander zu tun gehabt hatten, sprang heraus.

„Hans! Ausgezeichnet! Du mußt sofort mitkommen! Wir brauchen dich!“

„Ich kann jetzt nicht! Ich muß mich da drinnen fotographieren lassen!“ protestierte ich.

„Das kannst Du später! Wir haben einen Anruf bekommen, daß irgendwer sein Auto auf dem Badeparkplatz abgestellt hat, in praller Sonne, und seinen Hund drinnen eingesperrt hat! Eine Sauerei! Das arme Viech ist schon am Ersticken, haben die Leute behauptet. Vielleicht kannst du gleich was für den Hund tun! Am besten, du fährst mit uns, das geht schneller! Los, komm, steig schon ein!“

Dabei packte er mich am Arm und wollte mich ins Dienstauto zerren.

Ich machte mich los: „Moment, zuerst muß ich der Frau Maringer Bescheid sagen, und dann laß mich wenigstens die Notfalltasche aus meinem Wagen holen. Mit bloßen Händen nutze ich Euch gar nichts.“

Ich packte die kleine Ledertasche und öffnete nochmals die Eingangstür zum Fotogeschäft, wo ich aber nur den Kopf durchsteckte: „Entschuldigung, Frau Maringer, aber ich muß dringend weg!“

Hinter mir schrie Karl im Befehlston: „Also, wird's bald?“

Er schob mich auf den Rücksitz, von wo aus ich den vorbeifahrenden Kollegen begrüßte. Karl sprang hinter das Steuer und brauste mit quietschenden Reifen los.

„Du rast aber ganz schön“, bemerkte ich mit einem Blick auf den Tachometer.

„Wenn's um Kinder oder Tiere geht, hört sich der Spaß auf!“ knirschte er und nahm voll konzentriert eine enge Kurve im rechten Winkel.

Der Parkplatz vor dem Bad war schon ziemlich besetzt, aber Karl wußte von der Zeugenbeschreibung, wo das Auto, ein roter Peugeot mit Tiroler Kennzeichen, ungefähr stehen mußte. Aber der war schon weg. Ein älterer Herr kam auf uns zugelaufen und keuchte: „Vor zwei Minuten ist so ein junger Kerl herausgekommen, und ist weggefahren! Zu mir hat er gesagt ‚Kümmer' dich lieber um deinen Grabstein, Opa!‘ Eine Frechheit!“

„Scheiße“, murmelte Karl und renkte sich den Hals aus, aber die in der Hitze flimmernden Autodächer versperrten jede Sicht.

„Naja, wir haben das Kennzeichen und die Wagenbeschreibung. Die Kollegen werden den Schweinsbauch schon erwischen. Allerdings, es wird schwer sein, ihm das nachzuweisen! Aussage gegen

Aussage. Außer der Hund ist tot!" Er drehte sich zu mir um: „Tut mir leid, wir bringen dich gleich zurück!"

Als wir vor dem Fotoladen hielten, war es zehn nach zwölf! Die Sonnenjalousien waren heruntergelassen, Mittagspause.

Na gut, dann ein andermal!

Um vierzehn Uhr saß ich pünktlich in der Ordination. Die Patienten waren schnell abgefertigt, es handelte sich hauptsächlich um die übliche Auffrischungsimpfung vor der Reisesaison.

Die Wanduhr zeigte Viertel vor drei, das Wartezimmer lag leer, und wer bisher nicht erschienen war, hieß Frau Maringer. Bis drei Uhr wartete ich, dann rief ich, entgegen meiner Gewohnheit, im Fotogeschäft an: „Hallo, Frau Maringer, ich dachte, wir hätten um halb eine Verabredung gehabt?"

„Herr Doktor!" Sie fiel hörbar aus allen Wolken, „Sie sind in der Ordination?"

„Ja warum denn nicht? Das war doch abgemacht?"

„Na ich hab' geglaubt, Sie sind verhaftet", antwortete sie treuherzig.

Mir blieb die Spucke weg: „Wie kommen Sie denn da drauf?" fragte ich fassungslos.

„Na ich hab's doch mit meinen eigenen Augen gesehen! Die Gendarmerie, das Blaulicht, wie der Sie in das Auto gedrängt hat! Wie im Fernsehen halt!"

„Ja, sind Sie noch bei Sinnen? Für was halten Sie mich denn? Für einen Bankräuber?" In mir stieg leichter Ärger auf.

„Nein, nein, Gott bewahre! Ich hab's eh nicht geglaubt", beeilte sie sich zu versichern.

„Natürlich haben Sie's geglaubt! Das haben Sie mir gerade deutlich vor Augen geführt!" korrigierte ich erbarmungslos.

„Ich will damit sagen, daß ich eh geglaubt habe, daß das höchstens ein Justizirrtum sein kann!" Sie bekam die Kurve gerade noch ebenso rechtwinkelig wie einige Stunden zuvor der Schönfelder Karl. „Aber wenn Sie da sind, komm' ich gleich rüber!"

Jonny ging es wirklich nicht sehr gut. Der imposante schwarze Kater gehörte für gewöhnlich nicht zu der Sorte, die sich durch einen Tierarztbesuch in der Kunst der Selbstverteidigung einschüchtern ließ. Wenn ich ihm nun problemlos Fieber messen konnte, hatte das was zu bedeuten. 40,6 Grad!

„Er hat eine schwere infektiöse Enteritis", teilte ich Frau Maringer mit. Ich verabreichte ihm zwei Injektionen und packte Tabletten in ein

Papiersäckchen: „So, davon geben Sie ihm ab morgen täglich eine!“

„Uijeh!“ meinte Frau Maringer, „die werd’ ich ihm kaum reinbringen!“

„Aber was! Da gibt es einen einfachen Trick! Sie nehmen irgendetwas, was streichfähig ist, und was er normalerweise gern frißt, zum Beispiel Leberpastete oder Fischaufstrich, mischen die pulverisierte Tablette hinein und streichen ihm das ganze auf die Pfoten. Der angeborene Putztrieb läßt die Katze dann das Medikament ganz bequem einnehmen!“

Frau Maringers Augen strahlten hinter den Eulengläsern: „Genial!“

Obwohl die Methode nicht von mir stammte, verbeugte ich mich leicht.

Sie schulterte den rekonvaleszenten Jonny und ließ sich von mir die Tür öffnen. Draußen saß ein nicht sehr fröhlich dreinblickender älterer Zeitgenosse mit grünem Filzhut ohne Begleittier.

„Was kann ich für Sie tun?“ stellte ich die gewohnte Frage.

„Grüß Gott! I’ brauch a paar *Stierpulver*!“

Unter Stierpulver sind Medikamente zu verstehen, die die Kuh zum *stieren* bringen sollen, also in die Brunst kommen lassen. Früher hat es ein Stierpulver der Firma Richter in Wels gegeben, ein weißes Säckchen, wo in roter Beschriftung „Stierpulver“ draufgestanden hat. Der Wirkstoff war Yohimbin, ein Alkaloid des Yohimbabaumes, welches sich durch seine gefäßerweiternde und dadurch durchblutungssteigernde Wirkung, vor allem im Genitalbereich, als Aphrodisiakum einen gewissen Ruf verschafft hatte, und wurde von den meisten Tierärzten verwendet. Das Mittel wird seit einiger Zeit nicht mehr erzeugt, allerdings verwendete ich persönlich es ausschließlich bei männlichen Zuchttieren, die aufgrund von massiver Verfettung einen Libidoverlust erlitten hatten und sozusagen Arbeitsverweigerung betrieben.

Bei Kühen liegt das Problem der Brunstlosigkeit eher in einer Mangelsituation bezüglich der für die Fruchtbarkeit wichtigen Vitamine A und E sowie von bestimmten Spurenelementen. Durch die übliche Alpungswirtschaft in den Grünlandregionen wird die höchste Fruchtbarkeitsbereitschaft der Tiere ausgerechnet dann gewünscht, wenn sie von der Natur aus im geringsten gegeben ist, nämlich im Winterhalbjahr. In dieser Zeit sollen die Muttertiere trächtig werden, um im Herbst, nach der Rückkehr von den Almen, ihre Kälber zur Welt zu bringen. Das silage- und heumäßig konservierte Futter erfährt natürlich im Laufe der Monate Lagerverluste an diesen Bestandteilen, und so erweist es sich als außerordentlich wirksam, mit Vitamingaben dieses Defizit auszugleichen. Daher habe ich für diese Fälle eine kombinierte Vitamin-Spurenelementmischung als „Stierpulver“ in Verwendung. Mit gutem Erfolg!

Ich drückte deshalb dem Mann einige Säckchen in die Hand, die er äußerst mißtrauisch und zögernd entgegennahm, als handelte es sich um etwas Unanständiges: „Was is’ denn des?“

„Stierpulver, wie Sie gewünscht haben!“

„Von Ihnern Vorgänger hab’ i’ aber ganz andere Sackl’n ’krieagt! Da is’ sogar ‚Stierpulver‘ d’raufg’stand’n! Die war’n guat!“

„Tut mir leid, die sind nicht mehr erhältlich. Ich kann Ihnen aber versichern, daß die da noch besser sind!“

„Die andern gibt’s nimmer?“ fragte er skeptisch.

„Nein, wirklich nicht! Aber probieren Sie diese einmal aus. In ein bißchen Wasser aufgelöst und runter damit!“ machte ich ihm Mut.

Es blieb ihm nichts anderes übrig, als die Säckchen zu nehmen. Sichtlich unzufrieden zog er ab.

Komischer Kauz, dachte ich.

Am Nachmittag rief ein gewisser Dopplerhofbauer an: „Herr Dokta, Sie wird’n mi’ net kennan, i’ bin aus dem Nachbargebiet. Aber i’ hab a Kuah, a ganz a guate, die hab’n mir schon dreimal z’wegen dem Euter behandelt, aber es wird oafach net besser. Jetzt hat mir wer g’sagt, Sie wär’n da a Spezialist! Kunnt’n Sie mir net vielleicht einmal herschau’n?“

„In Ordnung! Ich komm’ zur Jaus’n!“ Dieser Ausdruck bedeutet keineswegs, daß ich meine guten Manieren vergessen und mich selbst eingeladen hatte, sondern bezeichnete in meiner Gegend einen bestimmten Zeitraum des späteren Nachmittags. Ein paar Kilometer weiter sagt man „zum untern“ und meint das gleiche. Das ist der Reichtum der lokalen Dialekte, die leider auch immer mehr im Verschwinden begriffen sind.

Der Dopplerhof mit seinem relativ neuen Stallgebäude war klein, aber sehr gepflegt. Während ich die Kuh am Euter untersuchte, mußte ich auf der Hut sein, keinen Abwehrtritt zu kassieren, was ihr aber nicht zu verdenken war, denn das Viertel zeigte eine knotige Entzündung und bereitete ihr ziemliche Schmerzen.

„Eine ältere Geschichte, beginnt chronisch zu werden! Schau’n wir mal, was sich noch machen läßt!“ sagte ich und stand auf. Ich ließ den

Bauern das Gerinnsel, das nur mehr entfernte Ähnlichkeit mit Milch aufwies, gründlich ausmelken und ging hinaus zum Auto, um das Medikament herzurichten.

In dem Moment steckte die Bäuerin ihren Kopf beim Milchkammerl heraus und rief: „A Kaibl hätt'n mir bitt'schön aa no' zum Enthornen, wenn S' Zeit hab'n!"

Ich schaute auf die Uhr. Zehn nach sechs! „Hat das Kalb schon seine Milch getrunken?" fragte ich.

„Ja! Grad, bevor Sie 'kommen san!"

Ich schüttelte den Kopf: „Dann ist es für heute zu spät! Wissen Sie, ich enthorne grundsätzlich immer vor dem Milchtrinken, damit die Kälber wegen der Narkose nüchtern sind. Ein Mensch vor der Operation stopft sich ja auch nicht unmittelbar vorher den Wanst voll!"

Das schien der Bäuerin einzuleuchten, denn sie nickte: „Ja, das klingt logisch, also dann beim nächsten Mal!"

Ich kehrte in den Stall zurück und drückte die spezielle Medikamentenmischung durch die Zitze ins Euterviertel hinauf: „So, morgen sollte sie wenigstens keine Schmerzen mehr haben, und in zwei Tagen komme ich nochmals zur Nachbehandlung!"

Der Bauer hielt mich zurück: „A Kaibl wär' no' zum Enthornen, Herr Dokta!"

Ich zuckte die Schultern: „Tut mir leid, aber ich hab' es soeben Ihrer Frau erklärt, daß eine Narkose besser im nüchternen Zustand vertragen wird, und heut' hat das Kalb ja bereits seine Milch gesoffen!"

„Aha", meinte der Dopplerbauer verständig, „na dann eben bei der Nachbehandlung!"

Ich ging zum Auto und verstaute die Spritze, als das Handy summte und Karin mir mitteilte, daß am Sonnberghof eine Sau mit Geburtsschwierigkeiten läge. Da sich Schweinegeburten manchmal zu recht unangenehmen Angelegenheiten entwickeln konnten, machte mich diese Nachricht nervös. Mit dem Schicksal hadernd, wollte ich gerade einsteigen, als der Großvater dahergewackelt kam und sagte: „A Kaibl hätt'n mir no' zum Enthornen!"

Genervt und in Eile entfuhr es mir: „Krutzitürken, ich hab' doch schon zweimal erklärt, daß es heut' dafür zu spät ist, weil ich das immer **vor** dem Saufen mach'!"

Ich ließ mich hinters Lenkrad fallen und hörte, bevor ich den Motor anließ, durchs offene Seitenfenster, wie der Großvater zur Bäuerin ins Milchkammerl rief: „Heut' geht's nimmer! Heut' hat er scho' g'soff'n!"

Die Schweinegeburt war ebenso klaglos vonstatten gegangen wie der Rest der Woche, die Euterentzündung am Dopplerhof hatte sich zur Zufriedenheit des Bauern wesentlich gebessert, und das Kalb war von mir in beiderseits nüchternem Zustand zur Zufriedenheit des Großvaters kunstgerecht von seinen Hornansätzen befreit worden, so daß ich am nächsten Mittwoch mit gutem Gewissen und sauberem Hemdkragen einen neuen Fototermin bei Frau Maringer wahrnehmen konnte.

Bei dieser Gelegenheit erkundigte ich mich nach Jonnys Befinden.

„Gut geht's ihm, Herr Doktor, sehr gut! Gleich nach der Spritze war er wie ausgewechselt! Nur die Tabletten, die hab' ich ihm einfach nicht runtergebracht!"

Da sieht man wieder, daß viele Medikamente unnötig verschrieben werden! Trotzdem runzelte ich die Stirn: „Ja, haben Sie es denn nicht so gemacht, wie ich es Ihnen gesagt habe?"

„Ganz genau so! Ich hab' die Tabletten zerrieben, mit ein biss'l Hühnerleber vermischt und mir auf den Handrücken gestrichen! Mehrmals am Tag sogar, aber er hat die Leber einfach nicht genommen!"

Ich mußte mir das Lachen verbeißen, denn offensichtlich beherrschte Jonny, da er auch nie zu Lou Lou und Frou Frou ins Maxim ging, den Handkuß nicht. „Aber Frau Maringer!" rief ich aus. „Ich sagte doch *Pfoten*, seine, nicht Ihre, oh Pardon!"

Glücklicherweise bekam sie die uncharmante Bemerkung nicht mit.

„Na, Sie kennen ihn doch, seine Pfoten hätte er mir doch nie gegeben, sobald er wieder auf dem Damm war," protestierte sie.

Ich grinste: „Dann hätten Sie ihm einfach mit dem Löffelstiel gedroht und befohlen ‚die Pfoten hoch!', so wie der Bankräuber, für den Sie mich gehalten haben!"

Sie wurde paradeiserrot: „Aber Herr Doktor! Ich hab' Ihnen ja gesagt, daß das für mich höchstens ein Irrtum hätte sein müssen!"

„Na Hauptsache, dem alten Jonny geht es wieder gut!" Ich steckte die Paßfotos, auf denen ich wieder einmal einen Gesichtsausdruck zur Schau trug, der mich in jeder PISA-Studie mühelos auf den letzten Platz katapultiert hätte, ein und verabschiedete mich von der ehrbaren *Pfotografin* (so hieß sie ab jetzt bei mir).

Punkt vierzehn Uhr saß der mürrische Zeitgenosse mit dem grünen Filzhut noch mürrischer im Warteraum und drängte sich als erster ins Ordinationszimmer. Nachdem er die Tür geschlossen hatte, platzte er heraus: „Herr Doktor, die Stierpulver, die Sie mir da gegeb'n hab'n, die san a Glumpert!"

„Wieso? Haben sie nichts geholfen?“

„Überhaupt nix!“

Ich rechnete: „Moment mal! Sie haben sie ja erst vor ein paar Tagen geholt! Normalerweise kann es bis zu drei Wochen dauern, bis die Wirkung eintritt!“

„Die alten Pulver hab'n aber immer sofort g'wirkt!“

„Das glaub' ich nicht! Außerdem gibt's die alten Pulver nicht mehr! Sie müssen der Kuh einfach noch ein bißchen Zeit geben!“

„Außerdem schmeck'n's grauslich!“ maulte er.

„Ich hab' ja gesagt, in Wasser auflösen und eingeben! Freiwillig schluckt das die Kuh freilich nicht!“ Langsam wurde ich ärgerlich.

Er schaute mich grantig an: „Was red'n Sie denn dauernd von einer Kuah?“

Ich war ehrlich verblüfft: „Ja, für wen ist denn das Stierpulver gedacht?“

Gereizt fuhr er mich an: „Na für mi'! Glauben S', ich kann mir des teure Viagrazeug leisten?“

Am Abend saß ich mit dem dienstfreien Schönfelder Karl bei ein paar Bieren zusammen und erzählte ihm die Geschichte: „Da frißt der Kerl drei ganze Stierpulver zusammen und beschwert sich dann, daß sie ihm im Magen rumoren statt anderswo!“

Nach einem fünfminütigen Lachkrampf wischte sich Karl endlich die Tränen aus den Augen und prostete mir noch immer kichernd zu: „Bei deinen Erlebnissen solltest du vielleicht irgendwann ein Buch schreiben!“

Ich hob ebenfalls mein Glas und überlegte: ‚Ein Buch? Gar keine schlechte Idee! Aber das glaubt mir ja sowieso niemand!‘

Einige Beispiele aus einer alten bäuerlichen Rezeptsammlung, für deren Überlassung ich Herrn Johann Inhöger zu Dank verpflichtet bin.

Eine Grindsalbe
Nimm 1 Brocken Schmer, ein ungewaschenes Butterschmalz, 1 Loth Alaun, 1 Vierling Scheibenpulver, 1 Loth Grünspan, 3 Messerspitz voll gebranntes Vitriol; das siede alles zusammen und schmiere es warm an.

Wenn ein Roß eine sperre Lunge hat
und stark hustet, nimm Alandwurzen, Ludstecken und Saublümeln, siede das alles in Wasser, thue zirka ein halbes Loth altes Schwefelöl dazu und gieße dem Roß einmal ein.

Für die französische Krankheit
Um 6 kr. Gallizen in ein halbes Maß Wasser destillieren und ein Sanikelwurzenstupp dareingeben. 6 Tropfen einnehmen im nüchtern und schmieeren und weißen Gallizen aufstuppen, bis es gut ist.

Für den schwarzen Bauchweh
1 Seitl guten Wein sieden, um 9 kr. Krebsaugen, um 3 kr. Goldpulver, um 3 kr. Weißen Zucker, um 3 kr. Kermeszettel; auf einmal 1/16 Liter zu geben.

Wenn eine Kuh gar voll ist
Nimm einen Brocken Schmalz wie ein Gansei und einen feinen Bachsand und von einem Menschen ein Haar. Thue alles durcheinander und gib es auf einmal ein.

Ein anderes für das Vollwerden
Nimm 1 Löffel Menschenurin, 1 Löffel Baiß, 1 Löffel von Jungfrauschwefel, 4 Messerspitz voll Trüak, reibe das alles durcheinander und gieße das der Kuh auf einmal ein.

Wenn sich eine Kuh nicht putzt
Schneide von einer Pfauenfeder das schöne Herz heraus und gib's der Kuh ein, so putzt sie sich in 8 Stunden.

Wenn ein Vieh heinig ist
Nimm altes Schmer und reib den Rücken fest damit gegen das Haar; dann nimm den Schweif des Viehes und ziehe solang, bis die Haut am Rücken kracht; dann nimm eine Handvoll Ruß aus dem Kamin und 2 Eier, rühre das durcheinander und gib's auf einmal dem Vieh ein. Gib aber dem Vieh kein Salz.

Für die Gelbsucht bei den Leuten
Nimm Ganskoth, dörre denselben, mische das mit Honig durcheinander und lecke den Tag hindurch öfter daran.